现代医学视域下的高血压疾病诊治研究

曹莉 著

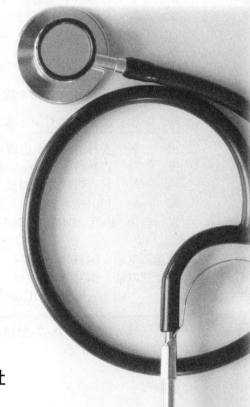

吉林科学技术出版社

图书在版编目（CIP）数据

现代医学视域下的高血压疾病诊治研究 / 曹莉著
. -- 长春：吉林科学技术出版社，2022.9
ISBN 978-7-5578-9750-5

Ⅰ.①现… Ⅱ.①曹… Ⅲ.①高血压—诊疗 Ⅳ.
①R544.1

中国版本图书馆CIP数据核字(2022)第179469号

现代医学视域下的高血压疾病诊治研究

著　　曹　莉
出 版 人　宛　霞
责任编辑　刘建民
封面设计　周　凡
制　　版　长春美印图文设计有限公司
幅面尺寸　185mm×260mm　1/16
字　　数　200 千字
页　　数　222
印　　张　14
印　　数　1–1500 册
版　　次　2022 年 9 月第 1 版
印　　次　2023 年 3 月第 1 次印刷

出　　版　吉林科学技术出版社
发　　行　吉林科学技术出版社
地　　址　长春市净月区福祉大路 5788 号
邮　　编　130118
发行电话 / 传真　0431–81629529　81629530　81629531
　　　　　　　　　　81629532　81629533　81629534
储运部电话　0431–86059116
编辑部电话　0431–81629518
印　　刷　三河市嵩川印刷有限公司

书　　号　ISBN　978-7-5578-9750-5
定　　价　90.00 元

前　言

　　随着经济的发展、人民生活水平的提高、饮食结构的改变，一些"富贵病"特别是心脑血管疾病呈年轻化，并呈逐年上升趋势，而且已经成为当今世界人类健康的第一杀手。心脑血管疾病具有发病率高、致残率高、死亡率高、复发率高、并发症多"四高一多"的特点。目前我国有心脑血管疾病患者3亿多，每10秒就有1人死于心脑血管疾病。高血压是最常见的心脑血管疾病，是全球范围内的重大公共卫生问题。高血压也是严重影响我国人民健康的常见病和多发病，我国每5个成人中就有1人患高血压，估计全国现有高血压病人数至少2亿，中国已经成为世界上高血压患病人数最多的国家。但高血压的知晓率、治疗率、控制率仍然很低，患病率、致残率、病死率仍然很高，所以我们面临的高血压防治任务非常艰巨。一直以来，高血压被医学界称为"无声杀手"，这是由于高血压通常没有明显的症状，特别是早期往往无任何感觉，仅有少数人会出现头晕、头痛、胸闷、心悸等症状，但这些症状也不是高血压所特有。长时间的高血压则会悄无声息地损害心、脑、肾等重要脏器，直至出现心力衰竭、脑血管意外、肾衰竭等严重并发症。高血压的危害性除与患者的血压水平相关外，还取决于同时存在的其他心脑血管危险因素以及合并的其他疾病情况。随着老龄化进程的加速、疾病谱的转变，我国高血压的患病率、致残率、病死率正在呈快速上升趋势，成为严重危害人民健康的主要慢性非传染性疾病。近年来，农村由于生活水平提高后饮食结构的不合理改变、医疗条件的限制，高血压的患病率、致残率、死亡率较前也呈快速上升趋势，但还是城市高于农村，男性高于女性。中国高血压联盟主席刘力生教授说，在中国心脑血管疾病是现在防治的重点，而高血压的防治是重中之重。尽管高血压被称为"无声杀手"，但并不可怕，高血压可防可控，有些甚至可治愈。

　　本书从现代医学的角度阐述了高血压的发病机制、高血压的病理生理学、高血压与靶器官损害、高血压的治疗、特殊类型高血压的诊断与治疗、继发性高血压的诊断与治疗。本书力求做到既能兼顾知识面的广度及临床实用性，又能反映当代高血压的发展。

　　由于时间匆促，书中难免有疏漏之处，恳请同行专家、学者和读者不吝指正。

作　者

目　录

第1章　高血压的发病机制

在高血压病的发生与发展过程中，为了适应血压的变化，血管壁会进行适当的结构和功能的调整。血管壁有一定的弹性，当血压升高时弹性升高，当血压降低时弹性减小。而血管的这种适应性改变（通常是指升高）会导致持续的机械性血管壁加压，引发持续弹性伸展。持续性的血管弹性伸展抵抗会逐渐发展成高血压病。高血压病患者中有95%是特发性的。这些可能影响因素包括循环血浆因素、血管内皮、平滑肌收缩单位、细胞基质的稳态性、内环境改变等，它们相互协调使血管功能得到最佳状态。其中任何一种因素改变导致的不协调都将削弱血管对压力的反应应答，从而导致高血压病。

1.1　肾素—血管紧张素—醛固酮系统与高血压

肾素—血管紧张素—醛固酮系统（renin–angiotensin–aldosterone system，RAAS）在高血压病形成中起着关键作用，是高血压治疗的重要靶点。RAAS包括肾素、血管紧张素、醛固酮（Aldosterone，ALD）等多种激素及蛋白酶。肾小球入球动脉的球旁细胞可合成并分泌肾素。肾素是一种酸性蛋白酶，分泌后经肾静脉进入循环系统。血管紧张素是一种寡肽类激素，在肾素作用下可生成血管紧张素Ⅰ（angiotensinI，Ang Ⅰ），当Ang Ⅰ随血液流经肺循环时，可被肺部转化酶水解为血管紧张素Ⅱ（angiotensin Ⅱ，Ang Ⅱ）。目前研究发现除了生成Ang Ⅱ，Ang Ⅰ还可在不同的酶水解作用下分解生成多种不同的肽段。Ang Ⅰ与这些不同的肽段一同构成血管紧张素家族，包括Ang Ⅰ（1–10）、Ang1-7、Ang Ⅱ（1–8）、Ang1-9、Ang2-7、Ang Ⅰ（2–8）、Ang3-7、Ang Ⅳ（3–8）等。在这些肽段中，Ang Ⅱ在高血压的发生中起到最重要的作用，其不仅能使全身小动脉收缩直接升高血压，也可通过炎症反应和氧化激活间接诱导高血压的发生。国内有研究发现，血浆肾素活性（Plasma renin activity，PRA）、醛固酮浓度及Ang Ⅱ浓度与原发性高血压病的发病关系十分密切，将来可能成为原发性高血压病分级的参考指标。

RAAS对机体的影响主要通过Ang Ⅱ和其两个最主要的受体亚型实现，即血管紧张素Ⅱ1型受体（angiotensin Ⅱ type 1 recepter，AT1R）和血管紧张素Ⅱ2型受体（angiotensin Ⅱ type 2 recepter，AT2R）。虽然较少有研究报道有关RAAS表达与高血压肾损害的关系，但局部 RAAS 对肾脏疾病的影响不容忽视。高血压合并肾损害的患者，其 RAAS 表达不同于健康人群，由于 Ang Ⅱ 可使肾小球毛细血管压升高，而升高的管压导致肾小球通透性增加，部分微量白蛋白（mAlb）从肾小球滤过漏出，近曲小管细胞通过胞饮作用可吸收漏出的 mAlb，但如果 mAlb 漏出过多而超出近曲小管细胞的吸收能力，多余的 mAlb 沉积引起肾小管损害和间质炎症及纤维化，继续发展将导致肾单位功能不可逆性损伤，AT1R 可被 Ang Ⅱ 激活，继而激活磷脂酶 C，胞质内 Ca^{2+} 的浓度升高，一系列细胞化学酶联反应被激活。其中包括激活一些酪氨酸激酶引起血管收缩，促进 ALD 的合成分泌，增加抗利尿激素分泌，肾脏血流量减少后抑制肾素分泌，肾小管重吸收钠增加，肾脏损害发生。国内有研究探讨 Ang Ⅱ 及 ATiRmRNA 在肾损害中的作用，将大鼠制造成双肾动脉狭窄的动物模型，检测实验动物血浆和肾脏的 Ang Ⅱ 含量及 AT1RmRNA 的表达量，结果显示实验动物在缺血性肾脏损害时与对照组相比，其血浆和肾脏组织中的 Ang Ⅱ 水平及 AT1RmRNA 表达量升高。这说明在双肾动脉狭窄所致的缺血性肾脏损害动物模型中 Ang Ⅱ 及 AT1R 有异常变化，两者很可能参与了肾脏损害的发生。我们知道 Ang Ⅱ 可通过降低细胞内腺苷三磷酸（adenosine triphosphate，ATP）来增加胞质内的 Ca^{2+}，Ca^{2+} 的浓度升高激活血管活性物质，从而改变肾脏血流动力学，进而导致肾脏缺血、缺氧性损伤。

1.2 遗传学因素

高血压是一种遗传和环境因素相互作用的复杂疾病。偶测血压的遗传度达到 31% ~ 34%，长期监测收缩期血压（daytime systolic blood pressure，SBP）和舒张期血压（diastolic blood pressure，DBP）的遗传度分别为 56% 和 57%，24 h 监测的 SBP 和 DBP 的血压遗传度更是达到 63% 和 68%，提示遗传因素在高血压发病机制中起了非常重要的作用。Cowley 等总结了 1996—2006 年的 105 个候选基因策略的高血压遗传关联研究，共找到 26 个候选基因可能与高血压关联，但是没有一个候选基因与高血压显示较强的关联。从 2007 年第一个高血压的全基因组关联研究（Genome-Wide Association Studies，GWAS）至 2012 年共有 22 个相关研究被报道，共找到 74 个单链核苷酸多态性（single nucleotide polymorphisms，SNPs）位点和 55 个基因与高血压关联。但是综合所有目前全基因组关联研究获得的结果仅能解释不到 2% 的血压变化，单个危险等位基因只能解释 1 mmHg 的收缩压升高和 0.5 mmHg 的舒张压升高。高血压的发病机制问题仍然没有确定的解释。

对于高血压这种复杂性疾病的"遗传性失踪（missing heritability）"可能有以下几条原因：（1）GWAS 研究由于"常见变异—常见疾病（common variant-common disease）"的理论指导失误，并未选取最小等位基因频率小于 5% 的变异。但高血压很可能属于"罕见变异导致常见疾病（rare variant-common disease）"，因而导致寻找高血压易感基因的工作仍无实质性进展；（2）基因组序列仍有很多未探知的地方，如拷贝数变异（copy number variation，CNV）、大片段的缺失、插入、倒位等；（3）基因间的相互作用未被充分考虑；（4）收缩压 ≥ 140 mmHg 和舒张压 ≥ 90 mmHg 被作为判定高血压的标准，血压作为连续性测量值，单次测量的血压又具有变异性，导致遗传关联研究的高血压队列中对照和高血压病例的表型差异不明显；（5）过分"夸大"基因组序列变异在复杂疾病中的作用，而忽略了脱氧核糖核酸（Deoxyribonucleic acid，DNA）序列之外环境因素的调控作用——表观遗传调控。

事实上，环境因素与表观遗传学在高血压的发病中起了重要作用。中国心血管病报告显示，从 1958—2002 年，我国高血压患病率从 5.88% 猛增到 18.8%。在 1991—2000 年，有超过 25% 的成年人发展为高血压，Gu 等认为饮食、运动、吸烟、饮酒等行为因素的改变是主要风险因素。另外，高血压也显示出增龄性疾病的特征，大于 80 岁的人有 90% 为高血压患者，而在这一段时间内每个人的基因组序列基本上是稳定的，提示环境因素在高血压中发挥了重要作用。表观遗传学是一种不涉及 DNA 序列改变但可遗传的基因表达调控方式，并能够遗传给下一代，包括 DNA 甲基化、基因组印记、染色质组蛋白修饰及非编码核糖核酸（Ribonucleic Acid，RNA）等 DNA 序列以外的各种调控方式，任何一个环节的异常都将影响染色质结构和基因表达，导致复杂综合征、多因素疾病。

（1）DNA 甲基化参与的高血压调控机制。Friso 等报道，在原发性高血压患者外周血单核细胞中 II 型 11-β 羟基类固醇脱氢酶（hydroxy steroid dehydrogenase type 2，HSD11β2）基因启动子区的甲基化程度升高，尿中皮质醇的代谢产物四氢皮质醇（tetrahydrocortisol，THF）及皮质酮的代谢产物四氢皮质酮（tetra hydrocortisone，THE）的比例也升高，且二者呈正相关性，提示 HSD11β2 基因启动子区的表观遗传调控在原发性高血压中发挥了重要作用[1]。在大鼠模型中，怀孕早期母鼠的低蛋白饮食可诱导鼠仔肾上腺血管紧张素 1b 型受体（AT1β）基因启动子区处于低甲基化水平而高表达 AT1β，使其表现为肾上腺血管紧张素的高反应性，并且这种改变能够被 HSD11β2 抑制剂逆转[2]。在自发性高血压大鼠模型（SHR）的高血压形成过程中，主动脉和心脏组织的 Na-K-Cl 共转运体蛋白 1（Na^+-K^+-2Cl^- cotransporter 1，NKCC1）启动子区甲基化程度较低，而 NKCC1 基因高表达，提示表观调节在高血压发生与发展过程中的重要调控作用[3]。

---

① Friso S, Pizzolo F, Choi SW, et al. Epigenetic control of 11 beta-hydroxysteroid dehydrogenase 2 gene promoter is related to human hypertension.Atherosclerosis.2008;199:323-327.

② Ding Y, Lv J, Mao C, et al.High-salt diet during pregnancy and angiotensin-related cardiac changes[J].Journal of hypertension.2010，28:1290-1297.

③ Lee HA, Baek I, Seok YM, et al. Promoter hypomethylation upregulates Na^+-K^+-2Cl^- cotransporter 1 in spontaneously hypertensive rats[J]. Biochemical and bioplhysical research communications.2010;396:252-257.

（2）组蛋白修饰参与的高血压调控机制。β2AR-WNK4通路是目前研究得最为清楚的组蛋白修饰调控血压的通路。β-2肾上腺受体（Br-adrenergic receptor，β2AR）的刺激能够导致组蛋白脱乙酰化酶-8（histone deacetylase-8，HDAC8）活性受到抑制，进而组蛋白的乙酰化程度增高，糖皮质激素受体结合启动子区的负调控元件，减少调节钠重吸收的丝-苏氨酸蛋白激酶（Serine/threonine-protein kinase，WNK4）基因表达，激活 Na^+-Cl^- 共转运蛋白，最终导致盐敏感高血压[1]。Mu S等[2]揭示了盐敏感高血压中WVK4基因受到表观遗传学调控机制，α上皮钠通道亚单位（epithelial Na^+channel-α，ENaCα）启动子结合的组蛋白H3K79程低甲基化状态，可抑制肾集合管的上皮钠通道启动子的转录活性，影响肾脏的排钠功能而诱发盐敏感高血压。

（3）非编码RNA参与的高血压调节机制。MicroRNA在高血压的发病机制中也起到重要作用，包括miRNA-130a调节血管平滑肌细胞的增殖、miRNA-155影响血管紧张素Ⅱ受体的表达而参与调控肾素-血管紧张素-醛固酮系统（RAS）活性，其他还包括miRNA-17、21、133a、145、204、208、214、615-3p等，通过对血管内皮损伤、血小板损伤、血管再生和心肌肥厚等途径参与高血压的发病过程。Li等研究发现人的巨细胞病毒（human cytomegalovirus，HCMV）及其编码的miRNA与原发性高血压相关，原发性高血压患者外周血浆HCMV-DNA阳性率及表达滴度均高于对照组，提示巨细胞病毒感染可能是重要的高血压触发因素[3]。

1.3　神经系统在高血压中的作用

动脉压力反射是机体重要的血压调节功能，正常情况下动脉压力感受器适时感受血压变化，通过压力反射的调节作用将血压维持在正常范围内。动脉压力反射中枢是血压调节的主要中枢，也称为心血管中枢，主要分布在延髓和下丘脑。压力反射中枢通过整合各种传入信息，然后经交感神经和迷走神经传出，实现对血压的调节功能。在正常情况下，当血压升高时，血压信息经压力感受器传入延髓的心血管中枢包括孤束核（Nucleus tract solitarius，NTS）、延髓头端腹外侧区（Rostral ventrolateralmedulla，RVLM）和疑核，由RVLM上传到达下丘脑室旁核（Paraventricular nucleus，PVN），室旁核是压力反射较高级

---

① Duarte JD, Zineh I, Burkley B, et al. Effects of genetic variation in h3k79 methylation regulatory genes on clinical blood pressure and blood pressure response to hydrochlorothiazide[J]. Journal of translational medicine.2012;10:56.

② Mu S, Shimosawa T, Ogura S, et al. Epigenetic modulation of the renal beta-adrenergic-WNK4 pathway in salt-sensitive hypertension[J]. Nature medicine.2011;17:573-580.

③ Li s, Zhu J, Zhang W, Chen Y, et al. Signature microrma expression profile of essential hypertension and its novel link to human cytomegalovirus infection[J]. Circulation.2011;124:175-184.

中枢，室旁核整合后发出传出信息，下行到达 RVLM 和脊髓中间外侧柱，抑制交感传出神经的活动，导致心率减慢、血管舒张、外周阻力降低，血压回降。孤束核接受压力感受器传入信息后，其传出信息到达疑核（副交感神经中枢），兴奋疑核神经细胞，导致副交感传出神经活动增强、心率减慢，血压降低。

以往研究发现，心血管中枢肾素—血管紧张素系统（rennin angiotensin system，RAS）激活能抑制动脉压力反射功能、增加交感神经传出活动，与高血压发病密切相关。血管紧张素 Ⅱ（angiotensin Ⅱ，Ang Ⅱ）是 RAS 主要的活性物质，血管紧张素 Ⅰ（angiotensin Ⅰ，Ang Ⅰ）在血管紧张素转换酶（angiotensin converting enzyme，ACE）的作用下，生成血管紧张素 Ⅱ（Ang Ⅱ），后者与神经细胞膜上 AT1 受体（angiotensinl Ⅱ type-1 receptors）结合，激活交感神经系统，导致交感神经活动增强、外周血管收缩、血压升高；Ang Ⅱ 与 AT1 受体结合后在中枢水平抑制压力反射功能，导致压力反射功能减弱，血压进一步升高。构成了 ACE-Ang Ⅱ -AT1 轴的升压作用和抑制压力反射功能，在这条轴中 Ang Ⅱ 是关键的活性物质。一方面，Ang Ⅱ 在血管紧张素转换酶 2（angiotensin converting enzyme 2，ACE2）的作用下，降解生成血管紧张素 –（1-7）[angiotensin-（1-7），Ang-（1-7）]，Ang-（1-7）与神经细胞膜上 MAS 受体（Masreceptors）结合，抑制交感神经系统，增强压力反射功能，导致血压降低，构成了 ACE2-Ang（1-7）-MAS 轴的降压作用和增强压力反射功能，对抗 ACE-Ang Ⅱ -AT1 轴的作用。Yamazato 等[①]报道，与正常血压大鼠（Wistar-Kyoto rat，WKY）相比，自发性高血压大鼠（Spontaneously hypertensive rat，SHR）RVLM 区域 ACB2 蛋白表达减少了 40%。压力反射中枢注射 Ang（1-7）降低 WKY 大鼠血压，改善 BRS，而中枢注射 Ang-（1-7）对 SHR 大鼠的益处明显减弱，提示高血压状态下 ACE2 和 Ang-（1-7）存在下调现象。福建医科大学实验室以往研究显示与 WKY 大鼠相比，SHR 大鼠压力反射中枢（NTS，RVLM，PVN）ACE2 的 mRNA 水平明显降低，而 8 周跑台运动增加 PVN 处 ACE2 的 mRNA 水平[②]。另一方面，8 周跑台运动降低 SHR 大鼠压力反射中枢（NTS，RVLM，PVN）ACE mRNA 表达[③]，由于 SHR 大鼠是一种稳定遗传的高血压品种，为期 8 周的运动干预历时较短，因此，该实验室继续研究将观察 20 周有氧运动对自发性高血压前期大鼠血压及血压调节功能的影响，并进一步检测压力反射中枢（NTS、RVLM、PVN）的 ACE、ACE2、 AT1、 MAS mRNA 和蛋白表达变化。在此基础上，脑内注射 AT1 和 MAS 受体激动剂及其拮抗剂，明

① Yamazato M, Yamazato Y, Sun C, et al.Overexpression of angiotensin converting enzyme 2 in the rostral ventralateral medulla causes long term decrease in blood pressure in the spontaneously hypertensive rats[J]. Hypertension, 2007, 49: 926-931.

② 李明余. 运动训练延缓高血压前期大鼠血压进展与中枢 ACE/ACE2 平衡有关 [D]. 福州：福建医科大学，2012.

③ FengY, Xia H, Cai Y, et al.Brain-selective overexpression of human Angiotensin-converting enzyme type 2 attenuates neurogenic hypertension[J].Circ Res, 2010, 106（2）：373-382.

确ACE–Ang Ⅱ–AT1轴和ACE2–Ang–（1–7）–MAS轴在运动改善压力反射功能中的作用。肾素—血管紧张素的激活在各种心血管疾病中发挥重要作用，如高血压、心衰、糖尿病，长期运动可以预防和治疗心血管疾病，研究结果证实运动改善压力反射敏感性与调整血管运动中枢RAS功能有关，运动训练上调中枢ACE2表达，ACE2基因是心脑血管疾病重要的负性调节因子，提高ACE2的表达可能成为高血压治疗的潜在靶点，为高血压前期人群和高血压患者开展运动疗法提供机制方面的研究证据[①]。

1.4　血管功能在高血压中的作用

1.4.1　原发性高血压与血管内皮功能关系

虽然对于血管内皮功能障碍是引起高血压的主要原因还是高血压导致的结果仍然存在争议，但目前更多的证据表明二者是一种复杂且具有潜在的双向的关系。在高血压形成之前，血管内皮功能障碍引起血管功能的调节异常；而在高血压形成之后，局部高压又进一步刺激血管内皮，引起更大的血管内皮功能障碍，从而进入恶性循环。由于检测手段和意识的问题，高血压形成之前的血管内皮功能障碍情况往往被忽视或隐藏，但如果在高血压形成之后采取积极的治疗措施，可以减轻对血管内皮细胞的刺激，从而促进血管内皮功能的恢复。研究已经证实当收缩压下降时，动脉血管壁的硬度也随之下降。原发性高血压作为一种常见的心血管疾病，其发病率之高已经公认，长期的原发性高血压对血管功能的损坏也已经受到认可，但是不同高血压等级对血管内皮功能的损害程度如何、血管内皮功能的损害程度和血压等级是否有关联尚未得到验证。

1.4.2　与原发性高血压有关的血管内皮功能障碍机制

最新的研究表明，氧化应激和血管内皮炎症反应增加导致了高血压的发生。血管氧化应激和血管内皮炎症反应在血管内皮功能障碍中扮演主要角色，二者的降低已经被证明具有逆转血管内皮功能障碍的作用。

1.4.2.1　氧化应激

研究发现与正常血压人群对比，新诊断的未经治疗的高血压患者血中抗氧化剂水平均下降，而且高血压水平与超氧化物歧化酶（Super oxide Dismutase，SOD）活性呈负相关。较多动物模型实验发现氧化应激和高血压形成之间存在明显关系，通过对自发性高血压大鼠模型的研究发现活性氧自由基（reactive oxygen species，ROS）的生成先于高血压

① 赵晓霖.长期运动训练延缓高血压前期大鼠高血压进展及其中枢机制[D].福州：福建医科大学，2015.

的形成，且随着 ROS 水平的升高，高血压也随之升高。研究发现高血压状态下，氧化应激诱导环氧酶（COX，结构型 COX-1；诱导型 COX-2）合成前列腺素增多，从而引起血管收缩和内皮依赖性舒张降低。ROS 调节血管内皮细胞中的 G 蛋白偶联受体（G Protein-Coupled Receptors，GPCRs），如血管紧张素 Ⅱ 受体亚型 Ⅰ。在血管平滑肌细胞，ROS 介导的 GPCRs 信号通路的激活影响细胞收缩、生长、迁移、胶原沉积和基质金属蛋白酶的激活，细胞代谢过程对在调节血管张力和结构方面的作用非常重要。另外，通过氧化还原过程，GPCRs 介导的信号通路促进转录因子和促炎基因的激活、趋化因子与细胞因子的产生和炎症细胞的募集和活化引起血管炎症反应。氧化应激改变了氧化还原平衡状态，最终引起 NO 生物利用度降低、血管内皮依赖性舒张下降、GPCRs 介导的血管收缩升高。内皮素 -1（Endothelin 1，ET-1）是内皮衍生的最有效的血管收缩剂，高血压人群 ET-1 水平较健康人群高。ET-1 具有诱导细胞外基质生成、成纤维细胞增殖、血管生成和炎症的作用。研究发现，高血压患者中 ET-1 与 ET-1 受体结合的增加使得超氧阴离子产生增多，导致血管增殖、NO 合成酶（Nitrie Oxide Synthase，NOS）生成受到抑制，NO 产生减少，在内皮功能障碍恶化和疾病进展中起重要作用。因此，浓度的升高可能是 ET-1 作用的结果。

　　氧化修饰导致目标蛋白的结构、活性和功能发生改变。对氧化还原敏感的蛋白包括离子转运蛋白、受体、激酶、磷酸酶、转录因子、结构蛋白和金属蛋白酶类，这些均对调节血管内皮和血管平滑肌细胞功能具有重要作用。尽管如黄嘌呤氧化酶、线粒体电子传递链、内源性 NO 合酶（Endogenous Nitric Oxide Synthase，eNOS）、CoX、脂肪氧化酶和补体 P450 氧化酶等酶源也会产生 ROS，但是产生较小，非吞噬细胞 Nox（NADPH 氧化酶）才是血管 ROS 的主要产生源。高血压形成前期，RAS 和交感神经系统的活化、ET-1 产生的增多等均促进了 ROS 的过量产生。除 ROS 的过量产生外，高血压患者存在抗氧化能力降低的情况，主要表现在 SOD、谷胱甘肽氧化酶和过氧化氢酶等抗氧化酶活性下降和含量降低。ROS 与信号蛋白结合，形成氧化性修饰，引起转录因子、基质金属蛋白酶 / 基质金属蛋白酶抑制剂、Rho 激酶、离子通道等发生改变，导致血管内皮功能障碍、血管损伤，进而促进高血压的形成。

1.4.2.2　炎症反应

　　血管内皮细胞通过分泌炎症介质或调节白细胞水平在引发和扩大动脉炎症反应中起了关键的作用。研究人员发现自发性高血压大鼠中其淋巴细胞和单核细胞的数量明显增高，且在成年型的大鼠中该现象更为明显。经过对照分析，发现自发性高血压大鼠炎症细胞因子黏附于内皮的单核细胞数量明显增多，对患有高血压的大鼠注射二氧化硅，其血压水平明显降低。流行病学证实，炎症反应的每一阶段都涉及 ROS 的产生，即受到氧化应激，刺激使原发性高血压患者的 C 反应蛋白（C Reactive Protein，CRP）、恶性肿瘤坏死因子（Tumor Necrosis Factor，TNF-α）、白细胞介素 -6（Interleukin-6，IL-6）等炎症因子的过度表达，引起血管内皮损伤，内皮细胞分泌舒张和收缩因子失调，导致血压升高。

异常增高的动脉压力直接作用于血管内皮，使血管内皮损伤加重，炎症反应因子被激活表达，又促进了炎症反应。炎症反应可以诱导大动脉血管内皮或平滑肌细胞功能的改变而引起动脉血管的硬化。总结已有的研究，炎性细胞因子通过抑制 eNOS 合成影响血管内皮细胞释放 NO，同时通过产生 ROS 进一步增加 NO 的消耗，影响血管的扩张性。其具体过程如下：炎性细胞因子如 TNF-α 和 IL-1 等通过降低编码 eNOS mRNA 的半衰期，抑制 eNOS 活化；通过增加 iNos 的表达，进一步抑制 eNOS 的活性；通过促使精氨酸酶的产生，将 eNOS 的底物转移到不同途径；通过激活 NADPH 氧化酶，促进四氢生物蝶呤的氧化（eNOS 的关键辅助因子）。同时，炎症反应可以诱导蛋白多糖结构的变化，并且上调糖胺聚糖（如多巴胺和透明质酸）的合成，使动脉血管壁硬化；并可以通过诱导平滑肌细胞成骨样转化而促进血管壁钙化，增加成骨细胞标记物的表达和下调胎球蛋白 A（血管钙化的抑制剂）。

最近的研究描述了先天性免疫和适应性免疫在高血压状态下调节血管内皮功能的原理：先天性免疫补体途径的激活对血管内皮功能产生负面影响，会引起来自免疫应答的抗炎症因子 IL-10 表达的增加，从而减弱了对血管内皮功能的不良影响，内皮祖细胞（血管内皮细胞的前体细胞）是由骨髓多能干细胞分泌，通过修复和再生受损的内皮细胞，在维持内皮细胞稳态方面具有重要作用。内皮祖细胞水平的减少与血管内皮功能的受损有关，通过注射内皮祖细胞，可以逆转动脉粥样硬化模型大鼠的血管内皮功能障碍。同健康人群相比，临界高血压和高血压人群的内皮祖细胞的修复和再生能力都会受到损坏，而且高血压人群循环内皮祖细胞的水平受到激活的补体片段 C3a 的消极影响。血管内皮功能的损坏和血管的损伤与 CRP 有关（而 C 反应蛋白依赖于补体 C3 的存在）。

1.4.2.3　血管内皮颗粒

内皮颗粒（Endothelial Microparticles，EMPs）是来自内皮细胞并携带某些抗原特性的微颗粒，是在细胞被激活、发生损伤或凋亡时，以"出泡"的方式从细胞膜上脱落的小膜囊泡 110%，其直径为 0.2 ～ 1.0μm。EMPs 的形成与释放受到胞质内钙离子浓度、翻转酶、钙蛋白酶、转出酶、拼接酶的影响。当内皮细胞受到外界刺激（氧化应激、炎症反应等）时，胞质内的钙离子浓度升高，通过抑制翻转酶并促使激活拼接酶和钙蛋白酶打破内皮细胞膜磷脂的不对称性分布，并且通过重组细胞膜骨架蛋白使携带有特定表面标记物的小囊泡从内皮细胞膜脱落下来，即为 EMPs。研究发现，作为内皮损伤的标志物，血浆 EMPs 的增多和大部分心血管并发症与疾病有关。EMPs 在健康受试者的血浆中可以检测到，但是在具有心血管疾病人群中的检测数量会增多，如 EMPs 在原发性高血压患者的外周血管中比较高。

EMPs 是评估血管内皮损伤的新指标，不仅是血管内皮损伤标记物，更是血管内皮功能障碍的关键诱导因子。EMPs 主要通过三种途径对血管内皮功能产生影响：（1）抑制 NO 的生物利用度：首先通过降低内皮细胞 eNOS 的活性使 NO 的合成减少，同时，通过激活 NADP+（烟酰胺腺嘌呤二核苷酸磷酸盐氧化酶）加快 ROS 合成增多，引起 NO 的降解加快；（2）促进炎症反应的发生：EMPs 与内皮细胞的相互作用，上调靶细胞的细胞间黏附分子（Intercellular Adhesion Molecule，ICAM）mRNA 和可溶性 ICAM 分子的表达，从而促进炎症反应，CRP、TNF-α 等炎症因子浓度升高；（3）促进内皮祖细胞达到凋亡：EMPs 能够显著地增加内皮祖细胞凋亡和降低它们的集落形成能力，使血管修复受损能力降低，导致血管张力和动脉僵硬度增加。所以，血浆 EMPs 水平的升高可能会损害内皮的完整性和血管舒张，并引起高血压的发生。EMPs 存在多种表型，研究发现 CD62E（+）EMPs 可能是具有促凝活性的物质或者内皮细胞损伤的生物标志物，是内皮细胞在激活状态下释放的微颗粒。CD62E（+）EMPs 是内皮细胞在活化时释放的表面携带有特异性 E-选择素抗原的内皮微粒，是一种单链糖蛋白，其在内皮细胞静息状态下表达较少，但在内皮细胞受到 TNF-α 等炎症因子的刺激下才会大量表达。由上述可见，EMPs 不仅具有血管内皮功能障碍标志物的特性，同时也具有诱导血管内皮细胞损伤的功能。

1.5　时钟基因对心血管系统及血压波动的作用机制

目前发现的哺乳动物时钟基因主要包括 mPer 基因，Clock、Bmall、Cry 基因及 Dbp、Hlf、Tef 等时钟输出基因。有研究表明在人的外周血白细胞中，存在四种常见的 clock 基因（Clock、Per3、Per2 和 Bmall）。Scott 研究发现男性肥胖和非酒精性脂肪肝与 Clock 基因多态性有关联，高血压和 2 型糖尿病与 Bmall 基因多态性具有一定相关性。

1.5.1　PAI-1 在时钟基因与高血压之间的关系

血浆纤溶酶原激活物抑制剂（plaminogen activator inhibitor-1，PAI-1）是丝氨酸蛋白酶抑制剂家族成员之一，是纤溶系统的主要调控因子。研究发现 PAI-1 的升高是代谢综合征的一个核心特征，与肥胖、胰岛素抵抗、2 型糖尿病、心血管疾病、脂代谢紊乱和高血压密切相关，甚至可影响内脏脂肪的贮存。体外实验发现 PIA-1 通过直接作用于胰岛素信号而影响脂肪细胞分化和胰岛素抵抗，从而提出 PAI-1 升高不仅是对肥胖、胰岛素抵抗的反应，而且可能存在直接的因果关系。血浆中 PAI-1 的水平具有昼夜节律，其活性造成纤溶活性的变化，并且这种昼夜节律性的波动受时钟基因的直接调控。大量研究及我们之前的研究均发现时钟基因与代谢性疾病有关，因此，本节探讨 PAI-1 在时钟基因与代谢性疾病之间可能存在的关系。

1.5.1.1　PAI-1 的功能与疾病

PAI-1 的升高是代谢综合征的一个核心特征，研究表明血浆中 PAI-1 水平与体重指数（Body Mass Index，BMI）、内脏脂肪、血压、血浆胰岛素和胰岛素原、甘油三酯（Triglyceride，TG）、低密度脂蛋白胆固醇（Low-density lipoprotein cholesterol，LDL-C）、高密度脂蛋白胆固醇（Hight-density lipoprotein cholesterol，HDL-C）、游离脂肪酸具有明显的相关性。Garg 等 [1] 对印第安人的研究发现 PAI-1 与 BMI、腰臀比、机体脂肪聚集、脂肪分布及所有除 HDL-C 外的代谢综合征参数呈正相关，PAI-1 浓度的升高可促使脂肪中胰岛素抵抗；研究还发现 PAI-1 的增加与内脏脂肪的增加同步，过度表达 PAI-1 的转基因小鼠中由营养诱导的肥胖被削弱，而 PAI-1 缺乏可通过对抗胰岛素抵抗和改变脂肪细胞分化来阻止肥胖 [2]。Marie 等 [3] 也发现 PAI-1 是通过直接作用于胰岛素信号影响脂肪细胞分化和调节脂肪组织中炎症因子的募集而控制肥胖，这表明 PAI-1 和胰岛素抵抗与肥胖之间存在直接的因果关系。Alemany 等 [4] 通过体外细胞培养试验证明 PAI-1 抑制胰岛素信号影响 PKB 磷酸化、血管生成的关键蛋白（vascular endothelial growth factor，VEGF）的表达，以及抑制血管内皮细胞迁移活化和毛细血管的形成，并且发现这些抑制作用的机制是 PAI-1 通过与 VN/avβ3 系统相互干扰而发挥作用。

1.5.1.2　时钟基因的概述

昼夜节律是由位于下丘脑视交叉上核（suprachiasmatic nucleus，SCN）的昼夜时钟系统所驱动，是中心起搏器和主要的振荡器。SCN 接受通过视网膜 - 下丘脑束的光信号，然后视网膜视紫红质将光能转换为光信号再转化为神经和 / 或体液信号从而确定各种行为和生物节奏，包括睡眠—觉醒、喂养和激素分泌周期。细胞水平昼夜节律是由一系列时钟基因产生的，许多外周细胞如肝脏细胞、纤维细胞、淋巴细胞、心脏细胞、脂肪细胞、卵巢细胞和组织都可节律性地表达时钟基因。这些时钟基因编码蛋白质抑制转录激活因子的表达和形成连锁转录—翻译反馈环路，完成一个 24 h 的周期，这一周期是通过生物体 SCN 所协调的。

Clock 和 Bmall 基因是时钟基因的核心组件，在生物钟体系中起中心作用，其表达产

①　Garg MK，Dutta MK，Mahalle N.Adipokines (adiponectin and plasminogen activator inhhibitor-1) in metabolic syndrome. Indian J Endocrinol Metab.2012;16(1):116-23.

②　Ma LJ，Mao SL，Taylor KL，et al.Prevention of obesity and insulin resistance in mice lacking plasminogen activator inhibitor 1.Diabetes.2004;53(2):336-46.

③　Alessi MC，Poggi M，Juhan-Vague I. Plasminogen activator inhibitor-1，adipose tissue and insulin resistance. Curr Opin Lipidol.2007;18(3):240-5.

④　Lopez-Alemany R，Redondo JM，Nagamine Y, et al. Plasminogen activator inhibitor type-1 inhibits insulin signaling by competing with alphavbeta3 integrin for vitronectin binding.Eur J Biochem.2003;270(5):814-21.

物 CLOCK 与 BMAL1 形成 CLOCK/BMAL1 异二聚体，与靶基因启动子的 E-box 元件结合以驱动周期基因（per1-3）和隐花色素（cry1-2）的表达，当编码的 PER 和 CRY 蛋白蓄积到一定程度，再形成二聚体转移至核内与 CLOCK/BMAL1 相互作用从而抑制其自身的表达，形成核心反馈环路；CLOCK/BMAL1 同样可以激活 REV-ERBα/β 和 RORα/β/δ 的转录，形成另外的转录反馈环路。Clock、Bmall 基因除了调节其反馈环路中的一些核心时钟基因组件的表达以外，还调节许多时钟控制基因的表达。目前已经发现 PPARα、D 结合蛋白、prokineticin2、weel、PAI-1 与 NAMPT 等均是 Clock 直接转录的目的蛋白，由此推测时钟基因可能就是通过调节大量的时钟控制基因的表达，再共同影响生物体的昼夜节律、代谢及能量平衡等生物行为的。

1.5.1.3　PAI-1 与 Clock、Bmall 基因的关系

PAI-1 基因是一种时钟控制基因，其表达的昼夜节律性受生物钟组成成分的直接调控。体外试验证明 CLOCK；BMAL2 和 CLOCK；BMAL1 通过与位于 bp-677 到 -672 和 bp-562 到 -557 的 E-box 反应元件结合上调 PAI-1 的表达[①]。Luciferase 试验结果揭示昼夜时钟蛋白 CLOCK 和 BMAL1 有效地转录激活小鼠及人类 PAI-1 基因[②]，CLOCK/BMAL1 依赖的转录激活被昼夜时钟 CLOCK/BMAL1 驱动的反馈环路中的负反馈蛋白 CRY1 抑制。实验发现在 cryl/cry2 双敲出的小鼠中 PAI-1 表达升高至正常震荡的最高范围，这表明 CRY 蛋白在体外和体内均能负向调节 CLOCK 依赖性的 PAI-1 转录激活[③]。REV-ERBα 也是时钟系统的组成，两个 REV-ERBα 绑定到 PAI-1 启动子区对 PAI-1 的表达起下调作用。Oishi 等[④]研究表明哺乳动物的核心组件 PER2 在体外和体内均参与调节 PAI-1 基因的表达，转染试验显示 PAI-1 启动子区 CLOCK；BMAL1 和 CLOCK；BAML2 依赖性的激活被 PER2 明显地抑制。尽管 CRY1 对其抑制作用看起来比 PER2 更强，但 PER2 和 CRY1 对 CLOCK/BMAL1 依赖的转录激活的抑制作用是不同的。

最近的研究表明，小鼠体内的纤溶活性是伴随其血浆中 PAI-1 水平昼夜方式减少而减少，血浆中总体的 PAI-1 和有活性的 PAI-1 与小鼠组织中的 mRNA 的表达水平相一致。Anea 等通过动物实验发现在 Bmall 基因敲除的小鼠 PAl-1 表达水平较野生型小鼠高。此外，PAI-1mRNA 和血浆中 PAI-1 水平的昼夜节律在 Clock 突变和 Bmall 突变的小鼠均是消失

---

① Maemura K，de la Monte SM，Chin MT，et al.CLIF, a novel cycle-like factor， regulates the circadian oscillation of plasminogen activator inhibitor-1 gene expression[J].J Biol Chem.2000;275 (47):36847-51.

② Oishi K，Shirai H，Ishida N.Identification of the circadian clock-regulated E-boxelement in the mouse plasminogen activator inhibitor-I gene[J].J Thromb Haemost.2007;5(2):428-31.

③ Ohkura N，Oishi K，Fukushima N，et al.Circadian clock molecules CLOCK and CRYs modulate fibrinolytic activity by regulating the PAI-I gene expression.J Thromb Haemost.2006;4(11):2478-85.

④ Oishi K，Miyazaki K，Uchida D，et al.PERIOD2 is a circadian negative regulator of PAI-I gene expression in mice[J].J Mol Cell Cardiol.2009;46(4):545-52.

的[①]，都进一步证明 PAI-1 的表达受 Clock 和 Bmall 基因的调控。代谢紊乱如糖尿病和肥胖诱导的 PAI-1 表达增加在 Clock 突变的小鼠被削弱[②]。Oishi 等[③]研究发现瘦素缺乏的小鼠其血浆中 PAI-1 及组织中 mRNA 的水平都是升高的，而 Clock 突变小鼠的这种升高却被正常化。与野生型小鼠相比，Clock 突变的小鼠的血浆中 PAI-1 水平降低，这可能与 Clock 基因突变后编码的蛋白活性改变有关。研究发现小鼠 Clock 基因突变是第 19 个内含子的 5 端剪接供体位点的第 3 个碱基发生了核苷酸 A 到 T 的颠换，使得蛋白产物中第 51 个氨基酸残基缺失，转录活性降低。这也许可以部分解释 Clock 突变小鼠血浆中 PAI-1 水平降低。

我们首次发现在原高血压病患者中血浆 PAI-1 水平与人类 Clock T3111C、BmallA1420G 位点多态性的关系，结果显示在 PAI-1 升高组和对照组之间 Clock T3111C 位点基因型及等位基因分布频率存在差异：与对照组相比，PAI-1 升高组 CC 和 CT 基因型的分布频率高，C 等位基因分布频率高；两组之间 CC 型与 CT 型基因分布频率无差异，进行相关危险度分析发现 C 等位基因携带者（CC/CT）血浆 PA-1 升高的风险约为 TT 基因型的 2.7 倍。同样，在 PAI-1 升高组和对照组之间 Bmall 基因 A1420G 位点基因型及等位基因分布频率也存在差异：与对照组相比，PAI-1 升高组 GG 基因型分布频率高，G 等位基因分布频率高；两组之间 AA 型与 AG 型分布频率无差异，进行相关危险度分析发现 GG 基因型的人的血浆 PAI-I 水平升高的风险约为 A 等位基因携带者（AAAG）的 2.5 倍。因此，我们对影响 PAI-1 分组的因素进行了 Logistic 回归分析，发现 Clock C 等位基因（CCICT）和 Brmall GG 基因型均是高血压患者血浆 PAI-1 升高的危险因素，Clock C 等位基因（CC/CT）的高血压患者血浆 PAI-1 水平升高的风险较 TT 基因型高 2.5 倍，Bmall GG 基因型的高血压患者血浆 PAI-1 水平升高的风险较 A 等位基因（AA/AG）携带者高 2.4 倍。

大量的研究均表明 Clock、Bmall 基因单核苷酸多态性与高血压、2 型糖尿病、胰岛素抵抗、血脂紊乱等代谢性疾病有关，但这种位点多态性所引起的效应机制尚未完全阐明。我们之前的研究同样发现 Clock T3111C 和 BmallA1420G 位点单核苷酸多态性与代谢综合征尤其是胰岛素抵抗有关，推测这种相关性主要是由胰岛素抵抗所介导。研究表明 Clock C 等位基因（CC/CT）和 Bmall GG 基因型均是高血压患者血浆 PAI-1 升高的危险因素，Clock、Bmall 基因单核苷酸多态性与代谢综合征的关系可能通过使 PAI-1 异常表达，再影响各种代谢参数，最后导致代谢综合征尤其是肥胖、胰岛素抵抗和 2 型糖尿病的发生、发展。其中，可能还有其他许多因子和通路介导了时钟基因多态性与代谢性疾病的关系，

---

① Minami Y, Horikawa K, Akiyama M, et al.Restricted feeding induces daily expression of clock genes and Pai-1 mRNA in the heart of Clock mutant mice. FEBS Lett.2002;526(1-3):115-8.

② Wang J, Yin L, Lazar MA.The orphan nuclear receptor Rev-erb alpha regulates circadian expression of plasminogen activator inhibitor type 1[J].J Biol Chem.2006;281(45):33842-8.

③ Oishi K, Ohkura N, Amagai N, et al.Involvement of circadian clock geneClock in diabetes-induced circadian aμgmentation of plasminogen activator inhibitor-1(PAI-1) expression in the mouse heart[J]. FEBS Lett.2005;579(17):3555-9.

具体的效应机制还有待于进一步研究。

1.5.2 夜间高血压与 per2 和 per3 基因之间的关系

Per2 G3853A 多态性是由 per2 基因转录起始点上游第 3853 位碱基 G 变为 A，从而产生了一个限制性内切酶 BamHI 的酶切位点，因此，可采用 PCR–RFLP 进行 per2 基因启动子 3853 位 G/A 多态性位点的基因型分析。

近年来，越来越多的研究指向时钟基因在血压的调节中起着重要作用，血压昼夜节律的产生和维持与时钟基因的周期性表达有关。Miller[1] 等研究提示时钟基因在血压的调节中起重要作用，初步的研究估计体内 5% ~ 10% 的转录受时钟基因调控，动物和人的研究表明昼夜节律时钟可调节血压而引起高血压，最终进展为血管病变。OkamuraH 等研究发现，时钟基因（clock genes）的"转录—翻译"反馈回路自主产生约 24 h 的节律性振荡（oscillate）[2]，整合时钟输入信号（亦称为授时因子）与外界环境保持同步化，控制下游钟控基因的表达。其具体运行机制[3] 为 CLOCK/BMAL1 异源二聚体与 mPer 基因启动子 E-box 元件结合，刺激转录翻译生成 mPER 蛋白。当 mPER1 和 mPER2 蛋白单体数量超过胞质中酪蛋白激酶 I 的磷酸化能力时，部分完整的 mPER 蛋白发生二聚化后入核，和核内蛋白 mCRY 结合形成复合物，该复合物清除 E-box 元件所结合的 CLOCK/BMAL1，从而抑制 mPer 基因转录。反之，细胞核内 mPer 水平的下降又将重新启动 mPer 基因的转录，这就形成生物节律产生的分子机制的核心反馈循环。

有研究表明 per3 基因与睡眠障碍存在相关性，睡眠障碍能导致夜间高血压，因此，per3 基因可能通过影响睡眠情况间接导致夜间高血压的发生。需要注意的是 per2 和 per3 基因只是时钟基因调控血压环节中的一个小节点，时钟基因对血压调控的机制是很复杂和奇妙的。在一个对于各种节律的调节都很精细和微妙的机体中，单个基因在单个环节对调控所起作用的微效果就更不甚清楚了。

① Miller BH, McDearmon EL, Panda S, et al.Circadian and Clock–controlled regulation of the mouse transcriptome and cell proliferation[J]. Proc Natl Acad Sci USA 104:3342–3347，2007.

② Okamura H, Yamaguchi S, Ya ta K.Molecular machinery of the circadian clock in maolmals[J].Cell Tissue Res，2002，309((1):47-482711.

③ Li XL, Li QP.Regulation of Clock Genes in mammals from central toperipheral pacemakes[J].Current Genomics，2004，5:483–8.

1.6 胰岛素抵抗在高血压中的作用

胰岛素抵抗（insulin resistance，IR）是指肝脏和其他周围组织对胰岛素的敏感性降低，"胰岛素促进葡萄糖摄取"这一能力减低出现胰岛素抵抗，当发生胰岛素抵抗时，胰岛素受体依赖的磷脂酰肌醇 –3– 羟基酶 PI3 K 抑制 NO 的合成和释放，舒血管作用减少而使血压升高。高胰岛素血症导致血压升高的机制包括促进远曲小管的重吸收，使细胞外容量增加；增加交感神经活性，激活肾上腺能系统，增加血液中儿茶酚胺的浓度；降低 Na–K–ATP 酶活性，影响细胞膜转运离子，影响血管平滑肌对血管活性物质的敏感性。

1.6.1 胰岛素抵抗与妊娠期高血压疾病

妊娠期间为确保胎儿在餐后持续的葡萄糖供应，其血糖及胰岛素表现为空腹胰岛素浓度升高而血糖较低，餐后表现出长期高血糖和高胰岛素血症，妊娠晚期胰岛素浓度达到峰值，分娩后迅速恢复到孕前水平，这种反应与妊娠引起的外周胰岛素抵抗状态是一致的。Freemark M[①] 发现晚期正常妊娠的胰岛素敏感性比非孕妇的胰岛素敏感性低 45% ~ 70%。在妊娠期高血压疾病（Hypertensive Disorders Of Pregnancy，HDP）妊娠中，也存在类似代谢综合征的代谢变化，并且越来越多的数据支持胰岛素抵抗在子痫前期（Preeclampsia，PE）发病中的作用，但仍需要大量实验研究证实。目前的研究认为胰岛素抵抗可能主要通过以下机制作用 HDP 发病：循环中高胰岛素血症促进氧化应激，引起 NO 失活和内皮功能障碍；通过介导抗血管生成因子 / 促血管生成因子紊乱，加强母体微血管功能障碍，促进血管收缩；血液循环中胰岛素的增加已被证明可以增加钠的重吸收，从而导致钠的滞留；引起交感神经系统的激活，通过促进胰岛素样生长因子 –1 受体的血管平滑肌细胞生长，使内皮素受体表达增加；激活交感神经系统，促进去甲肾上腺素释放增加，从而使血管收缩、水钠潴留导致高血压及水肿；胰岛素抵抗可引起脂质代谢紊乱，过氧化脂质引起血管内皮损伤，过多脂质沉积于动脉管壁，外周阻力升高，进而影响血压。

此外，胰岛素抵抗与脂质代谢紊乱互为因果，交感神经过度活动可以直接或通过增加游离脂肪酸而产生胰岛素抵抗，脂质代谢紊乱增加胰岛 B 细胞局部血流灌注阻力、胰岛 B 细胞局部缺血导致的功能退化。胰岛 B 细胞分泌胰岛素和 C 肽呈等分子关系，C 肽不被肝脏酶灭活，半衰期比胰岛素长，故血中 C 肽的浓度可更好地反映胰岛素的功能。ISI 可直观地表现出血清中胰岛素敏感性的强弱，稳态模型胰岛素抵抗指数（Homeostasis Model Assessment–Insulin Resistance，HOMA–IR）是评估胰岛素抵抗的直接指标，它的上升往往提示患者体内组织细胞对于胰岛素的利用及敏感性的不足，对于评估胰岛素敏感性 / 抵抗

---

① Freemark M.Regulation of maternal metabolism by pituitary and placental hormones: roles in fetal development and metabolic programming[J].Horm Res，2006，65 Suppl 3:41–49.

性的直接评价具有合理的线性相关性。

1.6.2 内脂素与胰岛素抵抗

内脂素（Visfatin）作为脂肪因子在人和小鼠的内脏脂肪中高度富集，通过动物实验发现其在细胞培养模型中有胰岛素模拟作用，能有效地诱导葡萄糖转运，降低了小鼠血糖水平。Morgan[①] 指出 Visfatin 不仅能诱导 3T3–L1 脂肪细胞摄取葡萄糖，而且当 Visfatin 在 2nm 浓度下与胰岛素是等效的，即 Visfatin 和胰岛素一样，也会引起信号转导蛋白的磷酸化，激活胰岛素信号，作用于胰岛素受体下游，刺激脂肪细胞和肌肉细胞摄取葡萄糖并抑制肝细胞释放葡萄糖。此外，Hμg[②] 指出 Visfatin 还可与胰岛素有相互协同作用，抑制糖异生。Fukuhara 等还发现 Visfatin 与胰岛素受体结合，但不与胰岛素竞争，表明这两种蛋白质结合在不同的位点上。而同样也在 Hμg 的实验中得到了观察和证实，即 Visfatin 与一个突变的胰岛素受体紧密结合并降低了对胰岛素的亲和力，并使机体出现或加重胰岛素抵抗。黄蓉等研究 Visfatin 与胰岛素抵抗的相关性分析发现，对照组产妇母血及脐血中 Visfatin 与糖代谢各指标无相关关系；HDP 组孕妇母血及脐血中 Visfatin 与空腹胰岛素（Fasting Insulin，FINS）、C 肽、HOMA–IR 呈正相关，与 ISI 呈负相关。这表明在正常妊娠情况下血清中的 Visfatin 与胰岛素抵抗并无关系，而只有当产妇罹患 HDP 时 Visfatin 与胰岛素的敏感性下降及胰岛素抵抗密切相关，但其因果关系尚不明确，需进一步大样本数据及具体的致病机制的研究。

1.6.3 RBP4 与胰岛素抵抗

近年来，在循环中视黄醇结合蛋白 4（retinol–binding protein 4，RBP4）被证明是脂肪组织胰岛素抵抗的一种潜在调节因子，但目前关于 RBP4 引起胰岛素抵抗的相关病理生理机制尚不明确。Barbara Kahn 等实验表明循环 RBP4 水平不仅在几种肥胖和胰岛素抵抗的小鼠模型中显著增加，而且在具有这些条件的人中也显著增加。在正常小鼠中注射重组 RBP4 诱导胰岛素抗性，而敲除编码 RBP4 的基因杂合或纯合的小鼠与野生型小鼠相比显示出增加的胰岛素敏感性。RBP4 相关作用包括通过增强肝脏中磷酸烯醇丙酮酸羧激酶的表达来增加肝脏糖异生，并抑制骨骼肌细胞中胰岛素刺激的信号通路，导致胰岛素抵抗的发展。Broch M 等[③] 发现 RBP4 的过度分泌可能直接抑制胰岛 β 细胞功能，或者通过阻止甲状腺素运载蛋白 β 细胞受体的结合而抑制 β 细胞的功能，从而诱导产生胰岛素抵抗。

---

① Morgan SA, Bringolf B, Seidel ER.Visfain exressis is levaed in normal human pregnancy[J]. Peptides, 2008, 29(8):1382–1389.

② Hμg C, Lodish H F.Medicine. Visfatin: a new adipokine[J].Science, 2005, 307(5708):366–367.

③ Broch M, Vendrell J, Ricart W, et al.Circulating retinol–bindingprotein4, insulin sensitivity, insulin secretion, and insulin disposition index in obese and nonobese subjects[J]. Diabetes Care, 2007, 30(7):1802–1806.

新出现的证据表明 RBP4 通过 Toll 样受体 4 和氨基末端激酶（Jun N-terminal Kinase C-JUN，JNK）蛋白激酶诱导巨噬细胞分泌促炎细胞因子，造成亚临床炎症效应，同时间接抑制脂肪细胞的胰岛素信号路径，诱导产生胰岛素抵抗。此外，RBP4/ 视黄醇复合物刺激 JAK2/STAT5 信号转导和细胞因子信号抑制因子 -3 的表达，这也与胰岛素抵抗有关。Moraes-Vieira 等观察到 RBP4 的升高通过 JNK 途径诱导 APC 的激活，从而导致促炎性 CD4T+ 细胞增殖和 Th 1 极化，促进全身系统胰岛素抵抗。但 Fedders R 等 [1] 在小鼠模型中观察到循环中升高的 RBP4 不能加剧葡萄糖和能量稳态系统的恶化，并表明肝脏分泌的 RBP4 不会损害葡萄糖稳态。黄蓉等 [2] 研究 RBP4 与胰岛素抵抗的相关性分析发现，对照组及 HDP 组产妇母血中 RBP4 与空腹血糖（fasting plasma glucose，$F\mu g$）、HOMA-IR 均呈正相关，与胰岛素敏感指数（Insulin Sensitive Index，ISI）呈负相关，且 HDP 组相关系数与对照组相比大致相同，这说明无论在正常妊娠或 HDP 妊娠时母血中 RBP4 的表达均与胰岛素敏感性及胰岛素抵抗密切相关。脐血中 RBP4 与 $F\mu g$、FINS、HOMA-IR、ISI 均无相关性，结合 Laudes M 等脐带血中的脂肪因子循环主要来自胎儿血液的观点，我们可以尝试推断胎儿血液中 RBP4 的表达与胰岛素抵抗不相关，但为探究证实此猜测，还需结合新生儿血液中 RBP4 的含量即更大样本的研究分析。

1.7 睡眠呼吸暂停综合征与高血压

阻塞性睡眠呼吸暂停低通气综合征（obstructive sleep apnea-hypopnea syndrome，OSAHS）是一种临床多见又易被忽视的睡眠呼吸障碍性疾病，患者气道阻塞，睡眠中呼吸不畅反复出现，睡眠结构紊乱反复发生，呼吸受限、气流不畅，引起睡眠中吸入体内的氧气不足，二氧化碳呼出不畅而滞留，最终出现低氧血症和高碳酸血症，继而导致多系统损害，如高血压、心血管疾病、脑血管疾病、肝损害、神经内分泌疾病等多种器官系统疾病，逐渐引起急性发作性疾病，如肺栓塞、脑梗死、心梗等疾病，严重者甚至威胁生命。

1.7.1 影响 OSAHS 发病率升高的原因

性别、年龄、烟酒等不良生活习惯、气道发育异常等与 OSAHS 发病存在密切关系，甚至明确为 OSAHS 的发病因素，而且男性的 OSAHS 发病患者要多于女性，男性中重度

① Fedders R，Muenzner M，Weber P，et al.Liver-secreted RBP4 does not impair glucose homeostasis in mice[J].The Journal of biological chemistry，2018，293(39):15269-15276.

② 黄蓉. 血清中胰岛素抵抗、脂代谢紊乱、Visfatin、RBP4 含量与妊娠期高血压疾病的相关性研究 [D]. 昆明：昆明医科大学，2019.

OSAHS 的发病率是普通人的 3 倍。复旦大学附属中山医院呼吸科的学者[①] 报道，在调查睡眠时打鼾的 148 名患者中男性 121 名、女性 27 名，男女比例为 4.5∶1，且 60 岁以上的患者达 50% 以上；蚌埠医学院第一附属医院呼吸与危重症医学科的学者[②] 报道，该科睡眠室住院治疗的 112 名 OSAHS 患者中男性 89 名、女性 23 名，男女比例达 3.9∶1；山东省荣成市人民医院的学者[③] 报道，纳入研究对象确诊的 OSAHS 患者有 640 例，其中男性就占 600 例，男女比例为 15∶1，且患者年龄多在 30～50 岁。研究发现，吸烟率为 40.64% 的打鼾人群要大大高于非吸烟率为 33.17% 的非打鼾人群，并且打鼾程度随着吸烟量的增加而加重，不仅如此，吸烟还影响炎症反应而延误术后身体恢复，需要特别引起重视的是术后的阻塞性睡眠呼吸暂停低通气综合征患者必须戒烟，否则将会引起疾病复发，严重损害身体机能。饮酒对 OSAHS 有很多不利影响，会加重 OSAHS 病情，机制可能是酒精能明显降低睡眠时动脉血氧饱和度、加重低氧血症。曾有报道，酒精会导致 OSAHS 患者的脑白质损害。

　　OSAHS 也越来越成为临床诸多疾病的危险致病因素，可继发全身不适，导致多种疾病的发生而引起血脂代谢紊乱、脂质升高，血液中氧气含量降低、二氧化碳含量升高，血液处于易凝状态，神经内分泌紊乱、最终易发展为低氧血症、高碳酸血症、动脉硬化及血栓栓塞性疾病。高血压是 OSAHS 继发的病症之一，OSAHS 患者高血压发病率远高于健康人群，有研究显示 OSAHS 患者中有 77% 的人患有高血压，尤其是发现血压升高而单纯应用降压药不能取得良好效果的患者应该进一步排除 OSAHS 相关性高血压的可能。OSAHS 相关性高血压与原发性高血压不同，具有自己的特点。正常人或非 OSAHS 相关性高血压患者的血压节律性变化呈"杓"型，睡眠后血压逐渐下降，睡眠期低于觉醒期血压，或部分患者睡眠中不下降呈非"杓"型。OSAHS 相关性高血压无昼夜节律变化，呈非"杓"型，舒张压较高且脉压降低，晨起血压是 24 h 血压的最高峰，高于日间和睡前的血压。具有高血压家族史的 OSAHS 患者更易患 OSAHS 相关性高血压，

　　身高、体重及 BMI 值是判断人体肥胖与否及肥胖程度的简易指标，颈围、腰围也通常用来评价身体肥胖程度，OSAHS 和高血压都与肥胖存在一定的关系。肥胖可引起气道狭窄、影响胸部充分地收缩运动，肥胖还与脂代谢异常、胰岛素抵抗、氧化应激等有关，这些因素又参与了 OSAHS 和高血压的形成。

　　研究显示，气道结构差异是 OSAHS 发生的重要原因。舌体、下颌、腭垂等上呼吸道结构时刻影响着上气道的呼吸顺畅与否，这些结构和软组织发生改变不利于气道通畅时即

　　① 周敬，鲁沈源，励雯静，等. 148 例鼾症及阻塞性睡眠呼吸暂停低通气综合征危险因素的分析 [J]. 复旦学报医学版，2010，37(2):207-210.

　　② 夏雪梅，胡俊锋，黄礼年，等. 代谢综合征合并阻塞性睡眠呼吸暂停低通气综合征的相关因素分析及持续气道正压通气的疗效观察 [J]. 中国糖尿病杂志，2015，23(10):903-907.

　　③ 毕秀敏. 阻塞性睡眠呼吸暂停低通气综合征相关因素研究 [J]. 中国农村卫生，2017，2(104):70.

可发生打鼾和睡眠呼吸暂停。人体在清醒状态下大脑神经中枢能够有效支配咽喉部肌肉保持一定的兴奋性，保证正常呼吸的需要，但在睡眠时高级神经中枢的该作用减弱甚至消失，使得上呼吸道阻力增加。研究发现，多数 OSAHS 患者会出现不同程度的颌平面陡、下颌后缩、舌体较厚及腭垂过宽过长，导致气道狭窄。

OSAHS 患者会发生睡眠结构紊乱，这与反复呼吸暂停、觉醒次数增多密切相关。血氧饱和度、最低血氧饱和度、平均血氧饱和度是评价缺氧程度的重要指标。反复呼吸暂停会降低血氧饱和度，引起慢性缺氧，导致血压升高。据报道，OSAHS 对血压的影响尤其对舒张压的影响较大，并且 OSAHS 越严重对血压的影响就越大。

1.7.2　和肽素在 OSAHS 高血压发生与发展中的机制

和肽素 (copeptin) 作为机体中精氨酸加压素（arginine vasopressin，AVP）释放的同源替代物，在心血管疾病中的机制可归结于 AVP 的生物学效应。近年发现，与 copeptin 关系密切的 AVP 系统可能是除 RASS 和 SNS 外调节心血管功能的重要神经激素系统。

AVP 由于有直接收缩血管的作用，其抗利尿作用使细胞外液容量扩大、增加压力反射性和增加血管对儿茶酚胺的敏感性。这些作用相互叠加，在血压的调节中发挥着重要的作用。

慢性间歇低氧（chronic intermittent hypoxia，CIH）是 OSAHS 最主要的病理生理变化，在此过程中 AVP 系统与 HPA 轴、交感神经系统共同参与 OSAHS 的应激反应，同时与 RASS、血管内皮损伤等机制紧密联系，引起独特的神经内分泌改变，由此产生的多种激素互为影响，通过以下途径参与 OSAHS 高血压的发生、发展。

1.7.2.1　HPA 轴功能失调

下丘脑—垂体—肾上腺 (The hypothalamic‐pituitary‐adrenal axis，HPA) 轴以室旁核作为其神经内分泌轴的中枢位点，是重要的神经内分泌调节激素轴，其主要生理功能是调节机体对各种应激的反应。AVP 似乎作为一种应激状态存在的信号作用于下丘脑，进而影响 HPA 轴的活性，被认为是一项机体下丘脑水平的内源性应激标记物。研究表明 AVP 能促进垂体促肾上腺皮质激素（adreno‐cortico‐tropic‐hormone，ACTH）的释放，也影响肝脏糖原分解、胰岛素和胰高血糖素分泌，与 AVP 等量释放的 copeptin 水平随应激程度加重而升高，其变化幅度显著高于皮质醇回。Katan 等[1] 也研究证实了与 AVP 同源的 copeptin 在反映个体应激方面表现出色，能与皮质醇一样反映个体应激水平，不同的是皮质醇反映肾上腺水平且具有明显的昼夜节律性，而 copeptin 反映的是下丘脑和垂体水平，比皮质醇更敏锐而精确地反映个体的应激程度。

---

① Katan M，Christ‐Crain M.The stress ho rmone copepti n:a new prognostic biomarker in acute illness[J]. Swiss Med Wkly，2010，140:w13101.

OSAIS 患者睡眠期间频繁发生低氧应激及睡眠结构的片段化、反复微觉醒等应激事件，HPA 轴由此激活并处于高水平的紊乱调节状态。下丘脑室旁核具有神经内分泌功能的神经元所表达的促肾上腺皮质激素释放激素（corticotropin-releasing hormone，CRH）和 AVP 增多，其中 CRH 是 HPA 轴激活的关键环节，而 AVP 是 CRH 有力的增效因子。AVP 经脑垂体 Vlb 受体介导刺激释放脑垂体激素，同时激活 V1 受体直接或间接引起下丘脑 CRH 神经元分泌 CRH。CRH 和 AVP 具有协同效应，二者共同作用于腺垂体，促进其释放 HPA 轴的效应因子 ACTH，ACTH 进而作用于肾上腺皮质，通过 CRH-ACTH 途径促进肾上腺皮质合成和分泌皮质醇（cortisol），使血皮质醇在短时间内显著超过基础状态。高水平的皮质醇不仅增强血管平滑肌对儿茶酚胺的敏感性，还通过多途径作用引起血压升高。

1.7.2.2　交感神经系统激活

众所周知，交感神经功能亢进是高血压病的重要发病机制之一，几十年来对 OSAHS 的众多研究也证实了交感神经活性（sympathetic nerve activity，SNA）是影响 OSAHS 患者生存率和死亡率的关键机制。

OSAHS 患者 SNA 增强可能与夜间间歇性低氧（intermittent hypoxia，IH）、高碳酸血症、夜间睡眠片段化及与 OSAHS 相关的最大胸腔内负压等有关，其中以 IH 作用最为重要。慢性间歇缺氧（chronic intermittent hypoxia，CIH）使机体整夜处于 IH/ 再氧合（Reoxygenation，ROX）状态，即睡眠期间间断上气道阻塞使 OSAHS 患者出现反复呼吸暂停、血氧饱和度下降及组织缺氧，继而引起高通气、血氧恢复，上述过程间断反复。这种独特的低氧方式可通过多途径、多部位影响 SNA，其中，颈动脉体（carotid body，CB）在 OSAHS 高血压的发展中起着举足轻重的作用。CIH 改变 CB 化学感受器的结构和功能，通过低氧—化学感受器—交感神经活化链调控多种神经递质或调质的释放，表现出 SNA 持续增高，导致全身性高血压。OSAHS 动物模型的实验结果证实了间歇性低氧引起 CB 高敏感性，CB 的敏感性增强与 OSAHS 导致的血压升高关系密切。证据表明，OSAIS 患者在长期 CIH 状态下 SNA 增加，并与高血压的发生密切相关，引起夜间血压升高。

同时，SNA 过度活化与内源性应激水平密切相关，OSAHS 患者夜间出现的 CIH 和频繁重复的觉醒增加了 SNA 和氧化应激，二者促进了机体 AVP 的释放，由此产生更多的代谢物 copeptin。研究表明，交感神经活化链产生的肾上腺素激素如肾上腺素刺激 AVP 在释放的同时，AVP 也增强了儿茶酚胺的血管收缩作用，二者相互促进，大大增加了 OSAHS 患者夜间高血压等心血管并发症的风险。

1.7.2.3　RASS 激活

RASS 是机体重要的神经内分泌系统之一，是高血压发生与发展的一个重要因素。血管紧张素（angiotensin，AT）是 RAAS 组分中的一种肽类活性物，其中 AT Ⅱ 是 RASS 中最具生物活性的肽类物质，RAAS 升压机制主要是通过 AT Ⅱ 实现的。AT Ⅱ 收缩血管的效应是去甲肾上腺素的 40～50 倍，是被公认的已知天然存在的最强的升压物质之一，也是目前研究较多的一种与高血压密切相关的神经体液因子。在肾素作用下血管紧张素原转化为 AT Ⅰ，AT Ⅰ 在血管紧张素转换酶（angiotens in converting enzyme，ACE）的催化下生成有活性的 AT Ⅱ，通过 RAS 效应分子血管紧张素Ⅱ受体（angiotensin Ⅱ type receptor，ATR）介导实现其生物效应。

OSAHS 与 RASS 的关系复杂。经典的 RAAS 途径认为：① OSAHS 患者夜间间歇性低氧激活 RASS；②低氧—化学感受器—交感神经活化链最终的环节激活 RASS；③低氧血症、高碳酸血症产生大量的自由基使机体内氧化应激状态发生改变，氧化应激产生炎性反应导致内皮功能受损，RASS 活性增强。宋志芳等[1]研究发现，OSAS 相关性高血压组和单纯 OSAHS 组中血肾素、血管紧张素Ⅱ和醛固酮含量升高，与对照组比较统计学差异显著（$P < 0.05$），提示 OSAHS 患者确实存在 RASS 激活和血管内皮功能紊乱，RASS 及 AT Ⅱ 可能在 OSAHS 的血压变化中起着一定作用，是引起 OSAS 患者高血压的机制之一。Kizara 等[2]通过测定血清 AT Ⅱ，血管内皮生长因子（vascular endothelial growth factor，VEGF），并用外周血单核细胞和内皮细胞混合的方法研究在体外联合培养过程的相互影响，实验数据发现 AT Ⅱ 和 VEGF 浓度在 OSAIS 组中比对照组中升高，接受 nCPAP 治疗后复测的 AT Ⅱ 和 VEGF 浓度较前下降。同样，RASS 中的醛固酮在 OSAHS 合并高血压的发生与发展中也起着一定的作用，随机对照研究显示难治性高血压患者中血浆醛固酮水平与 OSAHS 病情的严重程度正相关，其机制可能是血浆醛固酮升高引起继发性水、钠潴留，同时导致血管内皮功能紊乱，使血管张力增加。在血管重构中，醛固酮使高血压和 OSAHS 相互促进，恶性循环。

近年来发现，脑内 RAS 也参与机体心血管和液体电解质的调节并维持其动态平衡。脑内血管紧张素对血压的影响一方面通过视上核和下丘脑室旁核 RAS 的刺激而促进 AVP 的释放；另一方面跟 RAS 与 SNS 的相互作用有关，通过 RAS 改变压力感受器反射功能去加强交感神经活性，其中下丘脑 AVP 神经元也参与了交感神经活性的调节，提示 AVP 系统在二者中的介导作用。值得注意的是，AVP 即便是低生理浓度也能明显增强 AT Ⅱ 和去甲肾上腺素的血流动力学影响。另外，在高血压的醋酸脱氧皮质酮盐模型中，穹窿下器官血管紧张素 1a 型受体的激活引起高血压升高，其中部分原因是与 AVP 的释放有关。Little

① 宋志芳，郑泽琪，吴印生. 阻塞性睡眠呼吸暂停对血压、内皮功能及左室质量的影响 [J]. 高血压杂志，2006，14(3):185-189.

② Kizawa T，Nakamura Y，Takahashi S，et al.Pathogenic role of angiotensin Ⅱ and oxidised LDL in obs tructive sleep apnoea[J].EurRespir J，2009，34(6):1390-1398.

john 等 [1] 发现 RMS 激活的高血压转基因小鼠尿液中的 copeptin 排泄水平升高，免疫组化染色观察发现视上核 AVP 增加，皮下注射非选择性的 AVP 受体拮抗剂考尼伐坦可使高血压实验鼠血压水平正常化，表明高血压小鼠 RAS 亢进与 AVP 关系密切，脑内 RAS 的激活可能通过刺激下丘脑释放 AVP，进一步增加了交感神经活性，继而引起血压升高。

1.7.2.4　参与血管内皮损伤

OSAHS 是多系统损害的独立危险因素，是一种氧化应激性疾病。CIH 作为 OSAHS 特有的低氧模式，与缺氧—再灌注损伤类似，因其夜间反复发作高频率、周期性缺氧—复氧循环模式打破机体正常的促氧化—抗氧化平衡系统，导致机体累积生成过多的活性氧自由基（reactiveoxygenspecies，ROS）和活性氮族自由基（reactivenitrogenspecies，RNS），其中经由 NAD（P）H 氧化酶过度活化和线粒体电子传递链氧化磷酸化生成的促氧化自由基包括超氧阴离子、羟自由基、过氧化氢等，直接损伤内皮细胞，还通过蛋白质、核酸变性和细胞膜脂质过氧化等过程间接损害内皮细胞结构与功能，使血管活性物质代谢出现紊乱，血管舒缩功能障碍，血管平滑肌增殖，最终引发高血压。

其中，内皮素（endothelin，ET）是内皮细胞分泌的作用最强、持续时间最长的内源性血管收缩活性多肽，CIH 诱导的氧化应激使颈动脉化学感受反应性提高，ET-1（endothelin-1，ET-1）、ATI Ⅱ 及促炎性细胞因子水平升高。Gras [2] 研究认为 OSAHS 患者可能通过激活 NF-KB 依赖的炎性通路产生 TNF-1，使 ET-1 水平升高，引发炎症性血管重塑。Schoen 在近年来的研究中也发现亚临床睡眠呼吸暂停患者就已出现了 ET-1 水平的增加，表明亚临床睡眠呼吸暂停就已出现内皮功能障碍。研究表明 AVP 可刺激 ET-1 的生成，参与并加重 OSAHS 患者的血管内皮功能损伤过程，共同促进血压升高。

1.8　肠道菌群与高血压的关系

人体是个超级生物体，由结构复杂、种类及数量庞大的微生物群落构成，广泛分布于肠道、泌尿道、呼吸道、口腔、皮肤表面等，主要由细菌、真菌等组成。而肠道的菌群数量最多且最为复杂，约 100 万亿个细菌细胞，总重量约 1 Kg，其细胞的数量约是人体的 10 倍，基因的数量约是人体的 150 倍，是人体微生态的重要组成部分，对保持人体健康发挥着重大作用，形成互利共生的关系。目前发现正常人体肠道内由 50 个以上的细

① Littlejohn NK，Siel RJ，Ke tsawat somkronP，et al.Hypertension in micewith transgenie activation of the brain renin-angiotensin system is vasopressin dependent [J].Am J Physiol Regul Integr Comp Phys iol，2013，304:R818-828.

② Gras E，Belaidi E，Briangon-Marjollet A，et al.Endothelin-1 mediatesintermit tent hypoxia-induced infl ammatory vascular remodeling thro μ gh HIF-1 act ivation[J].J Appl Physio1(1985)，2016，120(4):437-443.

菌门构成，拟杆菌门和厚壁菌门占大部分，而变形菌门、放线菌门、梭杆菌门、疣微菌门和蓝藻门等占较小部分。目前普遍认为有 1000 多种细菌。肠道菌群从来源上进行分类，可分为外籍菌和原籍菌。外籍菌位于浅层（距离肠黏膜较远者为浅层），代表菌群为大肠杆菌；原籍菌又可分为中层和深层（距离肠黏膜较近者为深层），其代表菌群分别为拟杆菌和双歧杆菌。肠道菌群按具体功能又可分为有益菌、中间菌和有害菌。有益菌大多为专性厌氧菌，如乳杆菌、双歧杆菌、类杆菌等，为肠道内的优势菌群，占肠道菌群的大多数，对保持肠道功能正常及维护人体健康发挥着重要作用；有害菌大多为病原菌，如金黄色葡萄球菌、溶血性链球菌，当人体免疫系统低下时有害菌就可能大量繁殖，人体肠道菌群就会发生紊乱，从而对人体产生危害；中间菌以兼性需氧菌为主，一般情况下不会对人体产生危害，特定条件下就会转变成有害菌，攻击人体而产生疾病。

目前相关研究结果表明，肠道菌群及其代谢产物可能是调节血压的重要因素，其相关机制目前主要集中在如下几点：影响宿主代谢和能量吸收，如双歧杆菌和乳酸杆菌等代谢产生亚油酸、短链脂肪酸等，这些代谢产物有潜在的降压作用；通过影响血糖、血脂代谢和肥胖等高血压危险因素而影响血压，如血清胆固醇水平就能独立地影响血压水平；释放炎症因子参与高血压的发生、发展，炎症因子诱导氧化应激，而氧化通过释放调控短链脂肪酸、氧化三甲胺等代谢产物影响血压水平。有关研究显示短链脂肪酸（short-chain fatty acids，SCFA）降低血压的机制是通过调节血管舒张作用来实现的，可能通过自主神经活动、免疫反应参与高血压的调节，可以确定的是肠道菌群的变化与高血压的发生与发展具有明确的相关性。众多的证据表明肠道菌群为预防和治疗高血压提供了新的方向，然而从目前的研究结果显示肠道菌群与高血压发生间的因果关系还未明确，对于肠道菌群如何调节血压等问题还需进一步研究探索，还需通过以后大规模的人体临床及动物试验来确定特定的微生物种属对高血压的靶向调节作用。

双歧杆菌是人体肠道菌群中的优势菌群属，是健康的重要标志之一，也是肠道菌群中很重要的益生菌。双歧杆菌利用磷壁酸与肠黏膜上皮细胞紧密结合，与其他厌氧菌共同在肠黏膜表面构成一道生物屏障，通过改善肠道 pH 来抑制有害菌的繁殖，起到防止致病菌定植、入侵的作用。而双歧杆菌在其生长代谢过程中分泌到细胞外的荚膜多糖和黏液多糖，统称为双歧杆菌胞外多糖，对调节人体免疫功能、抗氧化、抗肿瘤、抗过敏、调整肠道菌群结构等方面发挥着非常重要的作用。

多形拟杆菌属于革兰氏阴性菌，是拟杆菌门的代表菌。多形拟杆菌能够编码 64 种合成降解多糖的相关酶，能降解人体肠道中大量的植物多糖（如纤维素、木聚糖、果胶、阿拉伯糖等）和碳水化合物，它具有参与多糖代谢、胆汁酸和类固醇代谢、维持肠道正常生理机能等作用，且能为宿主提供 10% ~ 15% 的能量。多形拟杆菌参与人体胆固醇和类固醇代谢，其数量的变化可能会影响胆固醇和类固醇的正常代谢，进而促进高血压发病的危险因素。诸多研究表明在高血压患者肠道中多形拟杆菌数量显著减少，推测它可能是具有类降压作用的一类细菌。

直肠真杆菌是一种条件致病菌，在肠道中的相对丰度可随着饮食的改变而发生变化。直肠真杆菌能够发酵蛋白胨或葡萄糖的主要代谢产物，包括甲酸、乙酸、丁酸，其中丁酸能够抑制肠道内其他有益菌的增殖[①]，这表明直肠真杆菌和挑剔真杆菌参与人体内的能量代谢且对肠道菌群的构成有一定的影响，但其具体的代谢过程还有待于研究。有研究表明与正常个体比较，肥胖个体肠道中厚壁菌门比例较高；当肥胖个体体脂量减轻时，其肠道微生物中厚壁菌门的比例则与正常个体变得较为相似。另外，有研究发现，老年高血压病患者肠道中直肠真杆菌数量明显升高。

1.9　高血压的分子生物学机制（信号通路）

1.9.1　基于 PI3K/AKT 信号通路调控血管张力控制高血压的作用机制

除了内皮源性舒血管物质对血管舒张的调节之外，血管平滑肌细胞膜上的离子通道也是调控血管舒张的另一个重要因素。K^+ 通道在血管平滑肌细胞的收缩和舒张中扮演着重要角色，通过改变细胞膜电位从而影响血管平滑肌的收缩与舒张。血管平滑肌细胞膜上的 K^+ 通道被激活后，K^+ 外流，可引起细胞膜超极化，抑制电压依赖型钙离子通道（Voltage-Operated Calcium Channels，VDC）的开放，降低细胞内 Ca^{2+} 浓度使血管舒张。血管平滑肌细胞膜上主要存在 4 种 K^+ 通道：内向整流型 K^+ 通道（Kir）、ATP 敏感 K^+ 通道（KATP）、钙离子激活的 K^+ 通道（KCa^{2+}）和电压敏感型 K^+ 通道（KV）。

血管的收缩和舒张最主要的还是受到血管平滑肌细胞内的 Ca^{2+} 的调控，胞内 Ca^{2+} 浓度升高则会引起血管的收缩效应，因此，降低细胞内 Ca^{2+} 浓度是诱导血管舒张的离子基础。血管平滑肌细胞肌浆网内 Ca^{2+} 的释放和胞外 Ca^{2+} 经 VDC 和受体操纵型钙离子通道（Receptor-Operated Calcium Channels，ROC）而进入细胞内是血管平滑肌细胞内 Ca^{2+} 主要的来源途径。VDC 是一种受细胞膜电位调控开闭的钙通道，目前研究已发现细胞膜上存在 L、T、N、P、Q、R 六种亚型 VDC，其中 L- 型钙离子通道是血管平滑肌细胞膜上最主要的 VDC。KCl 刺激血管环后可引起血管平滑肌细胞膜外电位发生改变，使细胞膜电位去极化从而引起膜上 VDC 的开放，促使外钙内流，进入细胞内的 Ca^{2+} 增加，进而引起血管收缩。

ROC 是血管平滑肌细胞膜上另一个重要的钙通道，NE 作为 α 肾上腺素受体激动剂，

---

① Mahowald M A，Rey F E.Charactenizing a model human gut micro biota composed of mem bers of its two dominant bacterial phyla[J].PNAS，USA，2009，106(17):5859-5864.

作用于血管平滑肌细胞膜上的 α 肾上腺素受体，激活 ROC 开放，信号传递通过激活磷脂酶 C（phospholipase C，PLC）而生成甘油二酯（diacylglycerol，DG）和三磷酸肌醇（IP3），DG 可通过蛋白激酶 C（protein kinase C，PKC）作用从而激活肌球蛋白轻链，IP3 则与特异性受体结合后诱导肌浆网内钙池释放 Ca^{2+}，使细胞内 Ca^{2+} 浓度升高，引起血管收缩。

血管的收缩与舒张功能不仅受到膜上离子通道调控，也与多条信号转导通路的调控有关，其中磷脂酰肌醇 -3 激酶 - 丝氨酸 / 苏氨酸激酶（phosphatidylinositol-3-kinase/serine/threonine kinase，PI3K/AKT）信号通路的异常活化是调节血管平滑肌的收缩与舒张的重要信号转导通路之一。相关文献报道，在平滑肌细胞上，PI3K/AKT 信号通路通过磷酸化 L-型钙通道上的 Cav β 2a 亚基激活 L- 型钙通道，引起 Ca^{2+} 内流，从而导致血管收缩，同时相关实验显示缺乏 PI3K γ 的小鼠对于 Ang I 诱导的血管收缩性降低，对细胞内钙离子的敏感性减弱。此外，PI3K γ 敲除的小鼠可避免由 Ang Ⅱ 诱导的高血压发生及血管损伤。AKT 是 PI3K 的关键下游信号分子，在由 PI3K 引起的多种细胞进程中发挥着重要作用，如葡萄糖代谢、细胞增殖、凋亡、转录和细胞迁移等。相关研究显示 AKT 活性受到抑制后可加强由 NO 引起的血管舒张，PI3K 受到抑制后可使该效应加强。PTEN 是 PI3K/AKT 信号通路的负反馈调节机制，可抑制 PI3K/AKT 的活性，从而抑制血管平滑肌细胞的增殖，由此可见抑制 PI3K 的活性可以作为控制高血压和保护血管的一种治疗方法。

1.9.2　CaMK Ⅱ δ-MEF2 信号通路与心肌肥大

已有研究表明在心肌肥大的发生过程中，心脏的自分泌、旁分泌、内分泌系统及其受体所介导的细胞信号转导途径与机械张力受体及其信号转导途径具有重要的调节作用，而且它们之间密切相关、相互影响。心肌受到机械牵拉的刺激后将通过自分泌 / 旁分泌机制诱导血管紧张素 Ⅱ（angiotensin，Ang Ⅱ）释放，与此同时，Ang Ⅱ 1 型（angiotensin type1，AT1）受体也可被机械牵拉直接激活，把肥大信号传导至胞内。

高血压性心肌肥大的诱发是由机械牵拉和自分泌 / 旁分泌机制释放的心肌细胞体液因子共同作用。

当信号经细胞膜传递至细胞内时，细胞内的多条信号通路共同参与介导，促使病理性心肌肥大的发生与发展。例如，钙调神经磷酸酶 - 活化 T 细胞核因子（calcineurin-nuclear factor of activated T cells，CaN-NFAT）信号通路、CaMK Ⅱ δ-MEF2 信号通路、PI3K/AKT 信号通路、丝裂原活化蛋白激酶（mitogen-activated protein kinase，MAPK）家族信号通路等均是参与心肌肥大的信号通路，在这些通路的共同作用下最终引起肥大相关基因的转录增强及蛋白质的合成增加，从而致使心肌细胞发生肥大。

1.9.2.1　高血压与 CaMK Ⅱ 信号激活

静息状态下，胞浆内的 Ca^{2+} 浓度稳定保持在约 10^{-7} mol/L，当细胞受到刺激引起去极化现象发生时，位于细胞膜的电压依赖性 Ca^{2+} 通道（L type Ca^{2+} Chanmel，LTCC）开放，细胞外的 Ca^{2+} 进入细胞内，随后 Ca^{2+} 促使雷诺丁受体（ryanodine receptor，RyR）触发胞内进一步的 Ca^{2+} 释放，即钙诱导钙释放。通过上述过程，胞浆内的 Ca^{2+} 浓度将迅速上升 100 倍达到 10^{-5} mol/L，引发心肌收缩。为了心肌能达到收缩后充分的舒张，胞浆内的 Ca^{2+} 浓度必须迅速降低直至静息水平，这一过程主要通过钠—钙交换体和肌浆网上的钙泵肌内质网钙三磷酸腺苷酶（sarco endoplasmic reticulum calcium adenosine triphosphatase，SERCA）共同完成，前者将 Ca^{2+} 转移至细胞外，后者将 Ca^{2+} 重吸收入肌浆网之内。

高血压使心室的后负荷发生改变，可直接影响搏出量，但是在整体条件下可通过异长和等长两种调节方式使心肌的初长度及收缩能力发生相应的变化，从而适应后负荷的改变。而等长调节是指通过改变心肌收缩能力从而改变心脏泵血功能的调节方式。凡是能影响心肌细胞兴奋—收缩耦联过程中各个环节的因素都可对心肌的收缩能力产生一定的影响。细胞内 Ca^{2+} 浓度的升高是最终导致心肌肥大最基本、最原始的信号，是引起初级与次级应答基因变化的始动因素同等重要媒介。

已知的具有 Ca^{2+}/calmodulin 依赖性且与心功能密切相关的酶有三种，包括 CaMK、CaN 和肌球蛋白轻链激酶（myosin light chain kinase，MLCK）[1]。CaMK Ⅱ δ 和 γ 两个亚型在心肌细胞内表达，由于 CaMK Ⅱ 蛋白具有 Ca^{2+}/CaM 依赖性，因此，当心肌细胞内 Ca^{2+} 浓度升高，CaMK Ⅱ 将被大量的 Ca^{2+}/CaM 激活，而活化后的 CaMK Ⅱ 又通过磷酸化 RyR、L 型钙通道和磷酸受钙蛋白（Phospholamban，PLB）来调控细胞内的 Ca^{2+} 浓度，且可通过磷酸化组蛋白去乙酰化酶 4（histone deacetylase 4，HDAC4）激活肌细胞增强因子 2（myocyte enhancer factor-2，MEF2），从而促使肥大基因的表达。

1.9.2.2　CaMK Ⅱ δ–MEF2 通路与心肌肥大

（1）CaMK Ⅱ

CaMK 归属于苏氨酸/丝氨酸蛋白磷酸酶家族，是受 Ca^{2+}/CaM 调节的丝/苏氨酸蛋白激酶，由 CaMK Ⅰ、CaMK Ⅱ 和 CaMK Ⅳ 组成。其中，主要在心肌内表达的激酶为 CaMK Ⅱ，虽然在心肌细胞内探测到 CaMK Ⅰ 的表达，但其表达量较低。不同于 CaMK Ⅰ、CaMK Ⅱ，CaMK Ⅳ 仅在神经系统、淋巴细胞等组织细胞中被检测到，但在心脏中并未检测到。CaMK Ⅰ 虽然在心肌细胞质中被检测到，且已确定 CaMK Ⅰ 可激活转录因子，但有研究表明 CaMK Ⅰ 在心肌肥大的过程中并不发挥作用。CaMK Ⅱ 又分为 α、β、γ 和 δ 四种 6～12 个亚单位多聚体，分别由不同的基因编码形成。在四个亚型中，CaMK Ⅱa 和 CaMK Ⅰβ 仅限于在神经系统中表达，而 CaMK Ⅱ δ 和 CaMK Ⅱ γ 分布广泛，在心血管系统中只有 CaMK Ⅱ δ 和 CaMK Ⅱ γ 进行表达。CaMK Ⅱ 有部分剪接变

---

[1]　Kearney PM, Whelton M, Reynolds K, et al.Global burden of hypertension: analysis ofworldwide data[J].Lancet, 2005, 365(9455):217-223.

体存在于细胞质中，如 δ_C 同时 CaMK Ⅱ 在细胞核内的剪接变体也已确定，如 δ_B、α_B 和 γ_A 均是细胞核定位信号，δ_B 亚基含有 δ_C 缺失的 11 个氨基酸的 NLS，由于这种差异，CaMK Ⅱ 主要由 δ_B 亚基定位于细胞核，而由 δ_C 亚基组成的 CaMK Ⅱ 定位于细胞质。

CaMK Ⅱ 具有调节心肌细胞内 Ca^{2+} 浓度、维持心肌细胞内钙稳态及调节细胞收缩的重要作用。CaMK Ⅱ 主要通过磷酸化 LTCC、PLB、RyR、SERCA 等物质结构完成对心肌细胞内 Ca^{2+} 浓度的调节，从而调节心肌细胞的收缩。

（2）CaMK Ⅱ δ 的异构体

CaMK Ⅱ δ 和 CaMK Ⅱ γ 在心肌细胞内均有表达，但值得注意的是 γ 亚单位在心肌细胞中仅有低量表达，而 δ 亚单位才是心肌细胞中 CaMK Ⅱ 的主要构型。

有研究者发现[1]，心肌肌质网 PLB 也是 CaMK Ⅱ δ 的异构体。CaMK Ⅱ δ 通过磷酸化 HDAC4 诱导病理性心肌肥大，CaMK Ⅱ γ 可能对 δ 有代偿作用。

CaMK Ⅱ δ 在结构上可划分为三个部分，即 N 端、中间调节区和 C 端。N 端为接触反应区，C 端为亚基结合区，而中间调节又由自身抑制区、CaM 结合域以及磷酸化位点组成。在未与 Ca^{2+}/Calmodulin 结合时，其自身抑制区与接触反应区相结合，激酶的活性受到抑制。当调节区的 CaM 结合域与 Ca^{2+}/Calmodulin 结合后，抑制作用被解除，通过磷酸化达到活化 CaMK Ⅱ δ 的目的。当细胞内 Ca^{2+} 浓度低频率增加时，Ca^{2+}/CaM 从调节区解离后 CaMK Ⅱ 即失活。如果 Ca^{2+}/CaM 浓度升高时间延长或高频发生，则 CaMK Ⅱ 单体在自磷酸化位点催化亚基间磷酸化。自磷酸化之后的 CaMK Ⅱ δ 使自身处于一种活性状态，在该状态下即使没有 Ca^{2+}/Calmodulin 的情况下，活性依然存在，这称为 CaMK Ⅱ 的自主活性。

CaMK Ⅱ δ 亚基有 13 个剪接变体已被鉴别出来，其中 δ_B 和 δ_C 两个异构体在成年哺乳动物的心肌中存在蛋白水平的表达。但二者亦存在不同，δ_B 是位于心肌细胞核内的定位蛋白，而 δ_C 则是位于心肌细胞质内的蛋白分子。二者在心肌细胞肥大发生与发展的过程中相互配合、相互促进。

（3）HDAC4 和 MEF2

组蛋白脱乙酰酶（histone deacetylase，HDACs）具有多种生物效应，包括参与调节心脏的生长、骨骼的发育及骨骼肌纤维类型的规格分型等。多种丝氨酸/苏氨酸激酶利用普通丝氨酸残基的磷酸化来控制这些 HDACs 的亚细胞定位，使其发挥生物学效应。

Ⅱ α 类 HDAC，HDAC4、-5、-7 和 -9 具有共同的结构，均存在 C 端的催化结构域和 N 端的调节结构域，其结构域参与介导转录因子、共激活因子及辅助受体的相互作用。这些 HDACs 的 N 端区域包含一组控制其亚细胞定位的丝氨酸残基，该残基可将信号传递

[1] Baltas G, Karczewski P, Krause G.The cardiac sarcoplasmic reticulum phospholambankinase is a distinct δ-CaM kinase isozyme[J].FEBS Lett, 1995, 373:71-75.

至下游靶基因。结构域位点的磷酸化为 HDAC 蛋白与 14-3-3 伴侣蛋白的结合创造了位点，14-3-3 伴侣蛋白护送磷酸化的 HDACs 从细胞核位移至细胞质，随后 HDAC 的靶基因活化。在细胞核中，Ⅱα 类 HDAC 作为 MEF2 的抑制剂发生作用。MEF2 是调节肌肉和应激反应基因的转录因子。MEF2 与 Ⅱα 类 HDAC 的 N 端延伸部位相互作用，使 MEF2 靶基因的表达沉默，因此，一旦 HDAC 与 MEF2 解离，那么 HDAC 对 MEF2 的抑制作用将消失，MEF2 靶基因也将得到表达。

研究表明，肌细胞增强因子 -2（MEF2）受到不同钙信号通路调控，控制细胞分裂、分化和死亡的转录因子。脊椎动物有四个 MEF2 基因：MEF2A、-B、-C 和 -D，它们在胚胎发生过程中及成体组织中以不同但重叠的模式表达。HDAC4 可以分别与 MEF2 家族的两个不同成员 MEF2A 和 MEF2C 相互作用。MEF2 蛋白在它们的 N 端几乎是相同的，其中它们具有 MADS 结构域。相邻的 MEF2 特异性结构域影响 DNA 结合亲和力和辅因子相互作用，且 MEF2 蛋白的 C- 末端区域是转录激活所必需的。

（4）CaMK Ⅱδ-MEF2 信号通路与心肌肥大

研究结果显示，CaMK Ⅱδ 的缺失显著减轻长期 TAC 诱导的不良心脏重塑，包括心室扩张和功能障碍。CaMK Ⅱ抑制剂的使用基本上防止了过度的 BAR 刺激和心肌梗死引起的适应性的不良改造，Westenbrink 等[1]发现当 CaMK Ⅱδ 缺失时，压力超负荷引起的线粒体蛋白质氧化的增加及心肌肥厚代偿失调等现象将被减弱。以上结果说明，CaMK Ⅱδ 是影响心脏形态与功能的重要信号。

CaMK Ⅱ改变心肌细胞生长和肥厚的特征化途径是通过 CaMK Ⅱ介导的 Ⅱ类 HDAC，特别是 HDAC4 和 HDAC5 的磷酸化，激活 MEF-2 介导的基因表达。

CaMK Ⅱ的 δ 亚基在成年心脏中占主导地位，其两种剪接变体 δ_B 和 δ_C 在蛋白质水平上于心脏中有表达。δ_B 和 δ_C 在心脏中的分布位置有所不同，δ_B 位于细胞核内，而 δ_C 位于细胞质中。Backs 等[2]研究发现，CaMK Ⅱδ_B 诱导 14-3-3 结合 HDAC4 而不是 HDAC5。钙调蛋白与 HDAC4 结合，破坏 MEF2-HDAC4 复合物。此外，有证据证明 CaMK 信号也破坏这些复合物。CaMK Ⅱδ_B 促使 HDAC4 在细胞质中发生磷酸化，使 HDAC4 被锁定在细胞质中。同时，CaMK Ⅱδ_B 使核内与 MEF2 结合的 HDAC4 磷酸化，使其与 MEF2 解离，从而促进其出核。两者在心肌细胞的细胞核内外无间协作，最大程度地保证了 MEF2 转录因子的顺利激活与表达。

MEF2 是心脏发育和心脏基因表达的关键调节因子，已有证据显示 MEF2 因子也参与

① Daan B，Ling H，Divakaruni A，et al.Mitochondrial reprogramming induced by CaM Ⅱδ mediates hypertrophy decompensation[J].Molecular Medicine，2015，116:28-39.

② Backs J，Song K，Bezprozvannaya S，et al.CaM kinase Ⅱ selectively signals to histone deacetylase 4 during cardiomyocyte hypertrophy[J].The Journal of Clinical Investigation，2006，116(7):1853-1864.

了心肌细胞的肥大。Passier 等[1] 发现 MEF2 是肥厚心脏中钙调素依赖性蛋白激酶（calcium/calmodulin-dependent protein kinase，CaMK）信号传导的下游靶标，并且表明 CaMK 和钙调磷酸酶途径优先靶向不同的转录因子以诱导心脏肥大。

1.9.3　Ghrelin 介导的 PI3K/AKT/eNOS 信号转导通路是高血压内皮保护的重要通路

目前，血管内皮功能成为治疗高血压的新靶点，对内皮细胞功能障碍进行干预治疗成为防治高血压的重要环节。PI3K/AKT/eNOS 信号通路在细胞的凋亡、存活及增殖等活动中发挥着重要的生物学功能，研究证实其在血管病变的生理病理过程中具有调节血管内皮细胞、平滑肌细胞、炎症细胞等作用。

Ghrelin 调控的 PI3K/AKT/eNOS 信号通路是内皮功能障碍的关键通路，近年来发现 Ghrelin 对心血管尤其是高血压血管内皮细胞具有保护作用。在血管内皮细胞中，PI3K 信号转导通路能降低血管紧张度，并对血管有重塑作用。新近发现，PI3K/AKT/eNOS 信号通路是降压新靶点，PI3Ks 主要存在于血管内皮细胞中。研究显示 PI3K/AKT/eNOS 信号通路中，AKT 丝氨酸 473 位点及 eNOS 丝氨酸 1177 位点酸化上调 eNOS 的活性从而增加 NO 的合成，最终导致血管扩张、血压下降。PI3K 的抑制剂在动物实验中也发现具有显著降低血压的效应，全基因组学的研究也证明 PI3K 是影响人体平均动脉压的重要基因。

研究表明，Ghrelin 是调控 PI3K/AKT/eNOS 通路的重要因子。XU 等[2] 发现在牛的主动脉血管内皮细胞核加入生长素释放肽可以快而有效地激活 eNOS 并诱导 NO 的产生，这对血管有舒张作用。在此基础上，他们在每个实验组中加入针对 PI3K 的抑制剂和携带有显性负性突变体的腺病毒，发现生长素释放肽的舒张血管作用消失。这表明生长素释放肽具有血管舒张作用，该作用是通过激活 PI3K/AKT/eNOS 通路产生的。在培养的内皮细胞及完整的血管中均发现 Ghrelin 可促进 eNOS 磷酸化、增加 eNOS 的活性、诱导 NO 的合成，从而改善内皮功能、扩张血管。

1.9.4　Notch 通路与高血压的关系

Notch 信号通路是进化中高度保守的信号转导通路，是介导相邻细胞之间直接接触的主要信号通路之一，在调控细胞增殖、分化和凋亡中起着关键的作用。Notch 信号通路由 Notch 受体 (Notch1、2、3、4)、Notch 配体 (Delta like1、3、4 和 Jagged1、2) 和 DNA 结合蛋白 CSL 三部分组成。配体和受体结合后，经过 TNF-α 转换酶 (TACE) 和 γ-促分泌酶

① Passier R, Zeng H, Frey N, et al.CaM kinase signaling induces cardiac hypertrophy and activates the MEF2 transcription factor in vivo[J].The Journal of Clinical Investigation，2000，105(10):1395-1406.

② Xu Z, Lan T, Wu W, et al.The effects of ginseNOSide Rb1 on endothelial damage and ghrel expression induced by hyPerthomocysteine[J]. J Vasc Surg，2011:53: 156-164.

二步酶切，释放活化的 Notch 受体胞内段 (NICD)，然后转运至细胞核，与 DNA 结合蛋白 CSL 相互作用，激活下游的 Hes、Hey、HERP、bHLH 等基因。

Notch 信号通路在心脏及血管的发育和分化中起着重要作用，Notch 信号的缺失造成胚胎早期的死亡及出生时的先天性缺陷。近年来越来越多的证据显示 Notch 信号通路参与了成体心脏的调节，如心肌肥厚、心肌梗死和扩张性心肌病等。Croquelois A 等研究发现心肌肥厚的心脏，Notch 信号明显上调，在 AngII 过表达的转基因小鼠中抑制 Notch1 信号通路可以加重心肌肥大和心肌纤维化，心脏功能明显减低，死亡率升高。一侧肾动脉结扎的 Notch1 基因敲除小鼠也表现出明显的心肌肥大和心肌纤维化。另有研究表明，缺氧等刺激后 Notch3 在肺细小动脉平滑肌细胞中高表达，刺激其增生，而且这种现象可被抑制剂 DAPT 抑制。推测 Notch3-Hes5 信号通路在肺动脉高压的形成与发展中起了重要作用。另外，Notch 信号通路在炎症反应中起着重要作用，血管炎症时 TNF-α 引起内皮细胞 Notch 信号失调、Notch4 表达降低、Notch2 表达升高，分别由 NF-κB 和 PI3K 通路调节并促进了内皮细胞凋亡。在 Notch1 (+/−) 鼠创伤愈合过程中，Notch1 的缺失引发 TNF-α、IL-6 等表达减少，使炎症减轻。

综上所述，Notch 信号通路在炎症和心血管疾病中都起到了重要作用。

Notch 信号通路在心脏及血管的发育和分化中发挥重要作用，Notch 受体与配体结合后释放胞内段受体至细胞核内，并与 RBPJ 等转录因子和 MAML2 等激活蛋白结合共激活下游靶基因。sGC 能够产生环磷酸鸟苷（cyclic guanosine monophosphate，cGMP），cGMP 参与内皮依赖性的 NO-cGMP 信号通路，并通过调控离子通道、磷酸二酯酶和蛋白激酶等方式调节血管内皮功能和血压。

可溶性鸟苷酸环化酶 sGC 是一氧化氮 NO 的唯一受体，sGC 与 NO 结合会催化 cGMP 的产生，形成 NO-sGC-sGMP 通路并调节血管重塑和炎症反应，从而参与心血管疾病的发生。sGC 由 α 和 β 两种亚基构成，编码基因分别是 GUCY1A1 和 GUCY1B1。研究表明 GUCY1A1 和 GUCY1B1 主要表达在大多数器官的血管壁中，通过调节 GUCY1A1 和 GUCY1B1 的表达可以控制 sGC 和 cGMP 的产生，进一步参与高血压的调节。张磊等[①] 研究发现高血压大鼠尾动脉血管中的 GUCY1A1 和 GUCY1B1 表达显著下调，而大蒜素处理后的高血压大鼠血管中的 GUCY1A1 表达水平明显升高，GUCY1B1 则无显著变化，提示 GUCY1A1 可能是参与高血压调节的关键基因。一些研究认为 Notch 信号通路可能是调控高血压疾病发生的关键通路，原因之一在 Notch 是 sGC 表达调控因子，Chang 等亦发现 Notch 的共激活转录因子 RBPJ 在 GUCY1A1 和 GUCY1B1 启动子区域存在潜在的结合位

---

① 张磊，李会芳，伍文彬，等 . 大蒜素激活 Notch 信号靶向诱导 sGC 转录预防大鼠高血压的机制研究 [J]. 基础研究，2019，（5）：24.

点[①]。这些依据提示 Notch 通路参与高血压的调节，其机制可能是通过调控 sGC 的表达。在 Notch 的 4 个受体中，Notch3 主要在远端动脉的血管平滑肌细胞中表达，主要参与动脉血管的分化和成熟，Notch3 功能缺失则会促进血管紧张素 II 诱导的高血压发生。经过研究证实 Notch3 是参与高血压调节的主要受体。

1.10 原发性高血压的其他可能机制

1.10.1 高同型半胱氨酸血症与高血压病的发病机制

1.10.1.1 高同型半胱氨酸血症、血管紧张素及高血压病

大量研究已经证明同型半胱氨酸能在血管组织中诱导血管紧张素受体生成，从而产生基质金属蛋白酶及合成胶原蛋白。Laggner 等[②]发现血液中存在硫化氢，通过进一步实验研究后表明硫化氢的作用是抑制血管内皮细胞的血管紧张素酶活性，而在高同型半胱氨酸血症中硫化氢的生成减少。这可能会提高血管紧张素酶的活性，从而上调血管紧张素 II 的浓度，最终介导高血压病发生。

1.10.1.2 血钙、胶原蛋白的表达及高血压病

细胞内钙浓度的调控在高血压病的发病机制中占有重要地位。血管平滑肌细胞内急性钙超载将增加外周血管阻力，导致血管收缩过强，血压升高；还有相关研究显示升高的钙浓度会破坏血管和血管壁结构的完整性。血钙也被证明能促进胶原物质的生成和在血管壁的沉积，因为该通道拮抗剂可以阻止细胞外基质内的胶原合成。在高同型半胱氨酸血症中胶原物质可以发生过氧化改变，从而沉积在细胞外基质中。而胶原蛋白和弹性蛋白是内环境稳态中两种必需的物质，弹性蛋白负责在伸展或收缩后使组织恢复原状，而细胞外基质中的胶原蛋白则负责从外部开始支撑组织结构。血管组织中两者失去平衡后会导致血管的僵硬和纤维化，这就会导致当血流冲击血管壁时血管无法扩展来缓冲压力，相反却产生了阻碍，从而导致高血压病的发生。相关研究显示，同型半胱氨酸能通过介导细胞内的钙释放导致细胞外基质增生，细胞外的钙耗竭并不会改变同型半胱氨酸对细胞内钙浓度的影响，然而通过毒胡萝卜素的预处理后细胞内的钙被耗竭，废弃了高同型半胱氨酸血症对细胞内钙存储的影响。因此，高同型半胱氨酸血症中可能通过介导细胞内钙的调控与高血压发病

① Chang A C, Fu Y, Garside V C, et al.Notch initiates the endo-thelial - to tmesenchymal transition in the atrioventricular canal thro μ gh autoerine activation of soluble guanylyl cyclase. DevCell, 2011, 21(2):288-300.

② Laggner H, Hermann M, Esterbauer H, et al.The novel gaseous vasorelaxant hydrogen sulfide inhibits angiotensin-converting enzyme activity of endothelial cells[J].Journal of Hypertension 2007;25:2100-2104.

机制密切相关。

1.10.1.3　高同型半胱氨酸血症、NO 的形成及高血压病

研究证实同型半胱氨酸可以阻碍细胞生长，降低细胞密度，从而引起剂量依赖性的血管内细胞 DNA 合成抑制（同型半胱氨酸越多，抑制越多）。同型半胱氨酸还可以通过激发诱导型 – 氧化氮合酶（inducible nitric oxide synthase，iNOS）而影响 NO 的生物利用度，其通过四种途径影响：（1）同型半胱氨酸降低了硫氧环蛋白浓度，从而增加了还原型辅酶Ⅱ（nicotinamide adenine dinucleotide phosphate，NADPH）氧化，生成过氧根离子；（2）高同型半胱氨酸血症减少内源性的硫化氢，因此，增加了氧化应激；（3）过氧根与 NO 反应，生成过氧硝酸盐（ONOO⁻）；（4）过氧硝酸盐与肌动蛋白参加反应，导致蛋白变性。研究表明正常的冠脉血管对同型半胱氨酸有应答，而粥样硬化的动脉无应答。在粥样硬化的血管中，同型半胱氨酸浓度为正常血管的 10 倍。研究中降低了同型半胱氨酸浓度之后，动物组中猪组和老鼠组血压均降低。上述研究共同提示同型半胱氨酸在血管结构和功能中的角色可能是由于通过生成过氧根离子，从而生成过氧硝酸盐，最后使蛋白变性所导致的。

1.10.1.4　高同型半胱氨酸血症，内源性硫化氢及高血压病

正常生理情况下，通过磷酸吡哆醛（Pyridoxal phosphate，PLP）依赖胱硫醚 – β – 合成酶（cystathionine β –synthase，CBS）和胱硫醚 γ – 裂合酶的共同作用，同型半胱氨酸将代谢生成内源性硫化氢。最近的研究表明，硫化氢是由 CBS 或者胱硫醚 γ – 裂合酶（cystathionine gamma lyase，CSE）合成且是机体内强有效的舒血管物质，3– 巯基丙酮酸硫基转移酶（MercaptopyruvateSulfurtransferase，3–MST）也被发现与硫化氢生成有关。与 CBS 和 CSE 不同的是 3–MST 利用 3– 巯基丙酮酸作为原料，而此种物质是半胱氨酸和 α – 酮戊二酸在生物化学作用下生成的，最后可以产生硫化氢。当同型半胱氨酸浓度升高时会抑制小鼠肝脏 CSE 酶的活性，从病理生理角度来说就是同型半胱氨酸通过抑制 CSE 改变了体内转硫途径，越来越多的研究证据表明硫化氢是生理性的舒血管物质，当硫化氢的浓度减少时会导致高血压病的发生。

1.10.1.5　半胱氨酸、同型半胱氨酸及高血压病

在正常人群中半胱氨酸的水平为 ≤ 100μmol/L，而同型半胱氨酸浓度为 ≤ 15μmol/L。即使在高同型半胱氨酸血症的患者体内，同型半胱氨酸也比半胱氨酸浓度低。值得注意的是，同型半胱氨酸和半胱氨酸都是生成硫化氢的原料，而 CSE 主要利用半胱氨酸来生成内源性硫化氢。当机体需要合成蛋氨酸或半胱氨酸时，同型半胱氨酸会参与转硫分解代谢途径。这个途径多在肝脏、肾脏、小肠及胰腺中发生，却没有在心血管细胞及组织中发生。这是机体唯一排出多余的毒性含硫氨基酸的方式，包括排出多余的循环同型半胱氨酸。第

一步是体内浓聚的同型半胱氨酸不可逆地被维生素 B_6 依赖的 CBS 酶用来合成胱硫醚；第二步是胱硫醚进一步被 γ-胱硫醚酶用来合成半胱氨酸和 α-酮丁酸，而 γ-胱硫醚酶的合成依赖于维 B_6 的存在。在肝脏和肾脏中，约 50% 的同型半胱氨酸被用来生成半胱氨酸，半胱氨酸在机体很多重要的生化反应中扮演着重要角色，包括生成谷胱甘肽前体或合成牛碘酸等。半胱氨酸还能被分解成无机硫酸盐，然后以尿液的形式排出体外。

在高同型半胱氨酸血症的生化代谢中，同型半胱氨酸竞争性地与 CSE 相结合。因此，当同型半胱氨酸浓度升高时，可以抑制半胱氨酸生成硫化氢的过程。

1.10.1.6　高同型半胱氨酸血症、血管损伤及高血压病

当同型半胱氨酸血浆浓度超过 $20\mu mol/L$ 时，相关数据显示死亡率会增加大约 35%。在 Hordaland Homocysteine 研究中纳入 16000 名 40~67 岁的人群，他们没有高血压病史、糖尿病或冠心病病史，研究表明血浆同型半胱氨酸浓度和血压呈正相关。Malinow 及 Sutton-Tytrell 等也发现高同型半胱氨酸血症与高血压病的发生有着不可分割的关系。

血管功能受损，包括血管内皮受损和血管壁肥厚是高血压病的特征性表现，也是引起高同型半胱氨酸血症的可能机制。虽然高同型半胱氨酸血症已被证实会影响血管内皮功能和平滑肌功能，但是对于高同型半胱氨酸血症介导血管功能受损的重要性和分子机制尚不清楚。我们知道，同型半胱氨酸可以降低 NO 的生物利用度，而 NO 是体内重要的舒血管物质；同时，同型半胱氨酸还可以激活基质金属蛋白酶，从而引起胶原溶解，然后导致血管壁肥厚。在最近一项关于高同型半胱氨酸血症老鼠的研究中表明，在高同型半胱氨酸血症老鼠中硫化氢的水平和硫化氢生成酶——CSE 的水平是降低的。同样，高同型半胱氨酸血症老鼠心肌细胞中关于活性氧的呼吸酶代谢也相应减弱。随后，在另一项高同型半胱氨酸血症老鼠的实验中，Distruti 等[1]报告称高同型半胱氨酸血症会减少肝血管窦内皮细胞生成的 NO，导致肝的星状细胞收缩，而当给肝脏灌注硫酸盐时血管舒张，提示高同型半胱氨酸血症导致的门脉高压可能是与硫化氢共同作用的结果。以上研究都表明了高同型半胱氨酸血症不仅通过氧化压力损害了血管内皮功能，同时也影响了 CSE/H2S 的代谢途径。

1.10.1.7　高同型半胱氨酸血症、血管平滑肌细胞增生及高血压病

Tsai 等的研究表明从扩张型心肌病患者的冠脉血管组织中取样后发现，当同型半胱氨酸浓度升高时不仅可以造成文中上述改变，还导致了平滑肌细胞的增生。这可能是由于高同型半胱氨酸血症介导的高血压导致了血管平滑肌细胞的增生，改变了血管壁弹性结构。事实上，在试管中的试验表明硫化氢合成酶的过度表达，CSE 组织细胞增生的结果都是基于硫化氢的生成。

---

① Distuti E，Mencrlli A，Santucci L，et al.The methionine connection: Homocysteine and hydrogen sulfide exert opposite efects on hepatic microcirculationin rats[J]. Hepatology 2008;47:659-667.

1.10.1.8　收缩蛋白及高血压病

在高血压病的发生与发展中，收缩蛋白的结构转型机制众所周知，但是鲜有报道收缩蛋白在高同型半胱氨酸血症中的改变的。基于目前的认知，我们认为同型半胱氨酸中和了内源性 NO，通过氧化还原反应改变了血管平滑肌细胞收缩蛋白构造。

1.10.1.9　高同型半胱氨酸血症、细胞外基质及高血压病

相关研究显示血管的纤维化、僵硬、动脉粥样硬化都与高血压病密切相关。值得注意的是高同型半胱氨酸血症的动物模型表明血管多为增生性病理改变，而不是我们通常熟知的动脉粥样硬化性损伤。一方面，高血压病的发生与发展是基于血管的持续性收缩、血管平滑肌增生、动脉组织中细胞外基质的重构性改变而形成的。正常情况下，胶原物质和弹性物质是相对平衡稳定的，当这种平衡被破坏后，会引起血管功能受损。比如，多余的胶原物质沉积或通过氧化还原反应转化为其他蛋白（如糖蛋白）沉积在基底膜，引起血管僵硬，进一步导致高血压病。基质金属蛋白酶能够降解细胞外胶原蛋白和弹性蛋白，但是胶原蛋白的复原（生成）速度却快于弹性蛋白，因此，在氧化应激后糖蛋白就沉积在细胞外基质中引起血管僵硬和高血压。所以同型半胱氨酸曾被报道，能够通过调控弹性蛋白和胶原蛋白的比例来引起血管硬化。另一方面，高同型半胱氨酸血症会引起内源性硫化氢生成减少，而血浆中硫化氢的减少也被报道与高血压病的发生相关。

1.10.1.10　高同型半胱氨酸血症，脉搏波及高血压病

相关研究证明高同型半胱氨酸血症与脉搏波具有正相关性，而我们知道脉搏波增加正是高血压病的特征性表现。Bortolotto 等观察研究发现，同型半胱氨酸浓度与颈动脉、股动脉脉波速率（僵硬度指标）呈正相关（$P=0.0016$）。当然，这是在调整了肾小球滤过率、动脉闭塞程度、平均血压、年龄后得出的结论。

1.10.2　甲状旁腺素与高血压

原发性高血压（essential hypertension，EH）又称为高血压，与高血糖、高血脂合称为"三高"，是我国目前最常见的慢性病，其主要临床表现是体循环动脉压升高，本质是一种心血管综合征。EH 其疾病本身并不可怕，但常与心血管疾病（cardiovascular disease，CVD）的其他危险因子共存，是心脑血管疾病第一危险因素。EH 所引起的心脑血管疾病已成为中国居民死亡的首要原因。其中缺血性脑卒中为最重要的并发症。影响 EH 的发病因素众多，其中遗传因素与环境因素起主要作用，但 EH 的发生最终是由多因素、多系统、多器官协作调节的结果。

近些年，甲状旁腺激素（parathyroid hormone，PTH）在 EH 发生与发展中的作用逐渐

被发现。邬甦等[1]研究发现血PTH水平与年龄正相关,同时血PTH与血压水平明显正相关。在以往的研究发现PTH与男性收缩压升高、高血压发生风险增加及人群的左心室质量增加均相关。Van B等[2]发现,一些高血压患者血清检验呈现高水平PTH及低水平维生素D,在这种情况得到纠正后患者血压水平显著降低。此外,在美国一项名为多种族动脉粥样硬化研究(Multi-Ethnic Study of Atherosclerosis,EMSA)中有关心血管病为期两年的前瞻性研究,在具有不同种族背景的社区选入了6814名居民,Cortney Bosworth等发现高血压发病率增高与高血清PTH水平相关[3]。研究发现在正常血压人群中,免疫反应性甲状旁腺激素(iPTH)水平和25(OH)D水平与血压密切相关,血中高的iPTH水平和低的25(OH)D水平可能是发生高血压的危险因素。Jorde等在两项前瞻性研究中发现PTH水平是血压正相关预测因子,随着受试者PTH的增高,其血压明显增高。由此可见无论是正常血压人群还是高血压人群,PTH均与动脉血压升高相关。一方面高水平PTH可以增加正常血压人群的高血压发病率;另一方面在高血压人群中PTH水平越高的患者,血压水平越高。这就提示我们高水平的PTH可能作为一个独立危险因素参与高血压的发生与发展,这为今后高血压的预防和治疗提供了新思路。

1.10.3 醛固酮合成酶与高血压

醛固酮合成酶(CYP11B2)基因位于8号染色体长臂22号区,有研究发现此基因C-344T的多态性与EH存在密切的关系,但是关于另一位点C-355T多态性的研究则相对较少。

CYP11B2基因是醛固酮生物合成最后一步的关键酶,CYP11B2基因的表达水平可调节醛固酮的分泌水平。CYP11B2基因的多态性可影响CYP11B2基因的转录过程,从而导致蛋白表达水平降低,最终导致醛固酮作用于某一靶器官的效应出现偏差。国外的研究发现CYP11B2-344C等位基因与EH患者血浆醛固酮水平及动脉硬化有着密切的关系,但不会引起血压的异常,这个研究结果说明CYP11B2基因与原发性高血压之间没有直接的联系,且CYP11B2基因344T/C多态性在EH与正常组之间无显著差异,只有在进行基因型联合分析时才发现TC/ CC频率在实验组有差异。MulateroPn研究发现344T与EH的诊断相关(27例EH)。从这两个研究发现此基因多态性与原发性高血压之间的关系存在一定的差异性。在米冬青等的研究中对于蒙古族及傣族人群的基因组基因型进行分析发现,CYP11B2基因的多态性与原发性高血压的发病率之间无相关性。在杨静等的研究中同样发现两者之间无明显的相关性。有研究发现C-344T基因多态性与欧洲地区的人群EH有明

---

① 邬甦,聂磊,徐荣,等.老年单纯收缩期高血压患者血清甲状旁腺激素水平及其与血压、大动脉僵硬度的相关性[J].中华高血压杂志,2014(4):360-364.

② Van Ballooijen AJ, Kestenbaum B, Sachs MC,等.25-羟维生素D和甲状旁腺激素与高血压的相关性[J].中华高血压杂志,2014(6):587-588.

③ Bosworth C, Sachs M C, Duprez D, et al.Parathyroid hormone and arterial dysfunction in the Multi-Ethmic Study of Atherosclerosis[J].Clinical Endocrinology, 2013, 79(3).

显的相关性，而且他们的研究显示 TT 基因型比 CC 基因型增高显著很多，但是在日本人的研究中发现此结果并不适用于日本人群。

1.10.4 人格特征与高血压

人格、性格与精神类疾病的相关性是极为复杂的，一个人的人格特性及性格特征有助于他 / 她罹患或避免相关的情感类疾病。通过对患者进行人格测试，临床医师就可以在某种程度上预测其未来罹患某种精神疾病的可能，如伤害回避及自我引导就似乎与中度的焦虑、抑郁症状相联系，较为显著的伤害回避行为则可能与精神障碍的家族史相关联。此外，一些科研人员通过采用气质人格以回避行为调查研究，发现某些人格特征可能与精神类疾病存在一定的相关性，如在医生及精神病患者两组特殊的群体中进行研究，发现医学生在人格上与精神病患者有较大的不同，提示高特质的焦虑患者更容易出现伤害回避，在自我引导的项目上得分较低，更容易受生活应激的影响。另外，国外的一些学者也将目光转向儿童焦虑与性格方面的联系，韩国一家科研机构就曾报道指出儿童焦虑的不同亚型与其不同性格特征具有相关性，这就意味着不同的焦虑亚型具有不同的发病机制。

在现代医学中，人格与疾病的认识，最早是由 Friedman 于 1959 年发现并提出的，他指出 A 型行为（急躁易怒、具有进攻性、进取心强、警惕戒备性高、野心勃勃，竞争欲望强、人际关系不协调、充满敌意）的这类人容易患冠心病，在 1977 年国际学术会议上 A 型行为被确认为冠心病一个独立的危险因素。高血压病作为典型的心身疾病，受神经体液与内外环境的影响，且与心理社会因素密切有关。有研究发现在对住院的高血压患者药物干预下，通过调查评估其心理维度，发现药物疗效不佳的患者 A 型行为特征较明显。吕跃等[①]研究发现，高血压患者的人格特征常常行为孤独、内心焦虑、性格较为内向，对外界刺激容易产生强烈的情绪反应，对情绪的控制、适应外界环境的能力差。朱志光等[②]调查显示，高血压伴 A 型行为人群的患病率明显高于非 A 型行为人群。孙宁玲等[③]发现，血浆儿茶酚胺水平在 A 型行为高血压患者中高于非 A 型行为的高血压患者。梁月新[④]研究发现，心理护理干涉可显著改善老年高血压患者的焦虑、抑郁状态，使血压控制平稳。综上所知，人格特征与高血压病的发生转归密切相关且具有一定的病理生理基础。

① 吕跃，严苏丽，于秋菊.高血压患者的个性特征测评 [J].中国心理卫生杂志，2000，14(6):428.
② 朱志光，梁虹.现代心身疾病治疗学 [M] 北京：人民军医出版社，2002:234-374.
③ 孙宁玲，韩建德，赵华，等.A 型行为对原发性高血压患者血浆儿茶酚胺的影响 [J].中国心理卫生杂志，1995，(1):4-5.
④ 梁月新.心理护理干预对老年高血压患者焦虑、抑郁的影响 [J].中国老年保健医学，2015，13(1):133-134.

第 2 章　高血压的病理生理学

近年来，随着我国经济的快速发展、社会老年化的增加，高血压（HTN）成为严重威胁人类健康的疾病，发病一般以中老年人居多。高血压是一种慢性疾病，病程具有隐匿性，随着病程的延长可伴有心、脑、肾等脏器的损害。高血压病变早期的症状一般仅有血压升高，休息时血压又恢复正常，所以常被人们忽视，但当高血压发展到已经出现心、脑、肾等并发症时治疗起来又较为复杂，所以早期对高血压的识别和防治非常重要。

2.1　循环系统生理特点

人体循环系统是一个封闭的、由心脏和血管共同组成的管道系统，主要分为体循环和肺循环。体循环又被称为大循环或者外周循环，这是由于体循环要为全身除肺以外的所有器官供血。

体循环的主动脉首先接受左心室的射血，然后血液有了一定的压力，在压力的推动下血液被运送至动脉相互关联的各组织器官中（脑、心、支气管、胃肠、肝、肾、骨骼肌、皮肤、骨等），同时，血液中携带有机体代谢所必需的营养物质和 O_2。主动脉不断分支，直至微动脉。毛细血管的血流量由微动脉的收缩和舒张控制，毛细血管壁是血管内液体与血管外组织的物质完成交换的场所。完成交换后的血液又由微静脉逐渐汇聚成静脉，最终汇聚到管径粗大的上腔静脉与下腔静脉，流回右心房，结束一次体循环的同时也带走了细胞代谢产物与 CO_2，并由右心房进入右心室。

在肺循环中，血液由右心室射入肺动脉主干，经肺泡毛细血管处完成气体交换后由肺静脉流回左心房，左心房的血液进入左心室，开始新的体循环。如此周而复始，构成了人体的血液循环。通过血液循环，不仅起到运送血液和物质交换的作用，许多激素及一些信号传导系统也得以发挥其正常生理作用，从而维持机体的功能。

2.2　血管解剖类型及功能特点

2.2.1　动脉壁的结构

动脉壁由内膜（tunica intima）、中层（media）与外膜（adventitia）构成。内膜为单层的内皮细胞，其周围被细的胶原纤维所包围。内皮细胞与中层的平滑肌细胞之间有一层弹力膜，称为内弹力板（elastica interna）。中层由显螺旋形排列的血管平滑肌组成，其间含有结缔组织纤维如弹性纤维（elastic lamelle）、肌原纤维（conagen fibrils）及基质（matrix，亦称为 elastic muscular type）。外膜为含神经末梢的结缔组织，可将血管与其周围环境联系起来。外膜的内侧面有纵行走向的弹性纤维与肌原纤维。外膜包含成纤维细胞、巨噬细胞、无髓鞘轴突与施万细胞（schwann cell），成纤维细胞生成细胞外基质和胶原纤维。与动脉同样口径的静脉，其壁比动脉薄，而且静脉壁三层的分层较为不明显。静脉的中层不仅薄而且平滑肌的排列比较松散，外膜的厚度于不同的血管变异很大。

处于血管系统不同部位的各类血管具有不同的结构功能特点，构成各类血管管壁的内皮、弹性纤维、平滑肌和胶原纤维，四种主要成分的相对比例也因功能特点不同而有很大差异。就平滑肌而言，从主动脉和大动脉这些弹性储器血管到大部分微动脉（内径仅 $20\sim30\,\mu m$）都有完整的平滑肌层，在前毛细小动脉尚含单层的血管平滑肌细胞至后毛细血管交通支便不含肌肉结构。平滑肌的收缩与舒张改变着血管的口径，进而改变着血流的阻力及器官的血流量。

血管活动是心血管功能调节的重要组成部分。由血管输送的体内产生的活性物质及支配血管的神经共同调节着血管的张力。血管张力的变化构成循环调节的一部分，其主要目的为适应体内组织的不同需要，因此，血管舒缩张力的变化具有十分重要的生理学与病理生理学意义。但是既往只认识到一些血管平滑肌的某些性质，如大血管平滑肌属于多单位平滑肌，肌纤维神经末梢支配是一对一的关系，其收缩几乎完全由神经冲动引起，亦接受局部因素的影响。中小血管平滑肌则具有内脏平滑肌的性质，肌细胞之间通过缝隙连接（gap junction）形成功能上的合体细胞等。血管平滑肌的收缩本质上属于张力型（tonic），与横纹肌和心肌的收缩不同，因而血管可长时间处于收缩状态，血管平滑肌收缩无不应期亦无疲劳，这是与其功能相适应的。

2.2.2　血管的功能类型

不同类型血管的管径大小、管壁厚度及管壁的组织成分都有所不同，它们在体内所发挥的生理功能及高血压时所发生的病理变化都不同，主要有以下六类。

2.2.2.1　弹性储器血管

弹性储器血管（windkessel vessel）是指主动脉肺动脉干及其大分支。这类血管管径粗大（一般直径＞10mm），管壁厚且含有丰富的弹性纤维，因此，具有较强的弹性。心室收缩射血时，大动脉内压力增高，推动血液向前流动，同时使大动脉弹性扩张、容积扩大，暂时储存一部分血液，使收缩压不致升得太高；当心室舒张时，大动脉发生弹性回缩，将储存的那部分血液继续向前推进，使舒张压不致降得太低。正是大动脉的这种弹性回缩作用，管中连续的血流且保证血压的稳定，因此，其又被称为"弹性储器作用"。

2.2.2.2　分配血管

分配血管（distribution vessel）是指从弹性储器血管以后到小动脉前的动脉，即中动脉。这类血管管径较粗（1～10m）、管壁较厚，与弹性储器血管相比，其管壁含丰富的平滑肌纤维，故收缩性较强。其功能是将血液运送至体内各器官并对器官的血流分配起调节作用。

2.2.2.3　阻力血管

阻力血管（resistance vessel）主要是指小动脉和微动脉。这类血管的管径细，小动脉（0.3～1mm）、微动脉（小于0.3mm）对血流的阻力大：管壁较薄，管壁主要成分是平滑肌，因此，其收缩和舒张活动可使血管口径发生显著的改变，从而改变血流阻力影响组织器官的血液供应。血管的外周阻力是形成动脉血压的一个基本因素，正常情况下外周阻力主要是由小动脉和微动脉决定的，因此，称它们为阻力血管。微动脉通过后微动脉连接真毛细血管，在真毛细血管的起始处常有少量平滑肌纤维，称为毛细血管前括约肌（precapillary sphincter），如果说微动脉起着"总闸门"的作用，那么毛细血管前括约肌就是"分闸门"，它的开放与关闭决定了毛细血管开放的数量。小动脉、微动脉和毛细血管前括约肌这三者统称毛细血管前阻力血管（peapilary resistance vessel）。此外，由微静脉产生的阻力称为毛细血管后阻力（postiapilary resistance），毛细血管前阻力与毛细血管后阻力的比值决定着进入毛细血管的血流量。

2.2.2.4　交换血管

交换血管（exchange vessl）主要是指毛细血管。毛细血管管径最细（6～8μm）、管壁最薄、数量最多，表面积可达6000m²，广泛分布于各种组织细胞间。管壁由一层内皮细胞和基膜构成，故通透性较高，且血液在毛细血管中流动缓慢，仅为主动脉流速的1%，这些特点均有利于血液与周围组织在此进行物质交换。除毛细血管外，微静脉也具有一部分物质交换的功能。

2.2.2.5　容量血管

容量血管（apacitance vessel）是指静脉，包括从微静脉到上腔静脉、下腔静脉。

与伴行的动脉相比，静脉管径较粗、管整较薄，可张性大、容量大，整个循环血量的60%～70%都储存在静脉系统内，因此，称为容量血管。储存的血液有三个作用：在人体失血时，通过静脉的收缩可使储存的血液加入循环，从而补充循环血液；在运动时，通过静脉的收缩或肌肉对静脉的挤压作用也可使血液释放，以满足机体的需要；在正常情况下，通过调整静脉贮血量，可以调节心输出量及血管阻力，从而间接地调节血压。

2.2.2.6 短路血管

短路血管（shunt vessel）是指微动脉与微静脉之间的吻合支，它的开放可使一部分血液不经毛细血管而直接流入微静脉，皮肤血流量增加，温度升高，热量亦增加，而当短路血管闭合时血流量减少，皮肤温度下调，因此，主要参与体温调节功能。

2.3　动脉血压的决定因素

循环系统有足够的血液充盈和心脏射血是形成血压的基本因素。在动脉系统，影响动脉血压的另一个因素是外周阻力。就整个体循环而言，动脉血压＝心输出量×外周阻力，而心输出量等于每搏输出量与心率的乘积。因此，凡是可以影响上述几个参数的因素均可影响血压。

2.3.1　每搏输出量

每搏输出量（stroke volume）是指一侧心室收缩时射出的血量。每搏输出量增加、主动脉内血量增多对血管壁的侧压力加大，故收缩压升高而引起血流加速。因此，心室舒张末期留在主动脉内的血液与每搏输出量增加之前相比有所增加，但增加量很少，故舒张压升高不明显，而当每搏输出量减少时主要表现为收缩压的降低，所以每搏输出量的改变主要影响收缩压。

2.3.2　心率

当心率（bear trate）在一定范围内变化时主要影响舒张压。心率加快，心输出量增加，主动脉内血量增多，收缩压升高，但因为心率增快、心动周期缩短且心舒张期缩短更明显，血被流向外周的时间也缩短，所以最终留在主动脉内的血量增多，舒张压升高。另外，收缩压增高的同时也促进了血流速度，使得收缩期较多的血液流向外周，对血管壁的压力相对减弱，故收缩压增高的幅度不如舒张压明显，脉压变小。反之，当心率减慢时动脉血压下降，但舒张压下降较收缩压更明显，故脉压变大。但是，如果心率过快（超过180次/min）使心舒张期过度缩短，所以到心室充盈不足，心输出量减少，动脉血压下降。

相反地，心率过慢（低于 40 次 /min），心舒张期延长，可此时心室充盈早已达极限，即使增加充盈的时间也不能增加每搏输出量，故心输出量减少，动脉血压下降。

2.3.3　总外周阻力

任何原因引起外周阻力增加都会使心室舒张末期留在主动脉的血流量明显增多，舒张压升高，而心脏收缩期的血压本来就较舒张期高，故血流速度较快。收缩期有较多血液流向外周，所以收缩压升高幅度不如舒张压显著，脉压变小。反之，外周阻力减小，舒张压降低的幅度较收缩压更明显，脉压变大。由此可见，外周阻力的改变主要影响舒张压的高低。

另外，其他一些因素，如血黏度，循环系统平均充盈压，主动脉、大动脉的弹性储器作用等都会影响血压。如老年人因为动脉硬化、血管壁内弹性纤维减少、缓冲作用减弱，以致收缩压升得过高、舒张压降得过低、脉压增大。

2.4　血管内皮细胞变化与高血压

血管内皮细胞是衬托在血管管腔表面的单层鳞状细胞，通过细胞间的连接构成血管内皮，起到了血管床与血液间的屏障作用，它还能合成和分泌多种血管活性物质来调节血管的张力，为血液流动提供光滑的表面，维持生理状态下血液的正常流动状态，内皮细胞与血流方向相同且呈纵向排列。内皮细胞间互相连接，但细胞与细胞间有约 4 nm 宽的通道。内皮细胞不仅担负着维持血管内面光滑形态和相互间的连接、物质交换、选择性通透和屏障功能，还是一个十分活跃、自成体系的代谢及内分泌器官，与全身所有组织器官均联系以维持正常生命活动。

2.4.1　高血压的诊断标准

2.4.1.1　高血压的定义

根据我国心血管病流行趋势和循证医学研究的进展，参考国内外研究成果和指南特点，目前临床上采用《中国高血压防治指南》（2010 年修订版），将高血压定义为在未使用降压药物的情况下非同日 3 次测量血压，收缩压 ≥ 140 mmHg 和 / 或舒张压 ≥ 90 mmHg，收缩压 ≥ 140 mmHg 和舒张压 < 90 mmHg 为单纯收缩期高血压。患者既往有高血压病史，目前正在使用降压药物，血压虽然低于 140/90 mmHg，也被诊断为高血压。

确诊高血压后应进一步进行诊断性评估，诊断性评估的内容包括以下三个方面：

（1）确定高血压水平及其他心血管危险因素；

（2）判断高血压的病因，明确有无继发性高血压；

（3）寻找靶器官损害及相关临床情况，以期做出高血压病因鉴别诊断及划分心血管风险度。

2.4.1.2 高血压分类及分级

采用世界卫生组织和国际高血压联盟（WHO/ISH）建议的 18 岁以上成人血压水平分类标准（表 2-1）。

表 2-1　血压水平的分类和分级

类别	收缩压（mmHg）	舒张压（mmHg）
理想血压	< 120	< 80
正常血压	< 130	< 85
正常高值	130 ~ 139	85 ~ 89
高血压	≥ 140	≥ 90
I 级高血压（轻度）	140 ~ 159	90 ~ 99
II 级高血压（中度）	160 ~ 179	100 ~ 109
III 级高血压（重度）	≥ 180	≥ 110
单纯收缩期高血压	≥ 140	< 90

注：至少两次在非同日静息状态下未服用降压药物或影响血压药物，测得血压升高达到以上标准方可诊断为高血压病。

2.4.2 内皮细胞与血管舒缩功能

2.4.2.1 肾素—血管紧张素—醛固酮系统

LgenstedtR 等于 1898 年发现肾素和 Braun–MenendezE 等于 1939 年发现血管紧张素（Ang）而开拓了肾素—血管紧张素系统（RAS）的百年研究历史。RAS 是循环内分泌系统，调节血压和水电解质平衡等短期功能，同时也是一个全身分布的组织旁分泌、自分泌、胞内分泌系统，主要参与长期效应。

（1）RAS 系统的构成。RAS 系统是肾脏和心血管功能的主要调节系统，在维持体内动脉血压和体液平衡力面起着重要作用，其中 Ang II 是该系统作用的关键子。除 Ang II 外，RAS 系统还包括肾素 Ang I、Ang III、Ang IV、Ang-（1-7）、ACE、ACE2 等多种成分。

（2）RAS 系统与血管重塑和高血压。在正常情况下，血管重塑在胚胎形成的早期及生命的衰老阶段较为显著。在某些病理状态下如果出现高血压或动脉粥样硬化，血管也会发生明显的重塑。高血压血管平滑肌细胞（VSMC）的增生、凋亡、炎症及血管纤维化促使血管重塑形成，这种重塑最初是适应性的，但渐渐会损坏靶器官功能，导致高血压发展和并发症的出现。高血压中的血管重塑可分为内向型营养性重塑和肥厚性重塑两种。内向型营养性重塑的主要特征是原有 VSNC 的重新排列，而 VSMC 并没有明显的增生和肥大，表现为外膜和内膜直径减小，中膜 / 内膜比值增大，中膜横截面积不变；肥厚性重塑则以 VSMC 的增生和肥大为主，表现为中膜增厚并入内膜中，导致中膜横截面积及中膜 / 内膜比值均增加。在 RAS 系统，血管重塑和高血压之间存在一种复杂的网络联系，Ang Ⅱ 在其中起到关键的调控作用。Ang Ⅱ 除了参与血管紧张性和醛固酮分泌调节外，还有促进核酸合成、调控某些集因表达、刺激血管增殖肥厚等重要生物学功能。Ang Ⅱ 还可能通过结缔组织生长因子等生长因子、炎症因子的表达刺激胶原纤维增生及细胞外基质沉积，加速血管平滑肌的生长发育，促进血管重塑的形成。另外，炎症在心血管疾病和高血压引起的血管纤维化中也发挥着重要作用。Ang Ⅱ 可使血管内皮生长因子（VEGF）表达增加微血管炎症的发生概率。另外，Ang Ⅱ 通过激活氧化还原通路及转录因子来诱导整合素、粘连分子、细胞因子及促生长和纤维化的催化剂的合成，最终在血管系统中起促炎症、促重塑的作用。

2.4.2.2 一氧化氮

一氧化氮即内皮依赖性舒长因子（Endothelium Derived Relaxing Factor，EDRF），一种多功能气体分子信使物质，是体内最主要的、强大的舒血管物质，与其他血管活性物质一起调节着血管的紧张度。从两栖类和爬行类等低等脊椎动物到哺乳类动物和人类均证实有 EDRF 的存在。大多数哺乳类动物与人的大动脉和阻力血管的舒血管效应均为内皮依赖性。

早在 1980 年，美国纽约州立大学药物学家 Furcbgott 在做离体实验时证明，ACh 能使血管内皮细胞释放一种舒张物质，其有舒张血管的作用，此外，其也有可抗血小板聚集和抗血管平滑肌增生的作用，这就是 EDRF。后来随着发展，人们认识到 EDRF 的主要化学本质是 NO 气体或含有 NO 的化合物。1987 年 Moncada 证实 EDRF 即 NO，由于 NO 的发现，三位美国科学家荣获 1998 年诺贝尔生理学和医学奖。

2.4.2.3 细胞内钙离子

VECs 属于非兴奋细胞，覆盖血管腔内表面。其胞浆膜富含离子通道，构成独特的信号传导功能的物质基础。内皮细胞上的离子通道主要是通过"短时程"反应（一般在秒和分钟的范围内）而影响凝血酶原、抗凝物质、生长因子的合成或释放，通过"慢反应"过程来影响表面分子、黏附分子基因的表达、细胞骨架的变化、内皮生长及血管再生、重塑等过程。内皮细胞另外一个典型特点是其胞浆膜上离子通道的特性可随细胞外环境的改变而改变。内皮细胞离子通道的功能异常可能与人类疾病密切相关，因此，离子通道可能是药物调节内皮细胞基本功能的作用靶点。

通常情况下，细胞内的钙在 99.9% 以上为结合钙，主要分布在细胞器、线粒体、内质网（肌浆网）和质膜。细胞在非激活状态时 Ca^{2+} 为 50 ～ 150nmol/L，与细胞外钙离子浓度相差近 10000 倍，之所以能够保持低浓度，主要是由于细胞膜上 $Ca^{2+}ATP$ 酶作用的结果。

2.4.3　高血压与血管内皮功能损伤

2.4.3.1　高血压血管内皮功能损伤的机制

血管内皮细胞在高血压的发生与发展过程中起到了关键性的作用，是"内皮—高血压—心血管事件"链条中的始动因素。2009年美国高血压协会（ASH）根据血管疾病—高血压—预防的概念扩大了高血压的定义：多种病因引起的不断进展的心血管疾病综合征，可导致心脏和血管功能与结构的改变。早在高血压病诊断之前就已出现早期预警标志，而人群调查显示，我国成年人中高血压前期的比例占44%～60%（＞2.4亿人，其中约45%在10年后有发展为高血压的风险），但目前的研究对其危害性认识及干预治疗尚不充分。

（1）内皮依赖性舒张功能减弱。血管内皮功能障碍主要以内皮依赖舒张功能障碍为特征，NO生成减少及生物利用度下降为其因素。高血压状态以多种途径影响血管舒张功能，表现为可增强氧化应激反应，释放大量氧自由基，加速NO灭活并衰减其活性；与此同时，氧自由基与NO的合成产物——过氧亚硝酸根离子（ONOO–）也参与破坏细胞DNA、干扰脂类及蛋白质的合成过程，ONOO–还具有使低密度脂蛋白（LDL）氧化生成氧化修饰低密度脂蛋白（ox-LDL），进一步促进内皮损伤及形成动脉粥样硬化的作用。同时，高血压时竞争性抑制NO合成酶（eNOS）活性的内源性NOS抑制物水平增多，导致NO合成减少，最终导致NO松弛平滑肌，调节血压和血流分布能力下降。

（2）内皮依赖性收缩功能增强。高血压病理状态下，缩血管多肽ET–1大量释放、持续存在，引起血管平滑肌的强烈收缩。另外，肾素--血管紧张素系统状态激活，增加具有强烈收缩血管、增加外周阻力作用的Ang Ⅱ合成与分泌，促使ET–1和缩血管物质 μgH_2 的释放以增加血管收缩能力，并且诱导缓激肽溶解，降低血管舒张能力。

（3）血管壁炎症反应的增强。血管内皮细胞的结构和功能完整是血管壁通透性、防御炎症反应发挥作用的前提。内皮源性NO是白细胞招募的主要抑制因子，可对抗炎症细胞向管壁黏附，抑制黏附分子、超极化因子表达，以减轻血管炎症反应。内皮功能受损伤，则抑制炎症作用随之减弱，同时上调了IL–I、IL–6、IL–8、TNF–a等炎症细胞因子的表达，促进黏附因子释放，增强血管壁的炎症反应。

2.4.3.2　血管内皮功能损伤加重高血压的机制

舒缩血管物质NO和ET–1的平衡失调是导致高血压的重要影响因素。当内皮细胞在某些因素作用下遭到破坏后可打破血管活性物质的功能，诸如凝血酶、ADP、ATP、5–HT等将舒血管转变为缩血管作用，从而影响NO/ET–1的协调状态，引起自身调节体系失衡，缩血管活性物增多，增强内皮依赖性收缩功能力量；血管壁结构改变，调节血压及分布血流能力减弱，导致血压的升高。有直接证据表明外源性给予注射eNOS抑制剂可以使人的血压升高，同时Rossi等研究发现，存在内皮功能障碍的绝经后女性发展为高血压的风险

比内皮功能正常者高将近 6 倍。另一项对高血压患者子代的研究中，有高血压家族史的受试者较没有高血压家族史的受试者内皮依赖性舒张功能减低，而且除了内皮功能受损外，NO 合威的底物 L-Arg 也降低。

2.4.4　高血压血管内皮功能损伤的治疗

血管内皮细胞的损伤是多种血管性疾病的主要环节，保护血管内皮功能是防治高血压病的关键环节。因此，研究保护血管内皮功能的药物成为治疗高血压病的重要措施。

高血压的治疗是一项慢性、长期的过程，不同时期的治疗策略有所不同，涉及的药物选择种类较多，包括 ACET/ARB、CCB、α-受体阻断剂、β-受体阻断剂、利尿剂、中药类制剂等其他类型。其中，ACEI 使用可减少 Ang II 形成，进而阻断 Ang II 抑制 NO 的合成过程，减少氧自由基的生成，提高具有血管保护作用的缓激肽半衰期。ARB 则通过解除 Ang II 结合 AT1 的各种途径发挥保护血管内皮的作用。一项对 ARB 提高外周血管内皮功能的随机对照试验荟萃分析得出，ARB 具有优于 CCB、β 受体阻断剂、利尿剂的保护血管功能的作用，而具有更强收缩作用的 ET-1 受体拮抗剂还可与 ACEI 协同发挥疗效。保护血管免于因暴露于强收缩物质的内环境中而丧失调节血管舒张的能力。在中药现代药理学研究中发现含有 Rb3 的药用植物可有效减少高血压疾病过程中的氧化应激反应，从而保护血管内皮功能，为高血压不同阶段降压药物治疗选择提供新的依据。

2.4.4.1　调节血管内皮收缩和舒张功能

保护内皮细胞、调节血管内皮的收缩和舒张功能的平衡是治疗高血压的重要途径之一。近年来临床和实验研究不断证明中药提取物对血管内皮收缩和舒张因子有明显的干预作用，能有效调节血管张力。程少冰等通过观察川芎嗪对肺心病患者肺动脉压及血管内皮细胞功能的影响发现，川芎嗪有助于肺心病患者肺动脉高压的缓解，其机制可能与保护肺血管内皮细胞，提高血浆 No 含量、降低 Er-1 含量，重建血管活性因子平衡有关。

2.4.4.2　抗氧化损伤

氧自由基产生和消除的平衡，是保持血管内皮功能完整的重要条件之一。氧自由基在体内蓄积可以使 VEC 膜脂质、蛋白质核酸等氧化破坏，并可氧化修饰 IDL，生成 ox-LDL，后者具有很强的细胞毒作用，是导致内皮损伤的关键因素。部分中药可通过减轻血管内皮细胞的脂质过氧化，减少氧化产物丙二醛（MDA）、乳酸脱氢酶（LDH）等物质的产生，增加超氧化物歧化酶（SOD）的含量，抑制氧自由基的生成等作用来提高内皮细胞的抗氧化能力。王朔等研究发现丹参素对过氧化氢所致人脐静脉内皮细胞（Ecv-304）损伤具有明显的保护作用，其机制与减少 MDA 生成、提高 SOD 活性有关。崔琳等网报道灯盏乙素可通过提高人脐静脉血管内皮细胞（humanumbilicalveinendothelalclls'HUVEC）内的 SOD、GSH-PX 活性来提高 HUVEC 抗氧化能力，保护 HUVEC 免受过氧化损伤。

2.4.4.3 抗炎作用

内皮细胞黏附分子的表达是导致血管内皮细胞损伤而引起炎症反应的重要因素,因此,调节 VEC 分泌黏附分子功能可以减轻炎症反应、保护血管内皮细胞。张竞之等通过观察黄芪多糖(APS)对 TIR4、NF-B 信号传导通路的影响,发现 APS 可作为 TLR4、NF-B 活化抑制剂去调控细胞内 TLR4、NF-B 的表达,使细胞内降低信号传导通路活性、减轻炎症反应、保护血管内皮损伤。

2.4.4.4 降压药

降压药是治疗高血压病的主要药物,研究发现血管紧张素转化酶抑制剂(ACED)、ATIR 拮抗剂、β 受体阻滞剂、钙通道阻滞剂(CCB)等多种降压药有内皮细胞保护功能。刘妙探讨苯那普利对原发性高血压患者内皮功能和血清细胞因子水平的影响,发现经苯那普利治疗后,原发性高血压患者肱动脉内皮依赖性舒张功能增加,血清 NO 水平升高,ET、TNF-a、IL-1 和 IL-6 水平降低,同时可有效降低血压。付桂华应用高频彩色多普勒测定肱动脉血流介导的血管内皮细胞功能(FMD),发现高血压患者服用氯沙坦 6 个月后血流介导的脑动脉舒张测定值较前具有显著差异,说明高血压患者血管内皮细胞功能较服药前明显改善。邢俊杰通过动物实验证明缬沙坦通过促进内皮细胞分泌 NO 去抑制内皮细胞分泌内皮素,对肾性高血压大鼠血管内皮细胞功能具有保护作用。也有学者实验证明螺内酯、牛磺酸在降压的同时也可以有效地改善血管内皮细胞功能,对逆转高血压病患者血管内皮细胞功能紊乱起重要作用。

2.4.5 血管内皮细胞功能障碍与高血压病

高血压的发生、发展是一个慢性隐匿过程,血压从理想水平(< 120/80 mmHg)到确诊为高血压的发展过程有一个关键的过渡期,称为高血压前期,此阶段血压水平为 120 ～ 139/80 ～ 89 mmHg。

上皮细胞(EC)是内膜最重要的细胞,EC 分泌多种血管活性物质,对维持血管壁的张力、血液的流动、管壁的炎症修复和血管的增生具有重要作用,是功能活跃的代谢组织;血管内皮功能是指在内皮依赖性刺激(如血流剪切应力、缺血缺氧和一些物质)下,血管内皮通过其产生的血管活性物质发生与之适密的反应能力。研究表明,血管内皮舒张功能障碍作为动脉粥样硬化(AS)的早期标志,在冠状动脉造影或血管内超声所显示的血管壁发生明显结构变化前就已经出现,血管内皮在高血压的发生与发展中扮演了极其重要的角色,是"内皮高血压—心血管事件"链的始动因子和载体。

2.4.5.1 血管内皮细胞功能紊乱与血管重塑及高血压病

近年来围绕高血压与血管内皮功能障碍进行了大量研究,无论高血压动物试验、高血压动脉片段分离，还是对大样本的人群对照分析都证明了高血压时内皮细胞受损程度与高血压的严重程度呈正相关。有关内皮细胞功能紊乱是高血压病的原因还是结果尚不明确。高血压状态下血流剪切力及血流搏动过强可损伤血管内皮细胞，使内皮细胞合成释放 NO 的功能减弱或消失，同时患高血压病时血管壁重塑可阻隔 NO 发挥作用，而增高的内皮收缩因子如 ET 及 LPO 可对抗、灭活 NO 的功能及活性。血压升高损伤血管壁，一方面抑制 NO 合成，另一方面导致氧化应激反应增强，加快 NO 灭活，最终导致 NO 生物利用度降低，从而损害内皮依赖的血流介导的血管扩张反应。

2.4.5.2　血管内皮功能障碍与高血压病血瘀证

血瘀证的发生与"脉"的功能障碍、自我调节紊乱密切相关，中医之"脉"与现代医学之"血管内皮"虽不能等同，但较之其他脏腑组织有更大的相关性。众多研究表明，高血压病血瘀证也常伴有内皮细胞功能相关活性物质生成或表达异常，应用活血化瘀相关药物可改善 VEC 的分泌功能，可起到保护 VEC、治疗高血压病血瘀证的作用。周胜发等通过血液流变学、血脂、血小板聚集率、血浆纤维蛋白原、血栓素 β2、前列环索（6-Keto-）、t-PA、PAI 和脂质过氧化物（LPO）等指标检测，发现血瘀型高血压病与健康对照组及非血瘀型高血压病相比较，除 6-Keto- 等个别指标外血黏度明显升高、凝血指标显著增强、纤溶指标显著减弱、LPO 明显增多，提示血瘀型高血压病中存在血管内皮细胞功能的改变。

叶和军等研究发现通过与非血瘀证组比较，血瘀证患者血小板内循离 Ca^{2+} 浓度、血浆 TXB2 水平及 TXB2/6-keto- 比值显著升高，提示高血压病患者从非血瘀证状态发展到血瘀证状态的过程是一个血小板微活程度增强，促血小板聚集、血管收缩、促凝血和血栓形成增强的过程，说明血瘀证在高血压病中有其独特的生化物质基础。武文辉等通过研究表明新血府逐瘀汤治疗高血压病，在改善内皮功能及高血压病血栓前状态方面，明显优于模型组，用药组血浆 D-二聚体（DD）、vWF、ET 水平明显下降，提示新血府逐瘀汤在高血压病血栓前状态的防治、内皮功能改善及高血压病并发症的防治中具有积极的意义。

2.5　血管平滑肌细胞变化与高血压

高血压的一个重要特征就是血管平滑肌细胞在各种因素作用下过度增殖，出现阻力血管肥厚、管腔狭窄，狭窄的血管又对缩血管物质的反应性增高，从而导致更高的血压形成。血管紧张素Ⅱ（Ang Ⅱ）可诱导血管平滑肌肥厚和增殖，血管紧张素转换酶抑制剂（ACEI）可有效地抑制和逆转血管肥厚。

2.5.1　平滑肌细胞结构特点

血管平滑肌在血管壁的排列呈螺旋形斜行走向，这是有利于平滑肌细胞做局部收缩和做螺旋形滑行。血管平滑肌的粗肌丝和细肌丝的排列不如骨骼肌和心肌那样整齐恒定，粗肌丝的数目少，仅为细肌丝的 1/15 ～ 1/12。但有人认为血管平滑肌粗肌丝上的肌球蛋白（myosin）有足够的横桥（cross bridge）拖动细肌丝中的肌动蛋白（actin），使血管平滑肌靠粗、细肌丝的滑行以相似于骨骼肌的脊行机制而实现其收缩功能。

血管平滑肌细胞核呈椭圆形，位于细胞中央，占胞体体积 20% ～ 30%。胞质内有肌质网（sarco-plasmic reticulum）。细胞膜向内凹陷形成内凹（caveola），其直径为 40 ～ 70 nm。有人认为其功能与横纹肌及心肌细胞的横管系统（T 系统）相似，可将细胞膜的兴奋向胞内传导，同时它也是感受肌细胞体积变化的部位。内凹沿细胞的纵轴与膜上的密斑（densebands）交替排列。凹内的钙离子浓度与胞外钙浓度相等，由于内凹与胞质内的内质网紧密接触（相距仅 10 ～ 20 nm），故认为内凹参与胞内外 Ca^{2+} 交换。血管平滑肌膜上有密斑，肌浆中有密体（densebodies），把大部分肌丝连接起来。由肌凝蛋白组成的粗肌丝排列在由肌纤蛋白等组成的细肌丝之间，密斑与密体之间有中间丝（in-termediatefilaments）结成平滑肌的骨架，血管平滑肌细胞由其自身形成的基底膜（basementmem-brane）所包裹。基底膜可分为两层，即透明层（laminalucida）与致密层（lamimdensa）；靠表面的透明层含粘连蛋白，为一种非胶原性糖蛋白。

2.5.2　Ang Ⅱ 刺激血管平滑肌细胞肥大的信号通路

肾素—血管紧张素系统（renin-angiotensin system，RAS）是循环内分泌系统，具有调节血压和水电解质平衡等短期功能，同时也是一个全身分布的组织旁分泌、自分泌系统，主要参与高血压进展、血管及心肌肥厚等长期效应。在原发性高血压的发生与发展过程中，RAS 起着重要作用，尤其是心血管组织局部 RAS 在高血压发病中的作用被认为可能比循环 RAS 更为重要。Ang Ⅱ 是 RAS 系统的主要效应因子，也是高血压心血管重塑的重要调节因子。最近的研究表明 Ang Ⅱ 参与骨骼肌重塑，进而导致高血压动脉的肥厚和重塑。Ang Ⅱ 是一种血管活性肽，通过升高血压引起血管重塑和内皮功能紊乱。心肌和血管平滑肌可通过旁分泌或自分泌的方式释放 Ang Ⅱ，以收缩血管、升高血压来促进心肌细胞和血管平滑肌细胞增生肥大及间质增生，进而导致发生心肌及血管肥厚。然而，Ang Ⅱ 还可以通过不依赖血流动力学的作用介导血管重塑。大量的证据表明 Ang Ⅱ 通过刺激 VSMC 肥大而诱导病理性的血管重塑，Ang Ⅱ 通过激活表皮生长因子、血小板源性生长因子和胰岛素样生长因子受体而介导 AT1 受体依赖的 VSMC 的增殖和肥大。Ang Ⅱ 还参与血管纤维化，它的两个受体发挥着相反的作用，AT1 有促纤维化的作用，而 AT2 是抗纤维化的介质。TGF-β 是血管组织中主要的促纤维化因子，通过 Smad 通路起作用，Ang Ⅱ 通过 TGF-β 依赖性和非依赖性 Smad 通路引起血管纤维化，Ang Ⅱ 还通过增加结缔组织生长因子诱导血管纤维化。在主动脉平滑肌细胞中，Ang Ⅱ 通过减少间质基质金属蛋白酶（MMP）的活性和增加金属蛋白酶组织抑制剂（TIMP-1）的生成来影响胶原的代谢和细胞外基质的沉积。Ang Ⅱ 是血管组织中 ROS 产生的主要调节因子，ROS 增加可激活趋化因子、VSMC 增殖肥大和胶原沉积，参与血管重塑。Ang Ⅱ 还是促炎转录因子的调节因子，参与激活血管细胞中的炎症反应网络。在 Ang Ⅱ 诱导的众多转录因子中 NF-B 的作用最重要，从转录水平调节多种促炎基因，放大 Ang Ⅱ 引起的炎症反应。

ERK5 是最近发现的 MAPK 家族的新成员，在不同类型细胞中的定位不同。

多种刺激因素，如神经生长因子、表皮生长因子、血小板源性生长因子和血管紧张素 Ⅱ 都能激活 ERK5。ERK5 在将信号从细胞膜传递到细胞核的过程中激活了一个三级级联反应：MAPKKK 或 MEKK2/MEKK3、MAPKK 或 MEK5、MAPK 或 ERK5 受到刺激后，这些激酶持续磷酸化并活化下游的效应因子，包括肌细胞增强因子（MEF2）。ERK5 在调节肥厚相关基因，尤其是 MEF2 依赖的 c-jun 基因方面有潜在作用，通过直接磷酸化 MEF2 使其活化，从而调节肥大反应。ERK5 在 Ang Ⅱ 刺激的大鼠主动脉平滑肌细胞中可激活下游的 MEF2。研究表明 ERK5 参与心肌肥厚的发生，尽管 ERK5 在神经细胞、骨骼肌细胞和脂肪细胞中的作用已有研究，其在 VSMC 中的作用还缺乏探讨。最近的实验表明 ERK5 在 VSMC 增殖中发挥作用，Ang Ⅱ 刺激大鼠肠系膜动脉平滑肌细胞时 ERK5 磷酸化增加，Ang Ⅱ 可能通过 ERK5/MEF2C 通路介导 VSMC 肥大，但对于其调节分子还不是很清楚。血管紧张素 Ⅱ 可以激活 PKD，引起血管平滑肌细胞肥大的实验证据已经比较充足，而且 PKD 参与调节 MAPK 家族成员 ERK 和 JNK 的信号途径。PKD 可能通过 RIN1 磷酸化与 Ras 结合，激活 Ras-Raf-MEK-ERK 途经，并通过磷酸化 C-Jun 下调 MEKK-MKK-JNK 途径，进而调节细胞的增殖和分化，参与肥厚的启动过程。因此，我们推测，Ang Ⅱ 可能通过 PKD 激活 ERK5 通路诱导血管平滑肌细胞肥大的发生。

2.5.2.1 PKC 在血管平滑肌细胞肥大中的作用

（1）PKC 不同亚型在血管平滑肌细胞中的作用。蛋白激酶 C（PKC）是 1977 年在鼠脑的胞质中发现的一种蛋白激酶，几乎参与了所有膜相关的信号传导通路。目前，至少发现了 11 种此家族的异构体，每种亚型都有特殊的亚细胞定位和特异性的底物，介导不同的细胞生物学过程，参与调节不同的细胞功能。在众多亚型中，PKCα、PKCζ、PKCε 和 PKCδ 是在调节 VSMCs 功能中发挥作用的。PKCα 可增强 Ca^{2+} 依赖的 VSMCs 收缩，它的过度表达参与高血压的病理发展过程。PKCζ 定位于细胞核，可促进高血压时 VSMCs 的生长。Ca^{2+} 依赖的 PKCε 可增加高血压过程中 VSMCs 肌丝对 Ca^{2+} 的敏感性。PKCδ

主要定位于胞浆，在高血压血管的肥厚性重塑中发挥重要作用。以前的研究已经证实，PKCδ 是大鼠 VSMCs 中表达最多的 PKC 亚型。

（2）PKC 对 PKD 的调节作用。PKD 的激活有 PKC 依赖性和非 PKC 依赖性两种方式。非 PKC 依赖性的 PKD 激活是 PKD 与 G 蛋白的 βγ 亚单位直接结合诱发的。而关于 PKC 依赖性的 PKD 激活，在不同的细胞类型和不同的刺激因素下 PKD 激活所依赖的 PKC 亚型也会不同。研究表明，过度表达持续活化的 PKCε、PKCη 和 PKCθ 可激活 PKD，而过表达 PKCς 并不能激活 PKD。此外，PKCη 和 PKCε 可以和 PKD 相互作用。在 Hela 细胞中，PKCδ 选择性地介导氧化应激诱导的 PKD 的活化。在 VSMCs 中，PKCδ 能够介导血栓素引起的 PKD 的激活。最近的研究也发现，在 VSMCs 中，Ang Ⅱ通过 AT1 受体激活 PKCδ，PKCδ 使 PKD 的磷酸化位点 Ser744/748 磷酸化，从而激活 PKD。

2.5.2.2　PKD 在血管平滑肌细胞肥大中的作用

（1）PKD 的生物学特征。PKD 是一种由 918 个氨基酸残基组成的胞浆丝氨酸 / 苏氨酸蛋白激酶，包含三个亚型 /PKD1/PKD2 和 PKD3，目前研究最多的是 PKD1，也称为 PKD。PKD 家族成员结构相对保守，包含 N 端的调节结构域和 C 端的催化结构域。N 端结构域内有几个保守的模体：丙氨酸 – 脯氨酸富集的非极性区域（AP）、酸性结构域（AC）、富含半胱氨酸的锌指样结构序列和 PH 结构域。PKD 与 PKC 其他家族成员不同，PKD 拥有独特的结构与调节特性。其与 PKC 的序列相似性非常低，除了具有共同的二酯酰甘油（diacylglycerol，DAG）结合域外，缺少 PKC 保守的 Ca^{2+} 敏感域（C2）和典型的自抑制假底物模体（PS）。

在安静状态下 PKD 通过其自身的抑制作用保持一种低催化活性状态，这种自身抑制作用通过其 N 端结构域介导。多种刺激因素都可以激活 PKD，包括 G 蛋白偶联受体激动剂、生长因子等，PKD 通过其转磷酸化位点和自身磷酸化位点的磷酸化而激活。PKD 的调节结构域中有 DAG 的结合位点，与 DAG 具有很高的亲和性，这种结合可激活 PKD。PKD 的另一种激活方式则是 PKC 依赖性的，活化后的 PKD 转变成具有高度催化活性的状态并参与很多细胞生物学过程，如信号转导，染色质重组，高尔基体的功能，基因表达，免疫调节，转录因子激活，细胞的活性、黏附、分化、增殖和肥大等。

（2）PKD 在血管平滑肌细胞肥大中的信号通路。大量研究证实 PKD 是心血管系统的重要调节因子，目前已证实 PKD 参与调节心肌收缩、肥厚和重塑。PKD 不仅存在于心肌细胞中，而且在内皮细胞、血管平滑肌细胞和血小板中都有表达，但是关于 PKD 不同亚型在不同细胞类型中的表达研究较少。血管内皮生长因子、过氧化氢可激活内皮细胞中的 PKD，而血管紧张素Ⅱ、血小板源性生长因子和血栓素可活化血管平滑肌细胞中的 PKD，血栓素同时也可激活血小板中的 PKD。PKD 的活化可调节内皮细胞的增殖、迁移和凋亡，平滑肌细胞的肥大及血小板的激活。此外，干扰 PKD 信号通路可以抑制血管内皮生长因子诱导的血管生成，以往的研究已经证实 PKD 通过 AT1/PKC 途径介导 Ang Ⅱ 诱导的 VSMCs 肥大，PKD 还可以通过介导 HDAC5 磷酸化与转位参与 Ang Ⅱ 诱导的血管平滑肌细胞肥大。PKD 的底物、转录因子 CAMP 反应元件结合蛋白也参与 Ang Ⅱ 诱导的平滑肌细胞肥大。PKD 可以通过磷酸化使其底物 MEF2 激活，从而在细胞肥大的过程中发挥重要作用。

2.5.2.3　PKD 信号通路的下游分子

（1）ERK5 在血管平滑肌细胞肥大中的作用。MAPK 家族是将细胞外信号传递到细胞内的重要介质，参与很多细胞生物学反应，如细胞的肥大、增殖、分化和迁移。MAPK 家族包含四个成员：ERK1/2、JNK、p38 和 ERK5。血管紧张素 Ⅱ 和内皮素 -1 诱导的 VSMC 中 MAPK 激活参与高血压血管变化。ERKS 是最近发现的 MAPK 家族的新成员，将信号从细胞膜传递到细胞核的 ERK5，信号级联包括 MAPKKK 或 MEKK2/MEKK3、MAPKK 或 MEK5、MAPK 或 ERKS。受到刺激后，这些激酶持续磷酸化并活化下游的效应因子，包括 MEF2。研究表明 ERK5 参与心肌肥厚的发生，尽管 ERK5 在神经细胞、骨骼肌细胞、肝脏星状细胞和脂肪细胞中的作用已有研究，但对于其在 VSMCs 中的作用还缺乏探讨。研究表明敲除胚胎的 ERKS 基因将影响血管生成和结构。成年小鼠的 ERK5 在维持血管结构完整中发挥重要作用，ERK5 信号通路还参与动脉粥样硬化等血管功能紊乱的疾病。Ang Ⅱ 刺激大鼠肠系膜动脉平滑肌细胞时，ERKS 磷酸化增加。最近的实验表明，ERK5 在 VSMC 增殖中发挥作用，病理状态下 ERK5 参与肿瘤发展和肥厚反应。ERK5 在调节肥厚相关基因——尤其是肌细胞增强因子（MEF2）依赖的 c-jun 基因方面有潜在作用，通过直接磷酸化 MEF2 使其活化，从而调节肥大反应。ERK5 的 C 端包含一个独特的序列，可使转录因子 MEF2、PPARc1 及 AP1 家族成员 c-fos 和 Fra1 活化。活化的 ERK5 使众多底物磷酸化，包括 MEF2，从而使 MEF2 转录活性和 c-jun 基因表达增加，引起基因表达的重组。

（2）ERK5 在血管平滑肌细胞中的转位。大多数信号蛋白在胞浆和胞核之间的转位使它们调控多种细胞生物学过程中（细胞增殖、肥大、分化和凋亡）都发挥着重要作用，MAPKs 家族的活性就依赖于它们在胞浆和胞核之间的转位。参与调节 ERKS 的亚细胞定位的结构域有三个，一个位于 N 端，它使 ERK5 定位于细胞浆；另外两个位于 C 端，一个辅助 ERKS 定位于细胞核，而另一个则促进 ERK5 向核外转运。早期的研究表明 ERK5 是一种胞浆蛋白，受到刺激后发生磷酸化，从而向胞核转移，而后来的研究却对此提出了质疑，因为在一些细胞类型中 ERK5 在未受刺激时也定位于胞核。因此，推测 ERK5 在不同细胞类型中的定位是不同的。磷酸化对于 ERK5 向胞核转移十分必要，研究发现当 ERK5 的磷酸化位点发生突变时，即使持续表达活化的 MEK5 也无法使 ERK5 向细胞核转移。

研究发现 HASMCs 在未受刺激时定位于细胞浆内，随着 Ang Ⅱ 刺激逐渐向细胞核内转移，在 15min 左右基本完全进入核内，此后又随着时间的延长缓慢向胞浆转移。当用 AT1 受体拮抗剂、PKC 特异性抑制剂和 PKC siRNA 阻断 Ang Ⅱ 引起 ERK5 磷酸化的通路后，ERK5 的核转位也明显受到抑制。

2.6 阻力血管重塑与高血压

肥大重塑的机制是在神经内分泌因素的作用下，血管平滑肌细胞"适应性"或"反应性"肥大胶原蛋白合成增加，而降解细胞外基质的基质金属蛋白酶活性降低所致。

血管重塑（Vascular Remodeling，VR）是指在高血压的慢性过程中脑动脉等血管结构出现重塑性改变，血管内径和外径均缩小，血管壁层厚度（M）和腔径大小（L）的比值（M/L）增加而血管壁横切面积不变的现象。其机制是血管内流动的各种细胞有形成分变形、变性，在各种趋化因子的介导下黏附覆盖于血管内皮层上，进而嵌顿、楔入和移行于内膜下层，使血管内皮下的内弹力板受压、弯曲和断裂，进而引起平滑肌细胞变短、细胞之间互相滑动、排列紊乱、细胞外间质变性、增厚，终致血管中层厚度（M）增加，而血管腔内径（L）缩短，即 M/L 比值增大。血管重塑是一个动态过程，其内容至少包括细胞的增殖、迁移、凋亡及基质成分合成、降解及重新排列等过程。血管重塑又是血管对刺激的复杂的动态反应过程，包括信号的感受、转导和调节因子的合成、释放，最后产生结构变化。血管重塑的结果是使血管阻力进一步增加，引起或加重靶器官的损害。

从血流动力学角度讲，血管重塑在高血压的维持中起关键性作用。高血压患者的血管重塑几乎波及所有组织器官，重塑的血管对缩血管物质的反应性增强，这在高血压及其并发症的发生中起着重要作用。

2.6.1 高血压血管重塑和肾素—血管紧张素系统（RAS）

高血压血管重塑主要表现为血管中膜增厚，正常情况下中膜几乎只含血管平滑肌细胞，因此，平滑肌细胞的状态和功能变化影响和调控着血管的结构和功能。RAS 系统，尤其是其中的 Ang Ⅱ 是心血管系统内重要的生长和功能调控因子。

2.6.1.1 局部 RAS 在高血压血管重塑中的作用

研究发现高血压状态下心脏及血管局部 RAS 明显激活，并积极参与心血管重塑的发生。运用免疫组化及分子生物学技术发现 RAS 除在循环中存在外，其所有成分广泛存在于心、脑、肾、血管、肾上腺及肺等局部组织中，称为局部 RAS，并以自分泌或旁分泌形式作用于细胞自身或外周组织。局部 RAS 的发现使传统的观点发生了根本性的变化，确定组织或器官是否存在局部 RAS 要符合以下条件：RAS 的基本成分都出现于该部位，即该部位有不依赖于循环血中的血管紧张素原、肾素、血管紧张素 I、血管紧张素转换酶、血管紧张素 II 和血管紧张素受体的存在。近年来 RAS 与高血压发病的关系一直为人们所重视，尤其心血管组织局部 RAS 在高血压发病中的作用被认为可能比循环 RAS 更为重要。心肌局部组织产生的 RAS 对心肌肥厚的发生起着重要作用，而与循环 RAS 则无明显依赖关系。心肌和血管平滑肌可通过旁分泌或自分泌的方式释放血管紧张素 II，以收缩血管来升高血压，促进心肌肥大和血管平滑肌增生肥大及间质增生，导致发生心肌及血管肥厚。

2.6.1.2　Ang II 促进高血压血管重塑的可能机制

（1）Ang II 的产生和作用受体。Ang II 是 RAS 系统中最为重要的效应分子。传统观点认为 Ang II 的产生依赖于 ACE 的作用，肾小球球旁细胞分泌的肾素激活由肝脏合成的血管紧张素原使之转换为 Ang I，然后再经 ACE 的作用生成 Ang II。除了传统途径外，现在已经清楚还有另外两条途径：①非 ACE 依赖途径。Ang I 在糜蛋白酶和组织蛋白酶 G 的作用下形成 Ang II。研究发现 ACE 基因敲除型与 ACE 野生型小鼠相比，Ang II 的生成并没有显著减少，而肾内糜蛋白酶的活性增加，提示糜蛋白酶可以替代 ACE 酶来介导 Ang II 形成。②直接途径。体内血管紧张素原不经过肾素及 ACE，在组织蛋白酶 G、胰蛋白酶及缓激肽等的作用下直接形成。

Ang II 通过血管平滑肌、肾、肾上腺皮质等靶器官的相应受体而发挥生理效应，如血管收缩、醛固酮分泌、水钠潴留、交感兴奋等作用，同时它还促进细胞增殖、肥大，导致心血管肥厚，从而参与高血压的发生与发展及靶器官损伤的形成。Ang II 介导交感神经系统而促进去甲肾上腺素（norepinephrine，NE）释放，减少 NE 的再摄取，提高血管对 NE 的反应性，促进肾上腺释放儿茶酚胺，从而加强心功能，同时通过血管的外周作用而提升血压，Ang II 有 4 个受体亚型（AT1、AT2、AT3 和 AT4），目前研究较多的是 AT1 和 AT2 受体。Ang II 与不同受体结合将可能诱发截然相反的生物学效应。目前所知的 Ang II 的血流动力学和非血流动力学作用，包括升高血压、维持水电解质平衡及介导高血压所致的心血管系统形态学和功能上的改变，如心肌重塑、纤维化、血管形态和舒张收缩功能的变化及内皮功能的损害等均被证实为 AT1 受体被 Ang II 激活后（Ang II –AT1 受体级联反应）的主要效应。

（2）Ang II 的促炎作用。血管的炎症包括三个步骤：血管通透性改变、白细胞渗出（黏附、移行和趋化）、组织修复（细胞生长和纤维化）。Ang II 影响三个阶段的炎症反应，是脉管系统重要的炎症介质。高血压状态下 Ang II 通过两条途径调节血管通透性变化，一是压力介导的内皮损伤，二是诱导局部释放第二介质，后者是非血流动力学依赖性的。前列腺素（μgs）和血管内皮生长因子（VEGF）是 Ang II 调节血管通透性的主要介质。在 VSMCs 中，Ang II 通过 RhoA 依赖和还原敏感性通路诱导血管细胞黏附分子（VCAM-1）、单核细胞趋化蛋白（MCP-1）、白介素 IL-6 和 IL-8 的生成，此过程由 AT1 受体介导并呈时间和剂量依赖性。另外，Ang Ⅱ 通过 AT1 受体诱导 VSMCs 的增殖和肥大及细胞外基质的聚集，从而参与炎症的修复过程。Ang Ⅱ 有显著的促炎作用，可诱导活性氧、细胞因子、黏附分子的产生并激活氧化还原敏感的炎症基因。NF-B 是引发炎症反应的重要转录因子。Guo 等在 VSMCs 中证实，Ang Ⅱ 通过 ATI 受体引起 NF-B 核转运并促进 VSMC 中 MMP-9 的表达，Ang Ⅱ 在血管损伤中作为促炎因子的作用还可被 RAS 系统抑制剂的抗炎保护作用所证实。在自发性高血压大鼠、肾血管性高血压大鼠及 N- 硝基精氨酸甲酯诱导的高血压大鼠中均可观察到炎症反应参与心肌纤维化及血管重塑。

（3）Ang Ⅱ 促进血管纤维化的作用。Ang Ⅱ 还参与血管纤维化，它的两个受体发挥相反的作用，AT1 有促纤维化的作用，而 AT2 是抗纤维化的介质。TGF-β 是血管组织中主要的促纤维化因子，通过 Smad 通路起作用。Ang Ⅱ 通过 TGF-β 依赖性和非依赖性 Smad 通路引起血管纤维化，还通过增加结缔组织生长因子诱导血管纤维化。在主动脉平滑肌细胞中，Ang Ⅱ 通过减少间质基质金属蛋白酶（MMP）的活性和增加金属蛋白酶组织抑制剂（TIMP-1）的生成来影响胶原的代谢和细胞外基质的沉积。

（4）Ang Ⅱ 刺激血管平滑肌细胞肥大的作用。大量证据表明 Ang Ⅱ 引起血管的病理性重塑，其中心环节是通过 AT1 受体诱导 VSMCs 的肥大。体内具有促进细胞肥大作用的物质主要包括三类：① G 蛋白偶联受体激动剂：儿茶酚胺、ET-1、Ang Ⅱ；②生长因子：胰岛素样生长因子 -1、血小板生长因子、表皮生长因子；③细胞因子：IL-1β、TNF。其中，Ang Ⅱ 是 RAS 系统的主要活性物质，在细胞肥大的发生和发展过程中发挥了重要的作用。体内和体外研究证实，Ang Ⅱ 具有强大的促进细胞肥大和增加细胞外基质合成的效应。以往的研究也证实，用 Ang Ⅱ 刺激血管平滑肌细胞，周期蛋白依赖的蛋白激酶（CDK）的活性就会被抑制，从而导致 G1 周期的停止及细胞的肥大。Ang Ⅱ 不仅是一种血管活性物质，更是一种促进生长的因子。Ang Ⅱ 通过调节细胞内的多种生长因子介导细胞的生长（包括增殖和肥大），细胞生长最重要的过程就是蛋白质的大量合成，包括细胞膜和结构蛋白。AT1 受体广泛存在于血管平滑肌细胞中，Ang Ⅱ 正是通过 AT1 诱导 VSMCs 的肥大性重塑。传统认为 AT1 受体与 G 蛋白 Gq 相偶联，Ang Ⅱ 通过 AT1 受体 -Gq 蛋白激活磷脂酶 C，继而引起 VSMCs 内 Ca^{2+} 升高和蛋白激酶 C 的激活。AT1 受体介导的细胞内 Cat 升高和继发的活性氧簇生成增多是 Ang Ⅱ 诱导细胞外信号调节激酶（ERK）活化和 VSMCs 肥大的重要信号转导通路组成部分。Ang Ⅱ 诱导细胞肥大在细胞水平上的特征性改变包括细胞体积增大、肌小节结构的变化、单位细胞的蛋白合成速率增加，Ang Ⅱ 已被国内外广泛用以诱导 VSMCs 肥大的模型。

2.6.2　内皮细胞衰老特征、机制及其参与高血压血管重塑的病理进程

2.6.2.1　内皮细胞衰老特征

血管内皮细胞衰老可能是高血压血管重塑（vascula rremodeling，VR）的重要病理基础，内皮细胞生物学改变是人类衰老和疾病的基础。细胞是生物体的基本单位，也是生物衰老的基本单位，任何正常细胞都不会无限增殖，在一定生长阶段细胞将进入不可逆转的增殖抑制，并改变了细胞的许多功能，这就是衰老。衰老细胞具有以下三个特征：

（1）稳定地抑制于细胞周期的 G1 期，即使在促分裂原的作用下也不能进入细胞周期的 S 期。

（2）细胞获得一些功能性变化，就不可逆转的生长抑制和功能变化而言，衰老细胞相似于终末分化细胞。

（3）衰老细胞具有对凋亡的抵抗性。衰老过程在整体、组织、细胞乃至分子水平皆有所体现，血管衰老主要表现在血管结构、功能的增龄变化，管壁增厚和管腔扩大，血管硬度增加、内皮的增龄改变。内皮细胞功能紊乱为血管衰老的主要特征之一，另外，还表现在内皮细胞凋亡、内皮细胞通透性改变、细胞内氧化产物的积聚。

2.6.2.2　内皮细胞参与高血压血管重塑的病理进程

内皮细胞（EC）通过产生血管活性物质如 NO、Ang II 等调节着血管的张力及结构。NAD（P）H 氧化酶系统由 Ang II 激活，因此，当局部或全身血管紧张素系统活性增强，过氧化产物就会增加。丁月霞[①] 等发现 Ang II 通过抑制 HUVECs 释放 NO，诱导其表达 ICAM-1 和 VCAM-1 上调而发挥促炎和促 AS 作用。Ang II 改变了血管局部的血流动力学，剪切力的改变直接促进单核细胞、内皮细胞黏附分子的表达，诱导氧化过程的激活及氧化还原敏感基因的表达。

在关注血管内皮细胞损伤、凋亡参与高血压血管重塑的同时，也发现反映细胞衰老的端粒长度和端粒酶活性在心血管病病理进程中也存在异常变化。高血压与端粒、端粒酶之间的关系研究最初阶段主要集中在心血管细胞，淋巴细胞的端粒长度与高血压的关系上，IZZO 等的研究发现心脏血管细胞的过度增生使端粒过度丢失，从而限制细胞的修复过程，导致血管衰老硬化和高血压病，而这种端粒非正常的丢失可能被动地启动端粒酶的活性。

---

① 丁月霞,刘启才.Ang II 对血管内皮细胞表达粘附分子和释放 NO 的影响 [J]. 中国民康医学 ,2007(03):81−84+87.

2.7　高血压病程中心脏的病理生理学改变

2.7.1　心脏收缩功能障碍

随着社会环境的改变及社会生活水平的提高，高血压病在我国已经成了最常见的心血管疾病，冠心病与脑卒中的发病率也越来越高，其主要危险因素正是因为高血压病。心肌缺血可能是高血压独立的冠状动脉疾病的病理生理学机制通过几个之间的相互作用，包括左心室肥厚、动脉僵硬度增加和减少冠状动脉血流储备与微血管病变与内皮功能障碍相关。

动脉僵硬度增加也可能导致心肌缺血的结果，在动脉硬化的早期反射波返回并因此舒张心肌灌注压下降。由于同心左心室肥厚及舒张心肌灌注压降低引起的动脉僵硬度增加的组合可能会导致严重的心肌缺血，通常这些患者心肌纤维化的发展与舒张功能的降低最后导致收缩功能恶化和临床心力衰竭。此外，冠状动脉微血管功能障碍在高血压患者中是很常见的，其也可致使左心室缺血。

近年来，血管扩张压力超声心动图测量多普勒冠脉血流储备的诊断和预后判断的价值被证明，心肌缺血也可直接显示在造影负荷超声心动图中。高血压病发展的一定阶段会引起舒张性心力衰竭及收缩性心力衰竭，如发现较早则可以对症治疗，给予高血压病患者降压药物，积极控制血压，这样就可以减缓疾病进展、改善生活质量、降低死亡率，因此，采用正确的方法准确地观察评估出患者左室功能及结构的改变，对于左室心力衰竭做到早发现、早诊断、早治疗有积极的重要价值。

许多报道都认为高血压病患者病情进展的早期，左心室结构与功能即可出现异常。在高血压病的发展过程中会伴随着一系列结构、形态及功能的改变，即为重构。高血压病心血管重构早期主要涉及左心室，而目前研究最多的也是左心室的改变。高血压引起的心肌增重与肥厚应该是呈正相关，但心肌重量增加却不一定会达到心肌肥厚的程度，而心肌肥厚者基本都会有重量的增加，所以大多数高血压心脏肥厚性改变者早期表现为心肌增重，而不是左心室肥厚，换言之，高血压患者最早出现的左心室心肌改变可能是重量的增加，而并不是肥厚。

理论上，心肌肥厚程度应该与血压呈正相关，但事实却并非如此，因受心率、体力负荷、心输出量、冠脉病变、血管紧张素及儿茶酚胺等分泌激素作用的影响，压力—量效反应发生变化，因此，多数患者不一致，缺乏准确性与特异性。动物和临床研究均证实，左室肥厚和扩张皆可同时出现于高血压早期。

Savage 为 234 例高血压患者做超声心动图，证明 60% 室间隔或左室后壁增厚，50% 左室内径增大，而心电图或 X 线异常者却不到 10%，说明超声心动图诊断左室肥厚远比后两者特异和敏感。众多超声心动图技术可以用来评价左心室舒张功能，左心室舒张功能的二尖瓣血流多普勒速度记录分析室间隔和左室心肌的厚度，这已被证明是反映心肌松弛率，可以用组织多普勒成像（DTI）记录。肺静脉血流速度也为识别舒张功能障碍做出了贡献，同时左心房的直径和体积反映左心室舒张期充盈的负担。

高血压发展中心脏的早期反应还包括负荷肌力的改变，左心室收缩期室壁应力的增高为其最早的表现，过度代偿时室壁增厚，但室壁应力却开始减退。收缩期室壁应力与收缩功能的关系成反比，所以高血压心室肥厚时收缩功能并不会增高，反而有可能下降。超声心动图常用的心室收缩功能指标包括左心室缩短分数（FS）、周径缩短率（VCI）及射血分数（EF）等，最新的研究认为收缩末期室壁应力（ESS）比峰值应力（PSS）更能直接反映心室收缩功能状态。Dveeruex 等通过实验证明了舒张末期室壁相对厚度与心脏指数呈负相关，左心室缩短分数（FS）同收缩末期室壁应力（ESS）呈负相关。收缩末期室壁应力是影响左心室缩短分数的主要因素，而收缩末期室壁应力的高低取决于后负荷，因为高血压患者基本都会表现出后负荷增高，因此，收缩末期室壁应力增高，左心室缩短分数降低。

Borert.oJ 通过研究发现，50 岁以下的高血压患者射血分数同收缩末期室壁应力成显著负相关，50 岁以上者则不然，说明随着年龄的增高，老年人会出现心肌功能不足的情况，与高血压负荷无关，因此，在调查研究高血压、心脏病时一定要考虑年龄因素。舒张性心力衰竭患者左心室收缩功能检测异常（LV），尽管射血分数正常，但它已经表明，左心室收缩性能异常是患者发生心力衰竭的重要病理生理机制，与左心室长轴缩短速度、二尖瓣环收缩期速度、心肌应变和应变率有关。所有的左心室收缩功能，通过左心室负载条件和几何形状改变的影响及改变收缩状态是可能的，如果不是的话，那这些指数反映心室重构独立变化的收缩性变化。

2.7.2　心脏舒张功能障碍

高血压是常见的疾病，长期的高血压可引起心脏、肾脏等器官损害。而高血压早期的临床症状不明显，易被忽视，待症状出现时治疗就变得困难，所以高血压的早期诊断与治疗尤为重要。在高血压早期患者中虽然心脏结构尚未出现异常，但因外周阻力升高，左心室顺应性降低，对心脏功能的早期影响主要体现在左心室舒张功能障碍。目前，左心室舒张功能不全引起的心衰逐年增加，其中高血压引起的舒张性心力衰竭（Diastolic Heart Failure，DHF）是最为常见的原因，所以对左心室舒张功能障碍的早期诊断与心衰的识别和防治密切相关。

左心室舒张功能障碍为高血压性心脏病最早临床症状，而舒张功能不全是发生心力衰竭甚至心脏猝死等心脏事件的独立危险因素。左室收缩功能正常时发生的心力衰竭一般为舒张性心力衰竭，且占心衰患者的50%左右，其中高血压为其发病的主要原因，所以尽早发现心室舒张功能障碍具有重要的意义。

人们一直将研究的重点放在高血压左心室收缩期的改变上，对左室舒张功能改变的研究一直未加重视，所进行的调查研究也较少，实际上高血压患者早期左室舒张功能同样会发生改变，一部分高血压患者舒张功能的改变甚至早于收缩功能的改变。

肥厚性心肌病（HCM）是一种典型的以原发性心脏舒张功能异常为特征的疾病。由于心房收缩，心室充盈的时间通常是增加的，1/4心音（S4）的出现是HCM常见的，这声音是关系到心室顺应性和心房收缩力的。局部心肌功能表现为收缩期峰值圆周应变率（ECC）是由竖琴在441个连续的研究分析（谐波相位）工具，峰值ECC与向心性重构由左心室质量比舒张末期容积的程度相关（M/V比）。左心室重塑、心肌肥厚和充血性心力衰竭（CHF）与发展相关的发病率增加，其他主要心血管事件包括突然死亡。左心室重塑可由各种生理和病理机制产生，在压力超负荷下重构主要是由于心肌细胞肌节同心平行的加入，因此，左心室壁厚度的增加幅度要大于左心室腔的容积，质量比的左心室舒张末期容积（M/V比）增加。相反，疾病导致容量负荷通常与偏心重塑相关，需要质量和体积的比例增加。左心室肥大被定义为一种绝对增加左心室质量，可以并行或重构过程的后续发展。向心性重构通常被概念化为一个适应性反应增加心脏后负荷引起的疾病如高血压、主动脉瓣狭窄，这种适应是已知的，在程度上是有限的，最终可能导致心肌功能障碍和慢性心力衰竭。

在Dreslinski的研究中选取了21例患者，经调查发现左室收缩功能的各项指标均正常，但左房的排空率却几乎全部有所下降。而左房排空指数降低是左室快速充盈受损的一种间接表现，它在一定程度上提示了左室舒张顺应性有所降低。早在二十几年前，Fouad等就对高血压患者的心室舒张功能进行过调查研究，分析发现左室最大充盈速率与心室肥厚的肥厚程度呈显著的负相关且表现为进行性降低，左室肌重量也与最大充盈率呈负相关。许多研究调查说明有些高血压患者舒张功能出现异常时，其心脏收缩指数却在正常范围，这说明心室舒张功能的异常可以发生在收缩功能之前。除此之外，二尖瓣的血流速度也是反映左室舒张功能的一项重要指标。正常的二尖瓣血流多普勒脉冲频谱曲线呈双峰，因左室舒张期快速充盈，E峰（第一峰）时间较长、波峰较高，而代表舒张晚期充盈（左房收缩期）的A峰（第二峰）时间则比较短，波峰比较低。随着年龄增高，E峰逐渐降低，A峰则逐渐增高，但正常情况下A峰始终小于E峰，如果出现A峰＞E峰，则说明心室舒张功能异常，不过也应排除二尖瓣本身的异常情况，如瓣膜增厚或僵硬。

也有调查认为等容舒张时间（IVRT）也可作为一项重要指标来反映心室舒张功能，当压力负荷过大时等容舒张时间大多会出现延长。Snlith证实等容舒张时间随着左心室的肥厚而显著增加，左心室中度甚至轻度增厚者即可出现显著延长，因此，如果左房增大（使左室无肥厚）与等容舒张时间延长同时出现，便可确定左室肌重量已经增加，所以说等容舒张时间延长可以作为原发性高血压心脏病变的早期征象之一。不过上述几项指标可能受到其他因素的影响，如心肌松弛速度、二尖瓣反流异常及患者性别与体表面积等。诸多证据表明原发性高血压心脏病患者左室舒张功能异常已经较为常见，部分甚至早于收缩功能，严重时也可引起充血性心力衰竭，故应加强对左室舒张功能的检测，为临床治疗提供可靠依据，防止病情加重。

在高血压患者中，超声心动图在室壁运动异常的发展与增加的心血管事件发生率相关。高血压是与增加严重冠状动脉疾病的患病率及非阻塞性的缺血性心脏病的患病率增加有关。微血管病的超声心动图诊断不敏感，除非阻塞性冠状动脉疾病已经被排除冠脉造影或冠脉。非阻塞性的缺血性心脏疾病的诊断是具有挑战性的，需要使用多模态成像。由目前的情况显示，特别是舒张功能的超声心动图评价冠脉血流储备和心肌灌注评估造影负荷超声心动图或磁共振成像对非梗阻性的缺血性心脏疾病诊断证明是有用的，而这种诊断往往在传统负荷超声心动图评价室壁运动异常。当冠状动脉血流储备＜1.91时，腺苷负荷已与高血压患者独立的室壁运动异常的存在心血管风险增加相关。因此，诊断高血压患者无症状心肌缺血、无冠状动脉病变具有重要的临床意义，应进行积极的抗高血压和抗缺血治疗以及风险因素的评估以改善症状和预后，特别是进行 24 h 动态血压记录血压的最佳评估是重要的抗高血压方法。

改善血压及控制高血压可以通过加小剂量醛固酮拮抗剂或阿米洛利实现。此外，血管紧张素转换酶抑制剂和他汀类药物可改善微血管功能和非阻塞性缺血性心脏病症状。同时左心室肥厚是预后最不利的因素，加大高血压患者左心室的工作量，从而增加心肌的氧需求量，尤其是向心性肥厚也与肌毛细血管失配及高心墙的应力，可能有助于诊断心肌缺血患者。慢性缺血可促进肝纤维化的心肌结构的变化和发展，结合功能性心肌损害因缺血引起的代谢变化而导致心脏衰竭，是高血压性心脏病的终末阶段。动脉僵硬度增加是高血压心血管风险和疾病的一个显著标志。目前指南建议的动脉僵硬度是颈及股动脉脉搏波速度的评价，这与高年龄患者动脉僵硬度增加一致。心肌舒张灌注压力对心肌灌注有着极大的重要性，特别是在运动过程中由于增加心率而缩短舒张期。

随着高血压患者的逐年增多，心血管疾病的发病率也逐年升高，传统的诊断标准特异性较差，尤其在心血管病变早期越来越难以满足临床上的需求。在此情况下，随着医学技术的快速发展，在临床上更早、更及时地发现并诊断高血压患者心脏结构及功能的改变变得越来越重要，能更好地为临床用药提供颇具价值的依据，从而防止或延缓高血压患者心血管疾病的进一步发展，提高患者的生存质量。

2.7.3　β2-微球蛋白与左室舒张功能的关系

近年来由于人类经济水平提高，高血压发病率呈逐年升高的趋势。随着时间延长，可引起心、脑、肾等器官的损害，最终导致多脏器衰竭。高血压患者常合并肾功能异常，而肾损害又加快了心脏疾病的发生。肾功能的轻度损伤是预测心血管疾病发生的危险因素。肾功能异常的患者常合并左室舒张功能障碍，随着病史延长，症状也逐步加重。高血压引起的肾损害一般为蛋白尿、肌酐等升高，其中蛋白尿常表现为早期白蛋白、β2-微球蛋白的排泄升高。近年来发现β2-微球蛋白（β2-microgobulin）是反映肾功能早期损伤的敏感指标，还与心血管事件的发生有关，既往大量实验研究β2-微球蛋白与高血压肾病的关系，而β2-MG与高心病之间的研究很少报道。常见降压药物如ACEI、ARB及β受体阻滞剂不仅可以控制血压，还通过降低或逆转尿微量白蛋白等保护肾脏，为排除药物对β2-MG水平的干扰，筛选了既往未服用降压药物的首次发现血压升高的患者作为研究对象。

2.7.3.1　左室舒张功能

（1）高心病的早期表现。长期的高血压可引起左室肥厚、左室扩大等心脏结构的表现，其中高心病的特征表现为左室肥厚。既往高心病的治疗一般以改善左室壁厚度为主，忽视了高心病早期的治疗。而心脏由正常到结构变化是动态的，高血压早期患者除血压升高的症状外心脏已经出现改变，只是无特异性的临床表现就容易被人们忽视。左室舒张功能障碍为高心病早期心脏变化，左室舒张功能不全是指在有无症状的心脏病患者中不论左室射血分数值是否正常，左心室的主动舒缓、充盈等过程也都会出现异常。临床文献表明心脑血管疾病、糖尿病等疾病影响心室肌主动松弛功能，可引起左心室功能异常，而左室舒张功能障碍是发生心力衰竭的危险因素。

（2）舒张性心力衰竭。按照射血分数是否正常，心衰的类型分为舒张性心力衰竭和收缩性心力衰竭两种类型。近年来发现由左室舒张功能不全引起的心力衰竭逐年升高，约占心衰的50%，其发病率或死亡率与收缩性心力衰竭相近。舒张性心衰是由左室主动舒张功能不全或心肌顺应性降低及充盈受损所导致的。无临床症状的舒张性功能障碍称为无症状舒张性心功能不全，而无症状舒张性心功能不全是早期高心病的临床表现。研究指出高血压导致心力衰竭生物学机制可能是由心肌细胞内质网的应激反应和细胞因子高表达引起的细胞凋亡。当左室舒张功能出现轻度障碍时，左心房压力正常，仅表现为左室主动松弛延迟，随着舒张功能不断衰退，心室肌顺应性降低，僵硬度升高，松弛延迟的时间加重，致左室充盈压增高并伴有心房增大。舒张性心力衰竭可以导致心房、心室重构，同时又对左室收缩、舒张功能造成威胁，所以对左室舒张功能的识别及防治显得至关紧要。

（3）左室舒张功能的检测方法。既往人们一般用脉冲多普勒方法检测二尖瓣的血流频谱，从而评估左心室舒张功能。随着研究发现左室充盈压增高是左室舒张功能障碍最主要的病理改变，所以检测左室充盈压可间接地反映左心室舒张功能。大量研究发现二尖瓣舒张早期运动速度（Ea）可预测左室充盈压，而组织多普勒弥补了脉冲多普勒对左室舒张功能评价的不足。所以，研究者将二尖瓣的血流频谱与二尖瓣环的组织多普勒成像技术结合起来评价左室充盈压。欧洲心脏协会指南提出当左心室收缩功能正常或轻度降低（射血分数 > 50%），二尖瓣舒张早期血流速度（E）/ 二尖瓣舒张早期运动速度（Ea）> 15，即诊断为左室舒张功能障碍。中国专家将 E/Ea 作为射血分数保留的心衰的重要指标，其中 E/Ea > 15 存在诊断价值，而 E/Ea < 8 存在排除价值。

心导管术指将导管从周围血管插入，送至心腔及大血管各处并达到检测、诊断及治疗的目的。其中左心导管检查是将导管送至肺静脉、左心房、左心室及主动脉各部，观察导管走行途径并记录患者心动周期过程中的压力及容积变化，可计算心肌僵硬度及左心室腔的顺应性。目前，左心导管检查为评价左心室舒张功能较为准确的测量方法，但此操作为有创检查，可出现并发症，检查费用高，对检查医师操作的要求较高，所以不适用于常规检查。

对于舒张功能不全的诊断较为复杂，缺乏相应的影像学及生物学标志物诊断标准。2014 年中国心力衰竭诊断和治疗指南提出舒张性心功能不全主要临床表现为：

①有典型的心衰症状和体征。

②左心室射血分数正常或轻度下降（> 45%），且左心室不大。

③有相关结构性心脏病存在的证据（如左心室肥厚、左心房扩大）和 / 或舒张功能不全。

④超声心动图检查无瓣膜病，并可排除心包疾病、肥厚型心肌病、限制型（浸润性）心肌病等，还需考虑其他因素如大多为老年人、女性，长期的高血压病史，部分患者伴有糖尿病、肥胖、房颤等。

2.7.3.2　β2 微球蛋白与心脏结构的变化

β2-MG（beta2-microglobulin）是由化学家 Berggard 在分离肾小管的蛋白尿时发现的由 99 个氨基酸组成的单链多肽，是一种内源性的低分子蛋白质，分子质量为 11800，主要由淋巴细胞、单核细胞、间质细胞及部分上皮细胞合成，为细胞表面主要组织相容性复合体的轻链结构，分子内含一对二硫键，与免疫球蛋白的稳定区域相近，广泛存在于血浆、尿液、脑脊液、唾液及初乳中。在生理条件下，β2-MG 以恒定速率产生，其血中含量与任何生理状况不相关，不受机体自身因素的影响。

研究员对患有腕管综合征的年轻肾衰患者进行检查分析，腕管组织中为淀粉样蛋白沉积。1985 年 Gejyo 等证实这淀粉样沉积物中的含量主要为 β2-MG，故称为 β2-MG 淀粉样变。研究中选择 251 位长期透析患者，进行超声心动图的检查和血清中 β2- 微球蛋白含量的检测，分析出 β2- 微球蛋白的含量与左心室肥厚显著相关，猜测 β2- 微球蛋白在心脏中的沉积可能与左心室肥厚的进展有关。另外，有研究发现 β2- 微球蛋白是以淀粉样沉积物形式存在于心、血管等多处组织，提示 β2- 微球蛋白与心肌重塑有关。研究发现，对高血压患者的 β2- 微球蛋白与左心房内径（LAD）、室间隔厚度（IVST）数据使用 Pearson 相关分析后得出，两者呈正相关，进一步证实 β2- 微球蛋白与心肌重构存在关联性。

2.7.3.3　β2- 微球蛋白与左室舒张功能

实验研究发现在高血压患者中，E/Ea 与血液中 β2-MG 的水平存在显著正相关，提示血清 β2- 微球蛋白的水平与左室舒张功能密切相关。当左室舒张功能下降时，β2- 微球蛋白明显升高，说明左室舒张功能与早期肾功能不全之间有联系，而早期肾脏疾病的患者就已出现左心室舒张功能障碍，肾功能的损伤加重，舒张功能的障碍也进一步加重。高血压最早期的血管损伤为内皮功能的损坏，引起内皮细胞功能的异常，引起血管炎症、氧化应激等反应的发生，造成机体缺氧状态，使全身的小动脉痉挛、血管狭窄、动脉外周的阻力升高、全身缺血症状加重，引起全身脏器损害。而肾功能损害与血管内皮功能的损害也是有关系的，HOOM 等研究中发现在轻度肾功能不全的患者中，肾脏血管内皮功能的损害能增加高心病的病死率、发病率及死亡率。肾动脉硬化，肾小球纤维化、萎缩，肾小球滤过率降低，β2-MG 的排出减少，最终导致血中 β2-MG 浓度升高。β2-MG 作为炎症的始动因子，参与了动脉粥样硬化的形成过程，促进全身血管硬化的形成，又促进了高血压发展，而动脉顺应性的下降致左室充盈压力增高，引起左室舒张功能下降。研究发现高血压早期患者未出现明显症状，无心力衰竭临床表现，但 β2- 微球蛋白明显高于非高血压组，说明 β2- 微球蛋白的升高早于临床症状的出现，另外，β2- 微球蛋白是左室舒张功能的独立危险因素，这对高心病、心衰等患者的发现及预后的评估提供了依据。实验研究还发现，β2- 微球蛋白与左室射血分数密切联系。因此，β2-MG 不仅可以检测早期肾功能，也可以反映心功能的变化，有望成为早期筛选心脏功能变化的生化指标，对预防心室舒张功能障碍发展为舒张性心力衰竭的风险有了新进展，有望成为高心病发生心力衰竭的预测因子。

2.7.3.4　β2- 微球蛋白与左房大小的相关性

左房容积与左心室充盈压有关，故可间接反映左心室的舒张功能。左房容积即左心房容积与体表面积的比值，排除了身高、体重、年龄、性别等因素的影响，是较为稳定的指标。当舒张功能不全时，左心房大小与室壁厚度指标、Ea、E/Ea 及心导管所测的左心室舒张末期压力（LVEDP）有较好的相关性，可作为评价左室舒张功能的超声指标。已有相关的研究表明，左房容积大小的变化与舒张功能的严重程度成正比，是心力衰竭不良预后的预测因子。研究证实，左房大小、左房容积是左室舒张功能不全的独立危险因素并与

β2-MG 呈正相关，为 β2-MG 成为评价左室舒张功能不全的生化指标提供了论据。

2.7.3.5　β2- 微球蛋白与脉压的相关性

脉压反应动脉的僵硬度，脉压升高使心脏疾病的发病风险加大。长期的压力负荷导致血管壁增厚 / 硬度增加 / 脉压增大，进而引起肾小球内高压、高灌注、高滤过，血流调节紊乱，血管收缩，肾小球基底膜受损，致早期肾功能损伤。大量流行病学研究表明肾功能的损害与脉压的升高呈正相关，研究发现血 β2-MG 与脉压呈正相关，提示脉压是肾功能损害的危险因素。

2.7.3.6　左室舒张功能的危险性因素

高血压心脏病表现为心室肥厚、心脏扩大，心脏功能的改变，通过对高血压患者的左室舒张功能进行多元 Logistic 回归分析发现，年龄、收缩压、室间隔厚度（IVST）、左心房内径（LAD）、左心室壁厚度（LVPWT）、β2- 微球蛋白是左室舒张功能的危险因素。随着年龄的增加，心肌发生老化，导致左室顺应性降低，从而引起左室充盈异常，所以临床中应严格筛查高年龄患者的左室舒张功能，提早对心力衰竭进行预防。高血压患者随着血压增高尤其是收缩压的升高、外周阻力增加，引起左室充盈压增加、心室肥厚，继而引起左房扩大，高血压引起心脏变化是连续的，所以应尽早控制血压，减少心脏病的发生。

2.7.4　高血压与心脏重塑

心脏重塑是指在心肌缺血、梗死、血流动力负荷、炎症等损伤因素的刺激下，通过多种作用途径如增高去甲肾上腺素、增高血管紧张素 Ⅱ、机械刺激、增高内皮素等，直接或间接引起心肌结构和功能的变化、心肌细胞肥大和死亡、胚胎蛋白再表达、心肌间质胶原沉积、纤维化和僵硬度增大，进行性进展导致心力衰竭。因此，高血压诱导的心脏重塑是指在长期动脉血压增高及各种继发因素的作用下心脏发生的结构及几何构型的改变，其中包括左心室心肌细胞肥大、心肌细胞凋亡和胶原纤维沉积。心脏重塑结果是使心脏收缩和舒张功能受到影响，最终引起心功能的下降和心力衰竭。

2.7.4.1　心肌肥大

心肌肥大是心肌细胞对动脉血压负荷增高所出现的一种适应性改变。其病理特点包括心肌细胞体积增大、蛋白合成增加、肌小节重构。病理性心肌肥大分为向心性肥大和离心性肥大。向心性肥大是指心脏重量增加，室壁厚度明显增加、心室腔容积正常或稍大，心室壁厚度和心室腔直径比值略大于正常，此时肥大的心肌胞浆内收缩蛋白以并联的方式排列，心肌细胞肌幅增宽。向心性肥大一般是由长期心脏压力负荷过重（如主动脉瓣狭窄、高血压等）的因素诱导形成的。离心性肥大是指心脏重量增加、心室腔明显扩张、心室壁增厚不明显而导致心室壁和心室腔直径之比值略小于正常，此时心肌胞浆内收缩蛋白以串联的方式排列，心肌细胞长度增加。离心性肥大一般是由长期心脏容量负荷过重（主动脉关闭不全，二尖瓣关闭不全、严重贫血等）诱导形成的。高血压所引起的心肌肥大早期时为向心性肥大，但随着长期心脏压力负荷的增加，肥大的心肌细胞因相对缺血、缺氧而发生收缩功能下降，心脏出现离心性肥大并最终导致心力衰竭。心肌肥大的发病机制复杂，涉及多种因素，目前认为主要与下列因素有关。

（1）机械应激。血压增高导致血管外周阻力增强，左心室压力负荷过重，刺激心肌胶原蛋白合成增多，心肌细胞体积肥厚并伴有心肌间质细胞增生，导致左心室壁肥厚。在这个过程中存在一种力学传递机制，即膜牵引敏感的离子通道机制：外周阻力增加导致左心室充盈压升高，左室及心脏的血管牵引力增大导致左心室壁张力增加、心肌细胞需氧量增加，热力学失衡，左心室压力和容量负荷同时增加，间接增加心脏做功量。有实验表明单纯增加牵引刺激可诱导细胞内第二信使 cAMP 的浓度增高，从而刺激心肌细胞核糖核酸和蛋白的高表达。

（2）神经体液因素。多种神经体液因子参与心脏肥大的发生和发展，包括神经肽类激素（如血管紧张素Ⅱ、内皮素–1、儿茶酚胺、去甲肾上腺素等）、炎症因子，过氧化应激反应等。这些活性物质通过直接或间接方式作用于心肌细胞，刺激心肌细胞内信号传导通路的激活，进而引起心肌细胞肥大。

①去交感神经兴奋时释放的去甲肾上腺素和肾上腺髓质分泌的儿茶酚胺含量增多时，去甲肾上腺素和儿茶酚胺通过心脏相应受体促进心肌纤维增粗、心肌胶原蛋白沉积、心肌细胞纤维化增加。

②肾素—血管紧张素—醛固酮系统被激活后，可使循环系统和局部心脏组织中的血管紧张素Ⅱ和醛固酮分泌增加。血管紧张素Ⅱ可通过其Ⅰ型受体（AT1）使心肌细胞中某些原癌基因的表达增高，如 c–mye、c–fos 等，通过调节它们下游靶基因的激活和转录，促进心肌胶原蛋白合成增多、心肌细胞肥大。血管紧张素Ⅱ的增高使醛固酮分泌增多，也可促进心肌蛋白合成增多及成纤维细胞的增殖，最终导致心肌细胞肥大和心脏纤维化。

③内皮素在血管内皮及其他组织中广泛表达是重要的调节心血管功能的因子，通过促使血管的通透性增加，激活多种生长因子如转化生长因子–β1（TGF–β1），从而促进心肌细胞蛋白合成增加、心肌肥大。Hua 等曾报道 TGF–β1 通过 Akt 途径加重衰老所诱导的心肌肥大和心功能收缩力的下降。

④氧化应激。当心脏出现缺血缺氧、容量负荷及压力负荷增加，就会引起白细胞聚集导致呼吸爆发、氧自由基产生增多、氧化与抗氧化失去平衡，进而引起过氧化应激发生。产生的活性氧物质可直接导致心肌细胞凋亡，加重并加速心脏重塑及心力衰竭。

2.7.4.2 胶原纤维沉积

胶原纤维在心脏间质异常过多沉积是造成心脏纤维化和心脏重塑的另一个重要原因，

并且过多的胶原沉积也是导致高血压向心性肥大向离心性肥大转变的关键因素之一。心肌间质异常沉积的胶原纤维是由间质中成纤维母细胞分泌增加和／或胶原降解受到抑制所引起的，主要表现为Ⅰ型和Ⅱ型胶原纤维增多。Ⅰ型胶原纤维弹性较小、低硬度大，主要参与形成心肌间质的粗纤维，Ⅱ型胶原纤维弹性较大、僵硬度小，形成心肌间质细纤维。Ⅰ型和Ⅱ型胶原蛋白的比例决定着心肌的顺应性并维持心肌细胞的正常构型，但在病理状态下心肌间质胶原纤维蛋白增多，Ⅰ／Ⅲ型胶原比值显著增高，导致心脏的顺应性下降，从而影响心肌细胞的收缩功能。心肌间质胶原含量正常时在左心室壁是 3% ～ 5%，当胶原含量增多至 10% 左右时心肌的僵硬度增加，心脏舒张功能受到影响，心室最大充盈率减慢、左室充盈压增高；当心肌间质胶原增至 20% 左右时，心肌细胞被胶原网紧密包裹，心肌细胞缺血缺氧、传导受限，心肌细胞死亡，导致收缩功能障碍。由于冠状动脉周围胶原也增多，血管僵硬度增高、管壁变厚，导致冠状动脉充盈不足和心肌供血不足，加快心力衰竭的发生。高血压心脏纤维化的致病机制复杂，其中肾素—血管紧张素—醛固酮系统的激活、内皮素水平的增高，引起胶原合成增多。另外，基质金属蛋白酶活性的减弱导致胶原降解减少，最终引起胶原在心肌间质集聚、心脏纤维化的发生与发展。

大量研究显示，心肌细胞凋亡可能是代偿性心肌肥大向失代偿性心肌肥大、心力衰竭转变的重要促进因素。随着心肌细胞凋亡数量的增加、心肌收缩能力减弱，在负反馈的调节机制下诱导细胞增殖，但心肌细胞是不可再生细胞，不能够通过增殖来完成损伤后的修复。因此，机体通过另一种修复手段——纤维性修复来完成损伤后的修复，即通过刺激成纤维细胞增殖、增加胶原合成来维持心脏的结构。这种修复虽然恢复了心脏构型的完整，但由于过多的胶原纤维集聚会引起心脏收缩和舒张功能受到抑制，同时也影响营养物质的供应，最终加速心力衰竭的出现。心肌细胞凋亡和心脏纤维化的发生机制类似，心脏长期压力负荷增高（如高血压）及肾素—血管紧张素—醛固酮系统激活是诱导心肌细胞凋亡的主要原因。尤其是血管紧张素Ⅱ的激活，通过调节细胞内钙离子依赖的 DNA 酶活性、激活 FAS、BCL-2、c-fos、c-mye 等介导凋亡发生的细胞内信号传导途径，最终引起细胞凋亡的发生。另外，心肌细胞凋亡和心脏纤维化互为促进，恶性循环，最终导致心脏重塑、心功能下降及心力衰竭。

第 3 章　高血压与靶器官损害

高血压是我国最为常见的心血管疾病，发病人数高达 3 亿人次，每年新增高血压人数约为 1000 万，其所致的靶器官损害是导致患者死亡的主要原因。靶器官损害在临床上可表现为脑卒中（脑梗死或脑出血）、冠心病心绞痛或心肌梗死、心力衰竭、主动脉夹层、肾功能衰竭及周围动脉粥样硬化等，它们是导致高血压患者最终致残甚至危及生命的主要原因。因此，临床对高血压的防治十分重视。

3.1　高血压与心室肥厚

高血压左心室肥厚是心血管病并发症的独立危险因素，在高血压患者的靶器官损害和其他危险因素中左心室质量的增加是最严重的危险因素。随着年龄的增长，左心室肥厚的患病率也随之增加，左心室肥厚患者的心血管发病率、死亡率及全病因死亡较心室质量正常的患者高 2 ~ 4 倍。

3.1.1　高血压左心室肥厚的原因

高血压左心室肥厚是心脏对高血压的持续性负荷发生的一种慢性适应性过程，发生机制尚不十分清楚，其发生与发展的程度不仅取决于血压的高度和持续时间的长短，而且与大血管的重塑和顺应性、血压的变异性及昼夜节律性改变等有关。

左心室肥厚系高血压病理损害的重要靶器官，同时也是导致高血压患者心力衰竭及心血管死亡的主要原因。胰岛素、甲状腺素、内皮素和高血压皆与心肌肥厚有关，但对高血压诱发左心室肥厚的原因尚未完全明确。文献报道，虽然左心室肥厚系高血压直接并发症，但高血压性左心室肥厚程度与降压后回缩程度、高血压病程及血压上升幅度未呈现明显独立相关，推测有高血压之外的因素参与左心室肥厚过程。已有较多文献证实微小 RNA（miRNA，miR）诸如 miR-133a、miR-29b 和 miR-199a 与肥厚型心肌病及心肌纤维化有关，在单纯高血压与高血压性左心室肥厚中呈明显差异性表达。但 miR-26a-5p 与高血压性左心室肥厚的关系尚未明确，miR-26a 已被证实参与 Wnt 信号通道、脂肪细胞因子通道和丝裂原活化蛋白激酶信号通路调控。近期有证据显示 miR-26a-5p 可通过靶向作用参与心脏重构过程，体外研究证实 miR-26a/b 调控血管平滑肌细胞的分化、增殖及凋亡，推测 miR-26a-5p 可能通过调节血管平滑肌参与高血压心肌损害过程或可能与高血压性左心室肥厚发生有关。

高血压性左心室肥厚系高血压性心脏病的主要表现，以室间隔肥厚及左心室肥厚为特征。高血压患者长期压力负荷下血管平滑肌血管活性物质分泌增多、细胞外基质沉积，最终导致血管壁增厚、管腔狭窄，血管顺应性降低，诱导靶器官缺血和缺氧损伤，增加心血管并发症发生的风险。心肌肥厚系心脏对病理刺激所产生的适应性代偿反应，若未及时干预可能出现病理性心肌肥厚进展而出现失代偿状态，最终诱导心力衰竭发生，增加心脏性猝死风险，故早期确诊高血压性左心室肥厚尤为重要。

3.1.2 高血压左心室肥厚的发生机制

高血压左心室肥厚（LVH）是心血管病并发症的独立危险因子，其发生机制尚不十分清楚，其发病与年龄、性别、体重、种族、遗传素质、代谢状态（如胰岛素抵抗）及高血压的严重性等因素有关，有报道血管紧张素转换酶基因第 16 含子多态性的 DD 基因型患者易患 LVH。

LVH 是心肌细胞肥大所致的心脏扩大和左心室重量增加，大致可分为向心型肥厚和离心型肥厚两种类型。向心型肥厚是指心室壁增厚，心室腔不扩大；离心型肥厚是指心室腔扩大，但心室壁与心室腔比例不增加，此时左心功能明显受影响，一般高血压病晚期出现充血性心力衰竭时皆属此型。血流动力学即外周阻力和容量负荷在 LVH 发病中起了一定作用，但临床试验证实，一些高血压患者尽管血压长期得到满意控制，但左心室重量仍在增加，因此，血流动力学因素并不是 LVH 的主要致病因素。目前认为，循环与组织局部的神经内分泌激素在致 LVH 中起了更主要的作用。这些神经内分泌激素除影响压力与容量负荷外，更主要的是其本身参与心肌肥厚的形成过程研究也证实了大中动脉的重塑所引起结构和功能的变化也会促使 LVH 发生和发展。

高血压时由后负荷增加所引起的 LVH 重塑为一种结构适应性变化压力负荷，不仅使心肌细胞肥大并伴间质胶原增多；容量负荷往往只是心肌细胞肥大，不会使间质胶原增加。心肌胶原基质的积聚和纤维化使心脏的顺应性和舒张功能降低。上述变化的发生是由心脏机械因素或体液因素所激活，并有多种生长因子及血管活性物质所介导。一方面，交感神经肾上腺素能系统可能通过使 Ang Ⅱ 的 Ⅰ 型（AT1）受体的上调促进上述反底，醛固酮也可能使冠状动脉血管通透性增加，一些生长促进因子等生物活性物质进入组织间隙，促进成纤维细胞合成胶原。去甲肾上腺素通过兴奋 α 受体使心肌细胞信使核糖核酸（mRNA）表达增加、蛋白质合成增加、心肌细胞发生肥大，还通过兴奋 β 受体使心肌收缩增强、心跳加快，增加环磷酸腺苷（cAMP）生成和糖元合成，这些效应促进心肌细胞发生肥大；另一方面，缓激肽、前列腺素、一氧化氮能够增加胶原降解。两个方面调节因素的作用失衡导致心肌肥厚的发生。

高血压患者 LVH 的临床诊断主要依赖心电图和超声心动图。体表心电图诊断 LVH 特异性高、敏感性低，可出现假阴性。有时在心电图未发生异常变化时，LVH 却已十分明显。由于心电图价格便宜、操作简单，目前仍作为判断 LVH 的主要筛选手段。自超声心动图应用于临床以来，使诊断 LVH 的阳性率大大提高，可以精确地测量舒张末期心室间隔厚度（ⅣSTD）和左心室后壁厚度（PWⅠD）及左心室舒张末期内径（LVⅠDd）。LVH 多普勒超声心动图还是判断左心室收缩和舒张功能与治疗效应的有价值的工具，核磁共振成像检查虽然是一项敏感性高的判断 LVH 与心脏收缩和舒张功能的手段，但因其价格非常昂贵，限制了它的应用。

一旦出现 LVH 应及时治疗，使心肌收缩和舒张功能得到改善、自主神经系统活性正常化，降低恶性室性心律失常发生率，改善冠状动脉储备力，延缓或预防冠心病、心肌梗死、脑卒中与心力衰竭的发生，从而降低心血管病事件的发生。各种抗高血压药物逆转 LVH 的机制和效果是不同的，除血液动力学因素外，交感神经活性、肾素—血管紧张素—醛固酮系统（RAAS）活性及其他生物活性物质等都可影响 LVH 的逆转。利尿药、归受体阻滞剂、α 受体阻滞剂、钙拮抗剂、血管紧张素转换酶抑制剂（ACEⅠ）、Ang Ⅱ 受体拮抗剂都能使 LVH 逆转，其中血管紧张素转换酶抑制剂和 Ang Ⅱ 受体拮抗剂效果最好，β 受体阻滞剂、利尿药的作用或醛固酮受体拮抗剂（安体舒通）的作用可使心肌纤维化减轻或消退。扩血管药物（如长压定、胜苯哒嗪）虽能满意地控制血压，由于其激活了交感神经系统而使左心室重量增加。血管紧张素转换酶抑制剂使循环和心肌局部 Ang Ⅱ 浓度降低及减少缓激肽的降解，从而减弱 Ang Ⅱ 对心肌的刺激及促进心肌胶原的降解，其综合作用是逆转靶器官和血管壁的不良重塑，恢复靶器官和血管壁的结构和功能。新近用于临床的 Ang Ⅱ 受体拮抗剂洛沙坦（losartan）可阻断 Ang Ⅱ 的 Ⅰ 型受体，从而阻滞 Ang Ⅱ 在人体的几乎所有生物效应，又由于其不影响缓激肽系统而无干咳的副作用，因而是一个有很好应用前景的降压和逆转 LVH 的药物。钙拮抗剂（L 通道）由于有效的降压作用和减少胶原蛋白含量也可减轻左心室重量，从而预防或逆转心肌纤维化选择性。T

通道钙拮抗剂由于阻滞神经内分泌细胞、平滑肌细胞和窦房结细胞的 T 通道而不阻滞心肌细胞的 L 通道，不会引起反射性交感神经和肾素—血管紧张素系统（RAS）的激活，可减慢心率且无负性肌力作用，动物实验和临床试验均证实有较好的降压效应和逆转 LVH 的作用。近几年被推为第一线降压药物的选择性 α_1 受体阻滞剂，如特拉哩嗪、乌拉地尔在受体水平方面抑制了肾上腺素能神经系统的活性并能改善胰岛素抵抗，也具有逆转 LVH 的作用。

3.1.3　高血压左心室肥厚病理生理

随着心脏肥大的发生，心肌细胞体积和细胞间质随之增加，改变了心室和血管的组成，从而使心血管患病率和死亡率大大增加。在高血压心脏病中，心肌细胞发生肥大的同时间质成分也会增生、肥大、重构。由成纤维细胞产生的过多胶原产物使总的间质组织增加及血管周围纤维化，这降低了心室的顺应性。已证实超声心动图参数（像素亮度、偏斜、峰度和有关分区的回声宽带）可以用来估计高血压和左心室肥大患者中心肌组织的胶原总量，血管平滑肌细胞也发生了增生和肥大，从而导致中膜肥大、冠脉血管壁重构和冠脉管壁与管腔比值的增加，这些结构的改变均降低了血管舒张能力。

从代偿性的左心室肥大到收缩和舒张功能失代偿的结构变化过程中，心肌纤维化可能发挥了重要作用。作为肥大反应的一部分，心脏的成纤维细胞出现了表型的改变，呈现出肌成纤维细胞的结构特征。受刺激的肌成纤维细胞增生并使细胞外基质的生成增加，这些基质包括纤维连接素、层黏连蛋白及 I 型和 II 型胶原，这就导致了心脏的进行性纤维化。这些过程大部分受整联蛋白控制，整联蛋白是细胞表面的受体，调节细胞与其外部环境的联系。因此，心脏进行性纤维化是高血压性心脏病重构过程中的重要步骤，它通过使心肌细胞的收缩能力、氧合能力和代谢受损而导致左心室收缩功能障碍。

3.1.4　高血压左心室肥厚的诊断

高血压患者左心室肥厚的临床诊断，主要依赖心电图和超声心动图。

3.1.4.1　心电图检查

原发性高血压病（hypertension，HBP）合并左心室肥厚（left ventricular hypertrophy，LVH）是高血压进展过程中重要的并发症，是决定 HBP 患者心力衰竭、死亡等风险的重要决定因素。近年来，有研究报道早期诊断及治疗可预防及逆转左心室肥厚，从而改善患者预后，因此，早期及正确诊断 LVH 具有重要价值。目前，临床工作常规应用标准的 12 导联心电图（electrocardiogram，ECG）、超声心动图（echocardiography，UCG）及核磁共振成像检查，但每种方案都有一定的局限性。临床工作中 ECG 诊断 LVH 通常比 UCG 和核磁共振成像更加方便、经济，适用于大范围筛查。

　　左心室肥厚主要由于左心室重量的增加，体表心电图可通过检测到电压增加来提示左心室肥厚，这一原理使得心电图成为评估左心室质量变化的良好依据。然而，心脏电压变化并不完全取决于心肌的数量，还受到左心室距电极的位置、营养状况、电传导、心肌纤维化和呼吸系统疾病等因素的影响。

　　有研究认为体表心电图反映心脏电的信息，因此，可能不是估计左心室质量的最佳指标，尤其在淀粉样变心肌病中最为突出。UCG 显示该类患者左心室质量指数明显增加，但 40% ～ 60% 的患者体表心电图电压较低，考虑该类患者纤维增生和间质内其他物质的沉积可能抑制肥厚心肌的电压表达并限制体表心电图的诊断能力，但是必须认识到心电图的局限性是导致所有心电图标准均具有较高假阴性率的重要因素。

　　因此，心电图是早期筛选和检测左心室肥厚一个重要的低成本、方便的工具，更优的诊断标准支持其在临床实践、流行病学研究和临床试验中广泛应用于诊断心室肥大，超声心动图、核磁共振、计算机断层扫描、核素等无创影像也为证实心电图诊断提供了丰富的资源。

3.1.4.2　超声心动图检查

　　超声心动图应用于临床以来，使诊断左心室肥厚的阳性率大大提高。在成年人中，超声心动图检查左心室肥厚的患病率为 15% ～ 20%，远远高于 ECG 检出的患病率 5%。利用超声心动图可以测量舒张末期室间隔厚度（IVSTD）和左心室后壁厚度（PWTD）及左心室舒张末期内径（LVID），计算左心室质量（LVM），LVM（g）= 0.8[1.04 ×（IVSTDd+IAVIDd+PWTDd）3–LVI]+0.6g。美国超声医学会推荐应用左心室质量指数（LVMI）作为诊断左心室肥厚的标准，LVMI=LVM（g）/ 体表面积（m^2）。LVMI 男性正常值 < 130 g/m^2、女性 < 110 g/m^2，大于此值可认为有左心室肥厚。多普勒超声心动图还是判断左心室舒缩功能和治疗效应的有价值的工具，但超声心动图检查也有一定的缺陷，要精确地测量左心室质量并不总是很容易做到的，也并不是所有的患者都值得做超声心动图。要计算左心室质量应该在固定的位置进行测量，然后推算左心室的形状，粗略地说室间隔或左心室后壁厚度 < 1cm 可以认为是健康的，如果大于此值则认为存在心肌肥厚。

3.1.4.3　核磁共振检查

　　核磁共振扫描成像（MRI）作为一种新的心脏成像方法，它可以从任意方向、任意角度、任意厚度成像，可以选择各种不同的脉冲序列成像，给定性、定量诊断带来极大的方便。MRI 用心电图的 R 波触发门控技术成像，可与患者的心搏同步进行，同时获得心脏收缩及舒张图像，对 LVH 可清晰显示。由于 MRI 具有高度空间分辨力，扫描记录多层次、多角度、多层面，且可将图像储存于计算机中以便动态观察，故对估价心脏大小、容量和心肌重量是一种极好的检测方法，同时对用抗高血压药治疗前后观察心肌参数的变化也有很好的诊断、科研价值，可完善心电图、心脏 X 线摄片、超声心动图、心肌核素扫描对 LVH 诊断和观察的不足。MRI 是对心血管疾病影像诊断的又一次飞跃，但由于我院初步开展 MRI 对 LVH 的检测，故存在观察不够全面、扫描项目不足的问题，今后有待于进一步临床应用，发挥 MRI 的更大价值。

3.1.5　左心室肥厚的消退

实验研究证明左室重量中等度（增加 25% ~ 50%）增加者，左室的肥厚至少能部分地消退，进行等张运动的运动员其左室的轻度肥厚在停止训练后迅速消退，虽然已经证实心脏病患者的整个左室肥厚（压力或容量负荷过度）可以消退，但有关这种消退的意义对心肌功能的关系及预后意义的资料尚不全面。

通过对多种危险因素的多方面改善来防止心血管疾病的发生是最为有效的方法。

（1）心肌病。特发性扩张型心肌病患者在应用血管扩张剂治疗后，心肌细胞的肥厚可以消退且伴有心功能的改善，糖尿病母亲所生的婴幼儿，其不对称性室隔肥厚可在头 12 个月内消退。尚无报告内科治疗可使肥厚性心肌病患者的室隔肥厚消退。大剂量心得安长期治疗肥厚性心肌病患者，偶尔能使心前导联心电图的电压降低。

（2）高血压。实验研究证明自发性高血压大鼠在应用甲基多巴、可乐亭、甲琉丙脯酸、双氢克尿噻和 β 受体阻滞剂等药物进行抗高血压治疗后，左室肥厚可以消退。数组研究利用心电图和 M 型超声心动图证明高血压患者应用各种抗高血压药物治疗后也可发生左室肥厚的消退。早期研究表明，心电图上电压明显降低是与高血压的有效控制有关，然而心电图上的电压标准取决于年龄、体重及胸壁与左室的距离，所以不能作为左室重量改变的精确指标。

大多数研究同意左室肥厚的消退与血压的控制有关，然而某些研究发现在用甲基多巴治疗期间，左室肥厚的消退与充分的血压控制并无关系，而是将这些变化归纳为交感抑制的直接作用。但如果左室肥厚的消退不同时伴有血压的降低可能是不利的，因为可由于代偿性肥厚减轻而造成心壁应力增高。

（3）特殊抗高血压药物的作用。应用 β 受体阻滞剂像 timolol 和 atenolol 控制血压也可使左室肥厚消退。应用双氢克尿噻治疗后，左室壁的厚度可减少、增加或不变。应用利尿剂或血管扩张剂治疗的患者，其血压降低对心肌重量的有益作用可被药物所引起的肾素及交感神经系统活力增高所抵消，后者可引起心肌肥厚。

（4）主动脉瓣病变。10 例年龄在 26 ~ 83 岁（平均 58 ± 13）的单纯性主动脉瓣狭窄患者，在术前、换瓣术后早期（< 6 个月）及后期（6 ~ 84 个月）用 M 型超声心动图进行研究。用传统方法测算的左室重量仅在术后后期（> 6 个月）有显著的降低（近34%），容量负荷过度情况纠正后的左室重量的减轻伴有肌原纤维超微结构形态特点的正常化。但是，由主动脉瓣病引起的左室压力或容量负荷过度经手术纠正后的患者，其左室重量的减轻通常是部分性的，且不会恢复到正常，不能完全消退可能是由于一些心肌成分的不可逆损害（如纤维化）或人造主动脉瓣前后有轻度的残留压力阶差。然而，某些患者，假使他们所换的人造瓣膜功能正常，则经过一个较长的时间后，左室肥厚会进一步减小。

有或无左室肥厚消退的患者，其功能和临床上的结局也是推测性的，完全性消退的患者比不完全或无消退的患者是否有更好的心功能和更长的存活期尚不明了。主动脉瓣置换术后持续存在的肥厚可伴有持久的左室功能不全，当肥厚逐渐消退时左室功能亦逐渐改善。而另一些研究却表明，术前或术后超声心动图和血流动力学上的改变并不能预示肥厚的不可逆性、左室功能不全的持续或患者的结局。因此，左室肥厚的消退并不一定有左室功能的正常化，而肥厚不能消退并不一定意味着左室功能不正常。

要确定构成"病理性"不可逆状态的左室肥厚的程度和类型及在不同疾病中肥厚消退对功能方面的影响，还需做进一步研究。这些研究结果可能有助于确定治疗的时间，以利于左室肥厚的消除、左室功能的改善和预期生命的延长。

3.2　高血压与心力衰竭

高血压心力衰竭按发展的速度可分为急性和慢性两种，以慢性心力衰竭居多。

3.2.1　慢性心力衰竭

高血压慢性心力衰竭表现为舒张性心力衰竭和 / 或收缩性心力衰竭。舒张性心力衰竭和收缩性心力衰竭是临床心力衰竭的两种常见类型，二者临床症状较为相似，但在发病原因和发病机制上却有较大差异。为了提高心力衰竭的诊断和分型，指导后期治疗则需合理区分舒张性与收缩性心力衰竭，充分掌握二者的特异性，从而采取针对性的治疗措施以提高治愈率。

高血压左心室肥厚是单纯性的舒张性心力衰竭最常见的病因。舒张性心力衰竭是由于左心室舒张期主动松弛能力受损和心肌僵硬度增加（心肌细胞肥大伴间质纤维化）致左心室在舒张期的充盈受损而使心搏量（每搏量）减少，左室舒张末期压增高而发生心力衰竭。收缩性心力衰竭是由于心脏收缩功能障碍致收缩期排空能力减弱而引起的心力衰竭，临床表现为心室腔扩大、心室收缩末期容积增大、心室射血分数减低。

收缩性心力衰竭按病情发展的程度可分为无症状性心力衰竭、充血性心力衰竭和难治性心力衰竭三个阶段。其中，无症状性心力衰竭是指左室已有功能障碍，静息射血分数降至正常以下（＜50%），而临床上尚未出现心力衰竭的"充血等症状"这一阶段，亦相当于 NYHAI 级心功能。这一阶段的治疗除积极控制血压、改善心肌缺血外，还应尽早应用 ACE 抑制剂并需终生应用。利尿剂不必应用，以免激活神经内分泌。

舒张性心力衰竭与收缩性心力衰竭的临床症状虽然相似，但各有特点。舒张性心力衰竭患者的心衰程度轻、心衰时间较短，体征较少，多数是体力活动引起的。本研究结果显示，收缩性组的左室舒张末期内径高于舒张性组，表明收缩性组患者心室腔扩大；舒张性组的心室间隔厚度、左心室后壁厚度高于收缩性组，表明舒张性组患者室壁明显增厚。既往研究表明，收缩性心力衰竭患者心室扩大是 LVEF 降低的主要代偿机制。收缩性心力衰竭患者左室舒张功能的变化机制为：左心室收缩功能减退，舒张性左室残留血量增加，左室舒张末期压力上升，从而影响舒张早期充盈，左房室的代偿性收缩提高，左室伴发舒张功能障碍。仅凭超声舒张功能指标难以判断是否存在舒张性心力衰竭，目前无创心功能检测尚未成为独立判断左心室舒张功能减退的金标准，故在舒张性心力衰竭的临床诊断上还需结合超声心动图检查结果、临床表现、核素心血池扫描左心室功能和左心形态指标，以提高诊断准确率。

NT-proBNP 和脑钠肽（BNP）是目前国内外广泛应用的心力衰竭诊断指标之一。本研究结果显示，收缩性组的血清 NT-proBNP 水平高于舒张性组（$P < 0.05$），且心功能级别高的患者 NT-proBNP 水平较高，表明 NT-proBNP 可反映失代偿性的收缩性心力衰竭患者的心功能，因此，临床上也可通过增加对血清 NT-proBNP 水平的观察，辅助判断收缩性心力衰竭和舒张性心力衰竭、

综上所述，舒张性心力衰竭患者和收缩性心力衰竭患者的左心形态学指标、心功能指标及血清 NT-proBNP 水平比较有显著差异，后者病情更重，临床需结合血清指标和超声心动图、临床症状等进行综合诊断。

3.2.2　急性心力衰竭

心力衰竭为心功能减退综合征，是心脏疾病发展的终末阶段。心力衰竭发病机制复杂，研究发现心力衰竭的发生、发展与一些基因的表达和功能异常关系密切。microRNA（miRNA）为非编码单链 RNA，长度为 22 个核苷酸，在动植物基因翻译和转录调控中发挥着重要作用，可调节胚胎发育、细胞增殖和凋亡等多个病理生理过程，并在外周血中存在，在心血管疾病的发生、发展中具有重要价值。microRNA-1（miR-1）主要在心肌和骨骼肌的组织中表达，在肌肉生成、发育及重塑中发挥着重要的调控作用，参与心脏正常功能的维持，参与心肌肥大、心肌梗死及心力衰竭等心脏疾病的发生与发展过程。何茵等研究发现，输注 miR-1 可改善异丙肾上腺素诱导的小鼠心力衰竭。目前关于 miR-1 在心力衰竭中的作用主要集中在动物实验和细胞研究，在心力衰竭血清中的表达

及意义尚需进一步研究。心力衰竭是由心脏收缩和舒张功能发生障碍而引起的心脏循环障碍，包括急性和慢性心力衰竭。其中急性心力衰竭是由于急性心肌负荷增加、心肌负荷过重导致心脏排出量骤减、循环阻力增加，肺充血导致肺淤血、肺水肿，并且伴有组织灌注不足所引起的一种临床综合征。目前对急性心力衰竭的诊断比较完善，对心力衰竭患者的疗效评价及预后状况评估主要采用心脏彩超，但心脏彩超检查效果不完善，存在一定的局限性。miRNA 在靶基因降解和调控转录后的基因表达方面发挥着重要的调节作用，参与基因活动各个层面的调节，在胚胎发育、细胞增殖、细胞死亡、细胞凋亡及脂肪代谢等生命过程中发挥着重要作用。miRNA 的表达具有高度组织特异性和细胞特异性，在心脏中大量表达的有 miR-24、miR-126，miR-133 及 miR-1 等多种 miRNA。近年来研究发现，多种 miRNA 参与心肌肥厚、心肌缺血、心律失常、心肌病及心力衰竭等多种心脏疾病的病理生理过程。

miRNA 在血清中稳定表达，研究发现 miR-1 在急性心肌梗死的早期诊断中具有重要价值。本研究发现，心力衰竭患者血清 miR-1 降低，在心力衰竭心肌组织中 miR-1 表达下调。miR-1 为肌肉和心脏特异性 miRNA，为心脏中含量比较丰富的 miRNA，miR-1 高表达对生长相关基因的表达具有抑制作用，其表达下调可通过调控心肌肥大相关基因水平上调，从而介导心肌肥大的发生。心力衰竭时 miR-1 表达下调，靶基因肌细胞增强因子 -2 和钙调蛋白表达增强。钙调蛋白为心肌肥大信号的重要介质，其可活化钙神经素，导致转录因子激活 T 细胞核因子，导致其活化，从而导致心肌肥大的产生，故分析心力衰竭时心肌组织 miR-1 表达下调，通过多种途径介导心力衰竭的发生；因心力衰竭时心肌组织中 miR-1 表达下调，其释放入血的 miR-1 也降低，故心力衰竭患者血清 miR-1 降低。

本研究发现心功能 NYHA 分级越高，血清 miR-1 越低；预后不良组患者血清 miR-1 低于预后良好组。血清 miR-1 与 LVEF 呈正相关，与 LAD、LVEd 呈负相关；多因素 Logistic 回归分析显示 miR-1 为心力衰竭预后的独立影响因素。心功能 NYHA 分级为按照诱发心力衰竭症状的活动程度对心功能受损状况进行的分级，其级别越高，表明心功能受损程度越重。LVEF 可从容积方面反映心室的射血功能，为判断心脏功能的主要指标之一，其值越低表明心功能越差。LAD、LVEd 也为心功能的常用指标，其值越高表明心功能越差。故本研究结果表明 miR-1 在反映心功能方面具有一定价值，其值越低，在一定程度上可反映心功能越差；miR-1 为心力衰竭不良预后的独立影响因素，其值越低，心力衰竭的预后越差。

综上所述，急性心力衰竭患者血清 miR-1 降低，检测血清 miR-1 对评估患者心功能和预后具有一定的参考价值。

高血压患者因血压急骤升高引起高血压危象时，常可诱发急性左心衰竭并肺水肿。

患者重度呼吸困难、咳粉红色泡沫样痰、两肺布满湿啰音和哮鸣音。此时除按急性肺水肿进行治疗，给予高流量吸氧，吗啡、速尿静脉推注等外，如 SBP > 180 mmHg 或 DBP > 105 mmHg，还可应用静脉制剂（硝普钠、硝酸甘油等）灌注并监测血压，在数分钟至 2 h 内，平均动脉压降低不超过 25%，2 ～ 6 h 内达到 160/100 mmHg。禁用硝苯地平舌下含服。

3.3　高血压与冠心病

冠心病及高血压作为临床常见的两种心血管疾病，随着近年来人们生活水平的提高，这两种疾病的病发率逐年上升，而高血压作为冠心病常见的合并症，二者之间有着密不可分的联系。高血压作为冠心病发展的危险因素之一，其也是冠心病患者死亡的重要因素之一，患冠心病合并高血压病的患者可能因为血压上升而引起反射性心跳加速，继而促使其心肌耗氧量增加，使患者冠状动脉粥样硬化速度加快，继而导致其病情进一步恶化。为此，明确冠心病合并高血压患者的临床特征，患者及时获得诊治对提高患者治疗效果及生存治疗具有重大意义。

冠心病与高血压作为两种独立疾病，发病机制不一，但两种疾病在病因及病理生理变化等方面存在较多相似之处，冠心病合并高血压患者与普通冠心病患者对比，女性占比更高、吸烟史阳性率更高，冠状动脉病变程度较重，范围更广，复杂病变及弥散性病变，中、重度硬化发生率均较高。为此，在临床冠心病治疗中，合理控制患者血压是延缓患者病程发展的重要手段。

3.3.1　高血压与血管壁损伤

脑血管疾病的发病率逐年上升，严重地危害着人类的健康。高血压是心脑血管疾病共同的病因，探讨高血压诱导应力的变化在心、脑血管疾病发病过程中所起的作用，从而有效地防治心、脑血管疾病是目前研究的热点，血压、机械应力通过不同血管信号转导通路和力学调控途径发挥着重要作用。

机械应力可分解为与血流方向平行的剪切力和垂直作用于血管壁的机械牵张力，其作用效果是使血管扩张。剪切力是血液在流动时与血管壁表面摩擦产生的与血流方向平行的力，通过作用于血管内皮细胞（endothelial cells，ECs）而产生一系列效应。机械牵张力是由循环的血流作用于管壁产生的垂直于管壁的力，其大小随心动周期而变化，即在收缩期增大、舒张期逐渐减小。机械应力几乎可以对 ECs、平滑肌细胞（smooth muscle cell，SMC）及细胞外基质（extracel-lular matrix，ECM）等所有血管壁成分造成损伤。

血压升高后,血管壁可以通过改变血管的直径和管壁的厚度来代偿。然而,当血压的变化超过一定程度或长时间的作用对管壁成分造成损伤时,这种代偿机制就会消失,进而出现一系列病理生理变化,引起包括冠状动脉粥样硬化性心脏病、缺血性卒中及高血压脑出血的发生。

由于实验技术尚无法达到人体试验的要求,目前的研究主要集中在体外模拟高血压环境对血管壁及各细胞成分的影响。当血管内压力升高时,产生的机械应力使血管扩张,各细胞发生形变。在体外实验中,形变程度常用周长的变化率表示,但为便于研究,通常采用机械牵张代表周长变化率。O'Rourke 认为,人的主动脉在生理条件下可以承受 5% ~ 10% 的周长变化率。当血压升高时,周长变化率通常 > 10%。大量实验证实,20% 的周长变化率是模拟高血压环境的最佳选择。

Hoffman 等的最新研究显示,血管内皮细胞通过细胞黏附位点、整合素、细胞连接、酪氨酸蛋白激酶受体、离子通道、脂质双层结构在内的机械敏感性受体,感受管腔内的机械应力变化,激活相应的信号转导通路,调节不同类型和功能的基因表达。这样的信号转导通路比较多。Haga 等的研究发现,蛋白激酶 C、GTP 酶家族、磷脂酰肌醇 3 及下游蛋白激酶 B 介导的信号转导通路与激活细胞外信号调节激酶 1、2 和蛋白激酶激活丝裂原激活的蛋白激酶(mitogen-activated protein kinase,MAPK)通路都可以被激活,启动下游信号转导,最终将信号转导致细胞核,引起基因转录的改变。Anwar 等的研究显示,循环的应力变化还可以诱导许多转录因子的表达,如激活蛋白、环磷酸腺苷(cyclic adenosine monophos-phate,cAMP)、血清应答元件和核因子 κβ (nuclearfactor- κβ,NF- κβ)进一步调控基因的表达。机械应力通过调控这些特定的基因表达,极大地影响着细胞的生物学进程,如 ECs 和 SMC 的增殖和凋亡、ECM 的合成和降解等,参与血管重建的过程。

3.3.2　高血压与冠脉循环异常

3.3.2.1　高血压与危险因素聚集

近年来,许多学者注意到肥胖、高血压、脂代谢异常、高血糖、高尿酸等心血管危险因素常聚集在同一个体身上,形成所谓代谢综合征,推测其可能存在某种内在联系,对这一现象始动因素的研究成为现时研究的热点之一。但研究存在着不同的观点,我们采用家系调查方法,通过对高血压家系中直系血亲与旁系亲属(配偶)的对比分析,探讨高血压家系中遗传因素对心血管危险因素的聚集作用。

国际上普遍认为心血管的危险因素,每一项都能增加心血管病的危险,同时合并多种异常时发生心血管病变的危险更大。研究也表明心血管病危险因素常常在同一个体中体现出一定的聚集性。高血压家属遗传史与超重、高血脂、低高密度脂蛋白胆固醇、高尿酸血症、高血糖、高肌酐血症的个体聚集性之间有明显关联。这六种危险因素不同组合的聚集水平直系均高于旁系且不受年龄影响，提示家族遗传因素可能是介导危险因素聚集性的始动因子。

黄成群等进行的流行病学调查表明，不同危险因素发生在同一个体产生的致病作用不是单一因素的简单相加而呈发病危险的几何倍数增加，具有高血压病家族遗传因素者，多种易患危险因素的聚集对糖尿病、冠心病、脑卒中等发病可起重要作用。因此，在人群防治工作中对高血压患者在降压的同时应积极降低其他危险因素如肥胖、高脂、高血糖等，同时，考虑到高血压具有遗传聚集性的特点，对具有高血压病家族史的正常血压者也应列为"高危人群"，对他们采取必要的防治措施具有非常重要的意义。

高血压、糖尿病、肥胖、脂质代谢异常有其各自固有的遗传背景，而遗传模式却不清楚。武阳丰等认为超重是心血管病危险因素个体聚集性的影响因素，也有的认为胰岛素抵抗也许是这些疾病相伴发生的主要原因。这可能是编码高血压、糖尿病及肥胖的基因在染色体上的位置相邻，从而导致危险因素的聚集性，因此，高血压家系遗传缺陷可能是多种因素聚集的关键。本次研究只提供了初步的证据，尚待进一步探讨。

3.3.2.2　高血压致冠脉循环异常

长期高血压可导致冠脉循环结构与功能的改变，使冠脉血流储备功能（CFR）减低，这可能是冠状动脉造影正常的高血压患者出现心绞痛、心肌缺血、心律失常等临床症状的原因，因此，研究高血压对冠脉循环的影响具有重要意义。本研究应用经食管超声心动图技术（TEE）检测高血压病患者冠状窦血流，估测 CFR，探讨高血压对冠脉循环的影响。

CFR 是指机体基础状态下冠脉血流量与冠脉系统最大扩张时的血流量比值，用来衡量冠脉循环最大供血的潜在能力。冠状窦为心大静脉的延续膨大部分，位于心隔面左房室沟内，开口于右心房，主要收集室间隔、左心室、双侧心房和部分右心室的静脉血流，经冠状窦回流的静脉血流占冠脉循环的 85%。因此，如加以药物干预，则可反映冠脉的储备功能。本研究应用多平面 TEE 在食管—胃底切面方位，所有受试者均可记录到满意的冠状窦血流曲线，证实了此方法的可行性。本研究结果显示，对照组和高血压病组用药前后冠状窦内径和血压变化不明显，提示冠脉血流量不受冠状窦内径和血压的影响，因此，可以用流速积分变化代替血流量变化来估测 CFR。但部分病例心率明显增快，为了消除心率的影响，我们选择流速积分和心率乘积来代表单位时间内的冠状窦血流量，以其变化估测 CFR，证实了方法的可靠性。

（1）高血压可引起 CFR 减低的观点。高血压病患者 CFR 减低的原因可能与下列因素有关：第一，基础状态冠脉血流增加。高血压病患者基础状态下冠脉血流速度和流量高于对照组，冠状窦内径代偿性增宽，这可能与高血压心肌肥厚有关，本组患者心肌重量指数明显高于对照组，研究表明，左室心肌重量增加使心肌耗氧量增加，心肌内阻力血管扩张，心外膜冠脉血流速度和流量增加，以保证心肌供血，即冠脉血流储备被提前动用。用药前后冠脉血流量比值减小，CFR 减低。静息流速增加使血管内膜的剪切应力升高，内皮损伤，血流介导的血管舒缩反应异常，参与 CFR 减低的过程。第二，冠脉循环阻力小动脉最大扩张能力减低。如同全身其他部位的阻力小动脉一样，高血压时冠脉循环阻力小动脉的动脉壁增厚，主要为中层平滑肌细胞重组排列，壁／腔比值增大。这种高血压性结构重塑的后果是引起动脉壁顺应性减低，弹性减退，冠脉阻力小血管最大扩张能力减低，表明用药后高血压病组的 CSF 明显低于对照组，支持上述观点。

（2）高血压患者可出现心绞痛症状，但冠脉造影结果正常。高血压病致使冠脉最大扩张能力明显受损，导致的 CFR 降低是冠脉造影正常的高血压患者出现静息或劳累性心绞痛的主要机制。在高血压病晚期不仅心肌细胞肥大，而且伴有血管与结缔组织胶原成分明显增多，导致肥厚心肌纤维化且微循环状况恶化。此时静息状态冠脉血流量正常或稍增加，主要因冠脉阻力血管最大扩张能力受损，提示高血压病有症状组冠状循环损伤可能尤为明显。

目前认为，高血压时 CFR 降低的机制主要涉及直径 < 300 m 的冠状阻力小动脉的结构与功能的改变。大量资料表明高血压患者即便无冠状动脉狭窄，其冠脉最大血流量也常减少 30% ～ 50%，最小阻力增大，CR 减少。而心肌活检证明高血压患者的这种变化是由于小冠状动脉结构的改变，这可能是造成 CR 受限的主要原因。

高血压对冠状循环结构的影响包括冠状动脉主干及其主要分支的粥样硬化病变，冠状微血管病变，冠状血流储备能力下降，心肌组织毛细血管密度减少。另外，高血压时由于病理性心肌肥厚，使缺血对心肌引起的损害程度增大。

（3）单位体积血管密度降低是高血压 LVH 的特征。冠脉阻力决定了冠脉扩张容量和冠脉流量的大小。正常情况下，近一半的冠脉阻力来自直径 < 10 μm 的阻力血管，而慢性高血压患者冠脉血管阻力大小的分布发生重新分配，微小血管阻力将占整个冠脉阻力的绝大部分。研究中发现，直径 < 100 μm 的阻力血管具有自动扩张调节能力，且口径越小，其扩张至最大限度的能力就越强。因此，研究直径 < 100 μm 的阻力血管对阐明冠脉血流量的调节将具有十分重要的意义。高血压相关的靶器官——心脏损害普遍存在微小血管平滑肌增生中层肥厚，即使平滑肌完全舒张，血管中层肥厚也可使管腔狭窄。Schwartzkopff 等报道高血压、主动脉瓣狭窄所致的 LVH 和正常血压对照组心脏病理结果表明，高血压和主动脉瓣狭窄左心室的心肌细胞直径较对照组分别增加 27.0% 和 65.0%（$P < 0.05$），心肌周围纤维化较对照组分别增加 25% 和 58.7%（$P < 0.05$），与对照组相比，仅有高血压组血管外周纤维显著增加。值得注意的是作者还观察了不同大小血管的变化，与对照组相比，高血压组左心室肥厚心肌内的微血管外径在 20 ～ 40 μm 和 40 ～ 80 μm 范围的血管壁厚度分别增加 32.0% ～ 44.0%（$P < 0.05$），血管外周纤维分别增加 21.5% ～ 61.0%（$P < 0.05$），中层厚度与管腔内径比值在上述范围血

管均显著增加 100% 以上。而主动脉瓣狭窄致左心室肥厚心肌内的微血管无此变化，当微血管外径 > 80 um 时高血压和主动脉瓣狭窄与对照组比较无明显差异，同时还观察到高血压患者右心室也出现类似改变，说明 LVH 和微血管平滑肌增生使中层肥厚及与管腔比值增大除与高血压有关外，也与局部生长激素有关。

3.3.3　冠心病患者的血压控制

血压升高是引发冠心病的独立危险因素之一，有高血压病史的冠心病患者 10 年心血管不良事件的发生风险高达 40%。研究发现，合理的降压治疗可有效降低心血管事件的发生风险，高血压患者收缩压每降低 10 mmHg、舒张压每降低 5 mmHg 冠心病死亡率下降约 50%。因此，在冠心病二级预防中高血压管理具有关键作用。2012 年美国心脏学会（AHA）颁布的《冠心病诊治指南》中推荐将有高血压病史的冠心病患者血压严格控制在 140/90 mmHg 以下，合并糖尿病患者则应控制在 130/80 mmHg 以下。

3.3.3.1　降压治疗对冠心病的影响

冠心病是冠状动脉血管发生动脉粥样硬化病变而引起血管腔狭窄，使血流受到阻塞，引发心肌缺血、缺氧或坏死，产生心绞痛症状。高血压和高血脂症是临床医学上普遍认为的冠心病的两大危险因素。目前，冠心病在我国的发病率呈现逐年增高的趋势，社会上也不断研发出各种各样的降压和降脂药物，这些药物可有效降低血压和血脂，但是即使冠心病患者高危人群采用多药联合治疗，冠心病的发病率仍然居高不下。最近有研究显示强化降压联合、强化降脂治疗能够有效降低冠心病患者心血管事件的发生风险，但目前尚未有证据证明我国的冠心病患者是否适合强化降压和强化降脂的联合治疗。

冠心病主要分为隐匿型、心肌梗死型、心力衰竭型、猝死型、心绞痛型，而心肌梗死型、心力衰竭型、猝死型是最为严重的症状，病死概率最高。随着人们生活质量的不断提高，我国冠心病的发病率呈现逐年增长的趋势，目前临床治疗冠心病主要有阿司匹林、他汀类、硝酸酯类等降血压、降血脂的药物。

目前，在研究推荐冠心病患者 LDL-C 的控制标准是 < 1.82 mmol/L。本研究报道，急性冠脉综合征患者单独采用强化降脂治疗后斑块明显缩小，治疗效果显著，有研究显示联合强化降低 LDL-C 可以有效降低冠心病患者的发病率和病死率。另外，HbAL 是人体内处于高血糖状态下的一种糖基化产物，持续升高可以体现患者体内的蛋白质糖基化水平及糖基化终产物的生物学活性，HbAlc 水平的升高是除血糖外的另一个引发冠心病的独立危险因素。因此，注重 HbAL 的水平，对患者的病情进行详细评估、真正处理，可以有效降低冠心病的病死率。

3.3.3.2　降压治疗对动态血压、脉压指数及降压平稳性的影响

高血压作为临床中常见且多发性疾病，发病率高，且病死率和致残率也相对更高。目

前临床中需使用降压药物对高血压病症进行有效控制，以往临床中单一使用降压药物治疗的效果并不是十分理想，而他汀类药物的应用对高血压病症的治疗效果存在诸多争议点。

患者治疗期间每间隔 2 个月空腹抽取静脉血 4 ml 送至实验室进行指标检测，对比组患者予以单纯降压治疗，患者口服复方利血平氨苯蝶啶片（华润双鹤药业股份有限公司，国药准字 H11022335）常用量 1 次 1 片、1 日 1 次，维持量 1 次 1 片、2 ～ 3 日 1 片，以病情增减用量。研究组患者予以调脂联合降压治疗，调脂药物为阿托伐他汀（辉瑞制药有限公司，国药准字 H20051407），患者于用药前进行标准低胆固醇饮食控制，起始剂量为 10 mg，每日 1 次，剂量调整时间间隔应为 1 周或更长，最大剂量为 80 mg，每日 1 次。阿托伐他汀每日用量可在 1 d 内的任何时间服用，并不受进餐影响。

根据实验室检测结果详细记录两组患者的 24 h 脉压、24 h 脉压指数、24 h 平均收缩压、24 h 平均舒张压、甘油三酯、总胆固醇、收缩压平滑指数和舒张压平滑指数。

所有数据采用 SPSS23.0 统计软件包进行处理，计量资料采用均数 ± 标准差表示、组间比较采用独立样本 t 检验；计数资料采用例数和百分比率表示，组间比较采用检验 $P < 0.05$ 表示差异具有统计学意义。

研究组患者在 24 h 脉压、24 h 脉压指数、24 h 平均收缩压、24 h 平均舒张压、甘油三酯和总胆固醇等指标均优于对比组，组间对比差异具有显著统计学意义（$P < 0.05$）。

研究组在收缩压平滑指数和舒张压平滑指数中均高于对比组，统计学对比有差异（$P < 0.05$）。

据相关研究资料显示，高血压患者的靶器官损害与血压绝对值、脉压、血压波动之间存在极为密切的关联性，在这种情况下，需保证降压药物的稳定性和持续性，从而为患者提供更加有效的治疗。当下临床中治疗高血压患者多采用药物治疗方式，但单一降压药物治疗下患者心脑血管疾病发生率并未得到改善，因此，临床认为高血压患者在早期治疗中联合调脂类药物治疗，从而帮助患者取得更具持久性、更加明显的治疗效果。目前，临床中认为动态血压是判定高血压患者病症的重要指标，一般来说，脉压的升高直接导致大动脉僵硬，易引发动脉粥样硬化症，而他汀类的调脂药物能够有效增加血管内皮细胞对 NO 的释放，加速内皮素的清除，对于改善血管内皮功能来说具有极佳的效果。实验结果显示，研究组患者在 24 h 脉压、24 h 脉压指数、24 h 平均收缩压、24 h 平均舒张压、甘油三酯和总胆固醇等指标均优于对比组，且研究组在收缩压平滑指数和舒张压平滑指数中均高于对比组，由此可见调脂联合降压治疗下能够显著降低患者的动脉血压和脉压指数，提高降压平稳性。

综上所述，调脂药物联合降压药物治疗高血压患者能够在有效改善动脉血压、脉压指数的同时提高降压平稳性，对改善病症、提高疗效来说起到了积极作用，应在临床中广泛推广并应用。

3.3.3.3 循证医学证据

将收缩压作为控制目标的重要性日益凸现，即使收缩压仅有轻度降低（3 ~ 5mmHg），心力衰竭和脑卒中的危险也会相应显著减少。以往降血压的目标不明确，可能与传统的抗高血压治疗对血压的降低不充分有关，因而使降压治疗对冠心病的预防作用不充分；或出现相反的情况，即降压过度，使冠心病的危险增加。高血压理想治疗（hypertension optimal treatment，HOT）试验的结果表明，降压治疗后平均舒张压达到 82.7 mmHg 和平均收缩压达到 138.5 mmHg 时主要心血管事件（包括所有致命或非致命性心肌梗死、所有致命或非致命性脑卒中和所有其他心血管疾病死亡）的危险性降低最明显，并且降至此血压水平以下也未见主要心血管事件增加。

此外，EUROPA 研究纳入的研究对象是稳定型心绞痛患者，观察在标准治疗的同时加用 ACEI 培哚普利，是否能够进一步降低低危患者的心血管事件。结果表明，在血小板抑制剂、β 受体阻滞剂和调脂治疗等常规二级预防治疗的基础上，加用培哚普利的患者心血管死亡、非致命性心肌梗死和心脏骤停的危险性显著降低了 20%。这说明在血压控制理想的基础上，一些药物具有额外的降低冠脉事件的作用。

如何进一步降低高血压患者发生冠心病的危险与死亡是高血压治疗面临的重要问题。高血压合并心绞痛患者选用 β 受体阻滞剂和长效 CCB、心肌梗死后或心衰患者选用 β 受体阻滞剂和 ACEI/ARB，有糖尿病倾向或代谢综合征患者避免 β 受体阻滞剂与较大剂量噻嗪类利尿合用等，都是临床实践中需要格外关注的问题。

3.3.3.4 高血压合并心肌梗死

心肌梗死发生后，在一定范围内随着血压的降低（无论自然降低或药物降低），心血管相关疾病发生率亦随之降低。即使收缩压只有 80 mmHg，只要三大生命体征平稳，可明显减少患者住院期间的死亡率和心肌梗死并发症，亦无急性肾功能衰竭或重度心力衰竭的发生。

GISS-3 和 ISIS 4 临床试验证实，在心肌梗死 24 h 内口服 ACEI 可降低 6 周内死亡率，但远期心脏扩大、心力衰竭和死亡并没有改善。CCS-I 临床试验共纳入 13634 名心肌梗死患者，在梗死后 36 h 内服用卡托普利，4 周的死亡率高于对照组，可能与很多收缩压 < 100 mmHg 的心肌梗死患者使用卡托普利后病情恶化有关。欧美国家多中心临床试验对于心肌梗死患者服用 ACEI 的排除标准多采用血压 < 90 ~ 105/55 ~ 60 mmHg。Van Gilet WH 组织 CATS 试验，选择了 298 例前壁心肌梗死患者，在心肌梗死后 6 h 服用卡托普利，可降低心脏扩大和心力衰竭的进展。心肌梗死后早期使用 ACEI 比 2 d 后使用对心功能的改善有一定益处。

SAVE 研究的对象是 EF < 40%，运动试验无明显缺血的急性心肌梗死患者，平均在急性心肌梗死后 11 d 入组，在随访的第 1 年没有观察到显著的死亡率下降，而在接下来

的 3 ~ 5 年随访期间，死亡率较对照组下降了 19%。TRACE 研究将急性心肌梗死后左心室功能不全的患者随机分组，分别接受群多普利拉或安慰剂治疗，随访 108 周发现群多普利拉组患者死亡率为 34.7%、安慰剂组为 42.7%；经过 6 年的随访发现，群多普利拉组患者存活时间延长了 15.3 个月。以上研究证实只要没有禁忌证，所有急性心肌梗死后存在心力衰竭的患者均建议使用 ACEI，即使没有心功能不全的临床表现，ACEI 亦应长期使用，尤其是合并糖尿病的急性心肌梗死患者。

3.4　高血压与脑卒中

脑卒中是一类临床预后较危重的脑血管疾病。发病机制因脑血管堵塞而造成脑组织供血不足，引发相关缺血缺氧性脑组织坏死，致机体功能受影响。该症患者临床常见合并症有认知功能障碍、言语功能障碍、偏瘫等，疾病进展迅速，治疗重视时效性，一旦治疗贻误，临床将增加病死发生率。脑卒中为我国当下老年群体的主要病死原因之一，针对疾病的诊疗，临床主张早发现、早治愈，并强调老年群体需重视预防性护理，尤其患有血管疾病的高龄患者更需注意自我防护，以尽量预防脑卒中病发。而在众多脑卒中致病诱因中，高血压一直占据着主要地位。同类型文献提示，予以高血压患者有效的血压调控干预，理论上可有效降低患者卒中发生率，起疾病预防之功效。

3.4.1　缺血性脑卒中

缺血性脑卒中是十分严重的脑血管疾病，预后较差，遗留后遗症致残。在急性脑卒中后的短时间内动脉供血中断的脑组织将发生一系列病理生理变化，并形成三个动态的脑区：中心坏死区、半暗带（penumbra）、正常脑神经。急性缺血性脑卒中早期会出现缺血性半暗带，此处缺血脑组织结构完整但功能失活，具有时限可逆性或不可逆性，因此，尽早在有效时间内促进半暗带区恢复血流灌注，对避免或减少梗死灶的扩大具有积极意义。

脑内有多种神经递质，如神经肽。单胺类神经递质，兴奋性氨基酸等参与了原发性或堆发性中枢神经系统损害。目前临床上对缺血性脑卒中的诊断主要依赖于影像学检查，常规 CT、MR 检查对该疾病早期缺血灌注状态的判断价值十分有限，而螺旋 CT 灌注成像能够识别缺血半暗带组织，发现灌注异常区，对拟订临床治疗方案具有一定的指导意义。128 排螺旋 CT 可进行快速、大范围的薄层扫描，显著缩短灌注成像的时间，通过对局部脑组织血液灌注半定量检测，能更全面地收集缺血性脑卒中患者梗死灶缺血灌注状态的影像学信息，对梗死区脑血管状况进行准确的评估。

将原始灌注数据传至工作站，使用 perfusion CT/VA10B 软件去除颅骨，将感兴趣区定义在上矢状窦部，根据脑动脉显影状况调节密度值，去除脑血管干扰后计算脑血流量（CBF）、脑血容量（CBV）、平均通过时间（MTT）、达峰时间（TTP）。根据临床表现和 CT 扫描结果，将病灶部位分为缺血中心区、缺血半暗带、缺血周围区，对侧则作为正常对照区，梗死侧各项数值除以正常对照区相应测量值得到相对脑血流量（rCBF）、相对脑血容量（rCBV），相对平均通过时间（rMTT）、相对达峰时间（rTTP）。

观察指标包括：（1）比较缺血性脑卒中患者梗死区和缺血半暗带的 rCBF、rCBV、rMTT、rTTP：（2）分析缺血性脑卒中患者的缺血脑组织可恢复比率（PRR）与美国国立卫生研究院卒中量表（NIHSS）评分的相关性，PRR= 半暗带面积 /（梗死面积 + 半暗带面积）。NIHSS 评分包括意识水平、感觉、面瘫、语言、肢体运动等 15 个评分项目，得分越高则神经功能缺损越严重。

用统计学软件 SPSS21.0 进行数据分析，符合正态分布的计量数据以（s）表示，两组独立样本资料比较采用 t 检验；采取 Spearman 进行相关性分析，以 $P < 0.05$ 提示具有统计学意义。

缺血性脑卒中患者梗死区 rCBF、rCBV 低于缺血半暗带（$P < 0.05$），rMTT、rTTP 高于缺血半暗带（$P < 0.05$）。

Spearman 分析结果显示，缺血性脑卒中患者梗死区和缺血半暗带的 PRR 与 NIHSS 具有显著的正相关性（$P < 0.05$）。患者诊断为右侧基底节区和额颞叶大面积脑梗死。

缺血性脑卒中在各种脑血管疾病中占比较大，随着病情进展或临床治疗不当，脑梗死范围可能会进一步扩大，导致严重的神经功能缺损，严重者造成死亡，治疗成功者也可能存在后遗症而致残。早期脑卒中的诊断主要依靠影像学检查，其中 CT 灌注成像可对脑组织缺血状态进行半定量检测，在脑血管疾病诊断中应用较为广泛。

CT 脑灌注成像主要通过静脉注射放射性示踪剂，选择特定层面进行连续扫描，获得示踪剂首次通过脑部时间来反映脑组织血液灌注量的变化情况。CT 灌注成像可对大脑前、中、后动脉等多支脑血管进行显示，通过任意旋转、多方位观察可更加全面地显示脑血管状态并进行观察。将灌注成像得到的数据传送至工作站得到时间—密度曲线，联合数学模型可计算出特定部位的 CBV、CBF、MTT、TTP 等灌注参数。CBV 指单位体积脑组织血管床容积，CBF 指单位时间内通过动静脉、毛细血管等脑组织血管的血流量，MTT 指血液经过动脉、毛细血管、静脉窦的平均通过时间，TTP 指对比剂第一次到达扫描层面的大动脉在脑组织中达到团注峰值的时间间隔。

相关文献报道称缺血半暗带是脑梗死部位周围的组织，大多位于正常区和缺血区之间的边缘带，属于低灌注区，尚且存在一定的生存能力，随着疾病进展可能发展为梗死性病灶，也可能恢复其功能性电活动。缺血半暗带处于高度动态性的病理变化过程中，若在有效时间内促进其血流灌注再通，则脑组织部分障碍会得到恢复，神经细胞的存活率也随之增加。若在有效时间内不能恢复脑组织灌注，则脑损伤会进一步加剧，梗死灶会进一步扩大，此时进行再灌注则会加重患者的脑水肿病变，甚至导致死亡。因此，在脑梗死发作时确定其缺血半暗带的大小和范围有利于决定再灌注时间窗和脑保护治疗时间窗，对溶栓治疗时机的选择和患者神经功能的挽救均具有积极意义。

本研究结果显示，缺血性脑卒中患者梗死区的 rCBF、rCBV 低于缺血半暗带，rMTT、rTTP 高于缺血半暗带，证实了梗死区与缺血半暗带的血流灌注状态有显著差异，CT 灌注成像可分辨半暗带和梗死区，为临床拟订溶栓治疗方案提供了重要的影像学依据。临床上常采用 NIHSS 评分对缺血性脑卒中患者的神经功能进行评估，以确定治疗后脑组织功能的恢复情况。本研究中缺血性脑卒中患者的 PRR 与 NIHSS 具有显著的正相关性，提示脑组织缺血区的血流可恢复情况与预后有直接联系，CT 灌注成像可为患者预后评估提供一定的影像学依据。

综上所述，缺血性脑卒中患者梗死区和缺血半暗带的血液动力学情况具有显著差异，且缺血脑组织的可恢复情况与疾病预后有明显的相关性，CT 灌注成像可为临床治疗和预后评估提供可靠的影像学依据，值得临床借鉴应用。

3.4.2　出血性脑卒中

脑出血（itrncerebral hemorhnge，ICH）系指原发性非外伤性脑实质内的出血，是一种常见病、多发病，占全部脑卒中的 20% ~ 30%。在 45 岁以下年龄，原发性脑出血占首次脑卒中患者的 20%，年发病率约为 2/100 000。脑出血的发病是在原发性高血压和脑血管病变的基础上，血压骤升所致。从病理形态来看，此时脑血管可有中层肌纤维的肥大。高血压所致的血管病变及微动脉瘤，最常见的部位为苍白球、丘脑、大脑深部白质、小脑及脑桥等，因此，高血压性脑出血多发生在上述部位。

脑组织中可见大片出血灶及点状出血，血肿周围神经细胞和胶质细胞体积增大，毛细血管充血。管壁肿胀，周围有渗血，细胞之间和小血管周围间隙增大，提示有脑水肿。胶质细胞肿胀，胞浆中线粒体及粗面内质网明显减少。有较多空泡形成，胞核中的核仁消失。有髓神经纤维髓鞘明显脱失，间质中毛细血管充盈，血管内皮细胞肿胀，血管基腹裸露，周围有大量空泡形成。以上观察提示，脑出血时出血灶周围脑组织可产生明显缺血性改变，神经细胞和胶质细胞变性且后者重于前者，胞浆细胞器变性重于细胞核且以线粒体变性最为明显，同时有神经髓鞘脱失和毛细血管周围空泡样变性存在。脑出血的组织病理学改变与脑缺血时的病理改变非常相似。

脑出血发病初期，血肿对脑组织、神经、血管产生直接爆发性挤压、撕裂性破坏会引起头痛、呕吐、意识障碍等一系列临床症状。脑出血后血肿对局部脑组织压迫，依据出血量的大小和部位不同出现相应的神经功能缺损表现。脑出血血肿周围的脑组织受压，水肿明显，颅内压增高，脑组织可移位。

脑内出血血肿形成 30 min，其周围的脑实质即发生海绵样病变，形成海绵层。6 h 后，血肿的脑实质开始出现坏死，称为坏死层。坏死层外侧的脑组织内静脉为主的小血管周围出现环状成片状出血，称为血管外出血层，再外侧为海绵层。随着时间的推移，坏死层、血管外出血层融合成片。由此可见，血肿形成 6 h，其周围的脑组织即开始发生变性、出血和坏死。

脑出血灶周组织水肿是病情加重的重要原因，血肿内释放出的血被成分如凝血酶等是导致灶周组织早期水肿的主要原因，在早期脑水肿的形成中起着重要作用。凝血酶和凝血级联反应在早期（24 h 内）脑水肿的形成中具有关键作用，用特异的凝血酶抑制剂可抑制脑水肿的形成。近年来，在脑出血后脑水肿形成的机制研究中，凝血酶成为人们最为关注的一个焦点。凝血酶可诱发脑水肿形成，凝血酶抑制剂则可阻止凝血酶诱发的脑水肿形成。

研究证实，脑损伤是脑血流量和脑代谢率降低的共同结果，两个参数中任何一个紊乱均会导致脑损伤。凝血酶的直接毒性在出血量为 50 mL 左右的脑血肿中，主要表现为通过影响代谢而不是使血流下降而引起细胞损伤。最近，Vauhan 等证明凝血酶的作用由其浓度决定，小剂量凝血酶（1U/mL）对脑细胞具有保护作用，可激活神经元和神经胶质细胞上的凝血酶受体，阻止细胞凋亡；大剂量的凝血酶（5U/mL）则具有神经毒性，破坏血脑屏障，导致脑水肿和神经细胞死亡。Vaughan 等证明，低剂量的凝血酶可保护脑胶质细胞抵抗外界有害物质如低血糖症及过氧化酶的侵害。将等小剂量凝血酶预先注入大鼠的尾状核，然后再观察不同时间注入大剂量凝血酶所产生脑水肿的状况，结果发现注入小剂量凝血酶后在 7 ~ 14 d 后再注入大剂量凝血酶，脑水肿明显减轻，这种作用可能与热休克量白 27（HSP27）的表达有关。

脑出血局部脑损伤后组织间液和水肿液混杂，使血浆或脑组织中的激肽释放酶原被激活，激肽原转化为激脑，其中主要为缓激肽。缓激肽作用于内皮细胞受体，可扩张脑血管。此外，Winking 等连续观察了 12 例脑出血后手术治疗和 5 例保守治疗的患者，检测治疗前后尿中半胱氨酸 – 白细胞三烯（eys-LT）的代谢产物发现，eys-LT 含量与血肿周围脑组织水含量显著相关，因此，其认为 ecys-LT 可能是加剧脑出血后脑水肿的一个因素。Grenberg 和 Lysko 等的研究证实脑出血后周围缺血的脑组织钙离子明显积聚，且与组织损害、脑水肿程度一致，提示血红蛋白和钙离子在脑出血后组织的病理损伤中起着重要作用。Delbigio 等用组织病理学的方法发现此水肿周围有强烈的中性白细胞反应，这种活化的白细胞的聚集性、黏附性增高而变形性降低，造成微循环淤滞，导致组织缺血性损害。

脑出血后细胞因子表达增高，如 Driedzie 等研究发现脑出血后患者血清中 IL-6 和 IL-10 增高，并且 IL 和 IL-10 水平与格拉斯哥昏迷指数密切相关。另外，白介素 6 的水平与血肿的体积和占位效应有关。但 Qureshi 等通过建立狗的自体血脑出血模型，发现脑出血的早期无论在血肿区还是在脑的其他部位都没有引起肿瘤坏死因子以及 IL–6、IL–1 的大量表达，表明脑出血在急性期的病理生理学机制与脑缺血和脑外伤不同。

脑出血容易并发脑干出血，但由于病情危重和检查手段的限制，往往不能被及时发现。另外，脑干组织紧密，小动脉较为固定，脑出血后组织易发生移位，相应的血管受到牵控、远端缺血，可引起梗死性出血。这种出血多呈点片状，有的孤立存在，有的融合成片，镜下可见出血灶内有管壁破坏的小动脉。继发脑干出血血肿影响到中脑腺孔散大，影响到脑桥膔孔缩小。继发脑干出血后血压可急剧升高，多在 20/120 mmHg 以上，多有眼球分离、斜视、撑动、中央固定等眼位改变。继发脑干出血后意识障碍明显加重，患者多在 24 ~ 48 h 内陷入昏迷、甚至死亡。

脑出血的病理损伤机制复杂，有许多环节仍不明确，以上这些病理机制相互作用、相互影响，参与了脑出血的损伤过程。近年来对脑出血的基础研究有了很大进步，脑出血后多种生物活性物质的产生或失衡、产生炎性反应及细胞凋亡是激发性脑损伤的重要因素，也是人们研究的热点。今后如能在干预这些机制上找到合适的药物，必将对脑出血的治疗产生深远的影响。

3.4.3　腔隙性脑梗死

腔隙性脑梗死是指大脑半球或脑干深部的小穿通动脉在长期高血压等危险因素的基础上血管壁发生病变，最终管腔闭塞，导致供血动脉脑组织发生缺血坏死（其梗死灶直径 < 1.5 ~ 2.0 cm），从而出现相应神经功能缺损的一类临床综合征。腔隙性脑梗死患者在发病初期多伴有不同程度的头痛、眩晕症状，以往临床以采用 CT 检查方法进行检查诊断腔隙性脑梗死，而相关临床研究结果显示，采用 CT 检查方法的腔隙性脑梗死影像学表现并不突出，容易发生误诊、漏诊现象，甚至导致患者的最佳治疗时机被延误。近几年来，在临床应用脑电图检查诊断腔隙性脑梗死，可有效提高腔隙性脑梗死的检出率、准确率。

CT 检查方法的腔隙性脑梗死诊断标准：可见病灶处于脑部基底节区丘脑内囊，或病灶处于脑干，或处于脑部放射冠侧脑室旁，表现为圆形低密度灶分布或者椭圆形低密度灶分布且边界清晰，直径为 2 ~ 20 mm，其占位效应比较轻微，而且相邻脑室受压，没有出现中线结构移位情况。

脑电图检查方法的腔隙性脑梗死诊断标准：可见病灶区域存在弥漫性低波幅慢波，以广泛波为背景，可见明显局灶性慢波，或者不对称性慢波，而且部分患者可合并周期性尖慢波融合情况。

腔隙性脑梗死为临床常见疾病，该疾病患者的脑部梗死区多在发病后 48 h 发生一系列表现，如脑组织水肿、脑组织坏死等。临床结合腔隙性脑梗死患者疾病特点，该疾病病理学改变过程需持续一定时间，因此，发病初期运用 CT 检查方法，其检查结果常为阴性，而且无脑组织特异性改变。但是，在腔隙性脑梗死发病 48 h 之内，虽然脑生理功能未表现出结构性的变化，但是可出现梗死区域内明显异常波，而且通过脑电图检查方法可将其检测出来。

脑电图检查方法的检出率为 92.00%，CT 检查方法的检出率为 62.00%，组间比较，脑电图检查方法的检出率更高于 CT 检查方法，差异具有统计学意义（$P < 0.05$）；脑电图检查方法的误诊率为 4.00%、漏诊率为 4.00%，CT 检查方法的误诊率为 20.00%、漏诊率为 18.00%，组间比较，脑电图检查方法的误诊率、漏诊率均更低于 CT 检查方法，差异具有统计学意义（$P < 0.05$）。由此提示，临床在进行检查诊断腔隙性脑梗死过程中应用临床脑电图检查方法，结合脑电图异常表现可以作为参考依据。

综上所述，临床结合腔隙性脑梗死患者的疾病特点，与 CT 检查方法相比较，应用临床脑电图检查方法可以取得更高的临床准确率，可以及时反映早期脑功能改变情况，从而为临床制订治疗方案提供有效参考依据，有重要的临床应用价值。

脑小血管疾病（cerebral small vessel disease，CSVD）是指小穿支动脉和小动脉（直径 40 ~ 200 m）、毛细血管及小静脉的各种病变所导致的临床、认知和病理学表现的综合征，影像学主要表现为腔隙性脑梗死、脑白质病变、扩大的血管周围间隙、脑微出血（cerebral microbleeds，CMBs）、皮质萎缩等。其中，腔隙性脑梗死属于轻微神经功能损伤的脑卒中，年龄和高血压病相互作用在 CMBs 的发生和发展中起关键作用。有研究发现高血压病几乎只增加老年患者和老年实验动物的 CMBs。综上所述，CMBs 与缺血性小血管疾病密切相关。研究表明小血管病变越严重，腔隙性脑梗死发生的数目越多，CMBs 发生率越高。随着 CMBs 进展，再发脑卒中风险会明显增加，CMBs 是影响脑梗死早期复发的独立危险因素，而 CMBs 也可增加颅内出血的风险。在梯度回波（gradient echo，GRE）的基础上 CMBs 的数量可以预测颅内出血的复发，与脑淀粉样血管病无关的脑出血相比，脑淀粉样血管病相关的脑出血复发风险增加了 7 倍。有研究表明 CMBs 的病理基础无论是高血压性动脉病变，淀粉样血管病变或是两者的结合，都有可能进展成为脑缺血或脑出血。综上所述，腔隙性脑梗死后继发脑梗死和脑出血存在共同的潜在通路。

本研究发现，腔隙性脑梗死在除外心房纤颤、癌症、多发性腔隙性脑梗死、高胆固醇因素，继发脑梗死和脑出血在年龄、性别、高血压病、糖尿病、高脂血症（除 TC 外）、吸烟、饮酒、冠心病这些脑血管病危险因素上无明显差别，伴有高血压病、糖尿病、冠心病、饮酒、吸烟、高脂血症（除 TC 外）的腔隙性脑梗死，发生脑梗死和脑出血的风险相同，因此，得出小血管性脑梗死和脑出血具有相同的病理基础。两者的二级预防在危险因素上是密不可分的，所以对于伴有癌症、多发性腔隙性脑梗死的腔隙性脑梗死患者推荐使用抗血小板聚集药物，伴有房颤的患者按照 2019 年美国房颤管理指南使用抗凝药物。

抗血小板聚集药物可以有效阻止血栓形成，降低脑梗死的复发率，但也同样会增加脑出血的风险。Soo 等对 908 例急性脑梗死患者的研究发现，脑出血风险和病死率随着 CMBs 数量的增加而增加，当 CMBs 数量 ≥ 5 时脑出血带来的风险和病死率将超过抗血小板聚集治疗所带来的益处。有研究表明，高龄、高血压病、腔隙性脑梗死是 CMBs 的独立危险因素。SWI 是检测 CMBs 最敏感的序列，对于伴有高血压病、多发性腔隙性脑梗死的高龄患者常规性进行 SWI 检查以检测合并 CMBs 的情况，对腔隙性脑梗死患者治疗方案的制订具有重要的指导意义，若 CMBs 数量 ≥ 5 时可停用抗血小板聚集药物。对于脑血管病的预防最重要的是防止和控制危险因素，做好脑血管病的二级预防。

目前，ROC 曲线分析被公认为是衡量诊断信息决策质量的最佳方法。本实验利用 ROC 曲线评价总胆固醇水平对腔隙性脑梗死后复发脑梗死和脑出血的诊断价值，并利用 ROC 曲线找出总胆固醇的临界点，结果显示脑出血组的 TC 水平明显高于脑梗死组，差异有统计学意义（$P < 0.05$），提示总胆固醇与腔隙性脑梗死发生脑出血关系密切。TC 的临界点为 4.945 mmol/L，其 AUC 为 0.605 ± 0.106，此时 TC 鉴别腔隙性脑梗死发生脑出血的灵敏度和特异度分别是 43.9% 和 81%，说明 TC 对腔隙性脑梗死患者脑卒中复发的类型有一定的预测价值。

综上所述，由于小血管性的脑梗死和脑出血具有相同的病理机制，所以二者的二级预防在危险因素的控制方面密不可分，对伴有癌症和多发性腔隙性脑梗死的腔隙性脑梗死，推荐使用抗血小板聚集药物；对伴有房颤的患者，按照指南使用抗凝药物；对有条件的患者，尤其是对伴有高血压病、多发性腔隙性脑梗死的高龄患者行 SWI 检查，若 CMBs 数量 ≥ 5 时可停用抗血小板聚集药物。TC 水平的检测可作为腔隙性脑梗死患者脑卒中复发类型诊断的辅助检测指标。

VRS 是软脑膜细胞与脑内血管间的一个潜在性腔隙，它将血管与周围的脑组织分开，参与了脑内局部免疫调节和炎症反应。当各种原因导致的 VRS 数量和形态发生改变时，颅内的炎症和免疫稳态失衡，加剧疾病的发展。已有大量研究围绕 VRS 与帕金森病和多发性硬化等疾病展开，并证实 VRS 的扩大与疾病进展密切相关，可应用于疾病的预后判定。

结果与 Ding 等研究具有高度一致性，同时也证明了 VRS 的体积定量评估较评分相比，VRS 的体积定量更具有优越性。早期 Li 等提出用三维重建方法量化抑郁大鼠海马 VRS 的体积并取得了较好的评价效果。Favaretto 等亦通过体积定量对多发性硬化症患者的 VRS 体积进行了观察，发现体积定量法在 VRS 的评估中具有优势，并可能成为未来 VRS 研究的主流方法。

本研究通过计算两年间 VRS 的进展率，将患者分为 VRS 无进展组、轻中度进展组和重度进展组，并通过趋势检验提示了 VRS 的进展可促进腔隙性脑梗死（LI）的发生。而单因素和多因素回归分析结果亦对趋势检验的结果提供了佐证，进一步验证了 VRS 的进展可促进 LI 发生这一观点。

腔隙性脑梗死是指颅内深部穿孔小血管闭塞引起的小囊性脑部病灶，通常在内囊、基底神经节、放射状冠、丘脑、小脑或脑干的皮质小梗死中发现直径 < 5cm 的小囊性脑损伤。Meta 分析显示，腔隙性脑梗死与非腔隙性脑梗死会导致相似的认知障碍。患者出现血脂异常可能是缺血性脑卒中的独立危险因素，其通常通过加速全身性动脉粥样硬化进程而引起具有隐匿性和进行性特点的躯体器官损伤，使患者的认知功能受到损伤，被认为是诱发帕金森症的风险因素。

脂肪组织是分泌炎症因子的重要场所，脂肪因子是由脂肪组织产生和释放的具有生物活性的多肽物质，可以通过旁分泌及内分泌的方式参与心血管疾病的发病机制，参与血管的生理及病理过程。作为脂肪因子家族的新成员，内脏脂肪组织来源的丝氨酸蛋白酶抑制剂（Vaspin）由于其改善胰岛素抵抗和抗动脉粥样硬化的能力而受到广泛关注。

随着脑梗死发病率的增加，新的生物标志物不仅可以为脑梗死的治疗提供新的策略，而且可以为早期发现脑梗死高危人群提供主动干预措施。腔隙性脑梗死是缺血性脑梗死的一种亚型，脑动脉粥样硬化是诱发脑梗死的一种全身性的慢性低度炎症性疾病，目前抗炎治疗是动脉粥样硬化的研究方向之一。氧化应激反应是核心发病机制，贯穿动脉粥样硬化的发生与发展过程，炎症因子对动脉粥样硬化的临床诊断、危险分层和预后评估极为重要。长期以来，人们认为脂肪组织只是能量储存和释放的器官，最近的研究表明脂肪组织可以合成和分泌多种细胞因子、生长因子、激素物质和其他具有一定生物活性的化合物，统称为脂肪细胞因子。

Chemerin 于 2007 年首次从白色脂肪组织中分离出来，后来在肝脏、肾脏和肺组织中的表达得到证实。Chemerin 与体内的炎症反应密切相关，因为蛋白酶作用于不同的酶位点而产生抗炎和促炎作用，促炎作用为主要的作用效果。Chemerin 已被证明是与脑梗死相关的脂质因子。脂肪因子 Vaspin 在大鼠、小鼠和人的白色脂肪中表达，并且具有天然丝氨酸蛋白酶抑制剂的核心区域结构特征，Vaspin 已被证明是少数具有抑制炎症反应和抑制动脉粥样硬化作用的保护性脂肪因子之一。Vaspin 具有增强胰岛素敏感性，下调促炎因子表达和抑制动脉粥样硬化过程的作用。据推测，Vaspin 的异常表达可能与胰岛素抵抗、肥胖、糖尿病和动脉粥样硬化的发展密切相关。Apelin 于 1998 年首次从牛的胃分泌物中提取了 Vaspin，随后证实其在体内的脂肪组织中表达。循环的 Apelin 作为富含精氨酸和赖氨酸的前体肽存在，血管紧张素转换酶 2 可以将其切割成不同长度。Apelin 可作用于内皮细胞，减少炎症反应，抑制脂质过氧化，减少动脉粥样硬化的形成，并改善内膜功能。

本次研究显示，观察组血清 Chemerin 和 Apelin 明显高于对照组，而 Vaspin 明显低于对照组，提示血清 Chemerin、Vaspin 和 Apelin 可能参与脑梗死等血管疾病的发生、发展过程。观察组重度患者血清 Chemerin 和 Apelin 明显高于轻度和中度患者，而 Vaspin 明显低于轻度和中度患者；中度患者血清 Chemerin 和 Apelin 明显高于轻度患者，而 Vaspin 明显低于轻度患者，Vaspin 水平下降越明显，Chemerin 和 Apelin 升高越明显，表明脑梗死面积越大，神经功能缺损越严重，对监测腔隙性脑梗死的变化和预后评估越有利。将观察组患者血清 Chemerin、Vaspin 和 Apelin 与 DNS 评分进行相关分析，结果显示 Chemerin 和 Apelin 与 DNS 评分呈正相关，而 Vaspin 与 DNS 评分呈负相关，说明患者血清 Chemerin、Vaspin 和 Apelin 水平与患者神经功能缺损程度相关。观察组治疗后血清 Chemerin 和 Apelin 较治疗前显著降低，而 Vaspin 较治疗前显著升高，提示治疗可改善腔隙性脑梗死患者相关脂肪因子 Chemerin、Vaspin 和 Apelin 的水平，加速脑梗死后神经功能的恢复。腔隙性脑梗死患者血清和 Apelin 明显升高，而 Vaspin 明显降低，与神经功能缺损程度有一定关系。

腔隙性脑梗死较为常见的发病位置有壳核、尾状核、内囊、丘脑及脑桥等，发生在这些位置的血管大多是一些较小的支脉。当这些血管发生阻塞时导致的脑组织缺血病变的范围较小，大多是直径在 0.2 ～ 15mm 的囊性病灶，由于这种情况所影响的范围较小，所以其危害性没有其他主血管病变所引发的脑梗死大。

在对腔隙性脑梗死的诊断中，传统的诊断方法为临床、病理及 CT 扫描相结合的方式进行诊断，随着医学技术的发展，核磁共振检查慢慢成为影像学检查的主要检查方式。核磁共振成像是对患者的病变区域进行多方面呈现，具有较高的敏感度，具有较高的检出率。

由于腔隙性脑梗死的病变位置较为隐秘且范围较小，使得周围组织会对检查产生一定的干扰。在 CT 成像中，其对于干扰较多的情况检查精度不高且容易在早期腔隙性脑梗死诊断中出现漏诊，而核磁共振成像是对检查位置进行多方位的展示，可以有效地屏蔽干扰，增加在腔隙性脑梗死诊断中的准确性。

综上所述，对腔隙性脑梗死患者进行核磁共振成像的检查可以在对患者的诊断中起到良好的应用价值。通过核磁共振成像，可以让医生全面地了解患者的脑部情况，增加医生对于疾病的诊断效果，让患者可以在早期就进行确诊并进行治疗，降低疾病对患者的伤害，在有条件的基础上推广对腔隙性脑梗死患者使用核磁共振检查。

3.4.4　高血压脑病

随着国民生活水平的改善、人均期望寿命的提高及我国人口老年化的出现，高血压的发生率呈逐年增加的趋势和年轻化的趋势，由高血压引起的高血压脑病的发生率也日益增加。高血压脑病是指由于血压急剧增加（中心动脉压 > 140 mmHg），严重超过了自身脑血流调节的能力，引发自动调节机制崩溃，造成脑的高灌注及颅内毛细血管压力升高而致使颅内渗透性增强，出现脑组织水肿、脑病等影像表现；高血压脑病的临床症状和体征为意识障碍、剧烈头痛、恶心呕吐、视力障碍、惊厥和局灶性神经系统症状及体征。

高血压脑病的诊断比较容易，CT 检查正常或皮质和白质有块状低密度影、全脑肿胀伴有侧脑室和中脑 CSF 腔受压等改变。CT 检查是利用精确 X 线束，围绕人体进行连续不断的断面扫描，人体不同器官、组织对 X 线的吸收率不同，经计算机处理而形成 CT 图像。CT 检查技术具有扫描时间快、空间分辨率高及密度分辨率高的特点，并有丰富的后处理技术与方法。

MRI 检查是一种通过将人体放置于磁场中，通过脉冲激发人体中的氢原子核产生磁共振现象，通过计算机处理、转换，最终形成人体各器官、组织的图像；磁共振图像反映器官和组织氢质子的含量及变化，无电离辐射损伤，具有多方位及任意角度成像、软组织分辨率高且不受颅骨伪影干扰等优点；磁共振检查常规序列包括 T1WI\T2WI\FLAIR，磁共振还能对脑组织经行弥散加权成像（DWI 成像）。弥散加权成像是目前唯一非侵入性检测活体组织内水分子运动的技术，高血压脑病所致的脑水肿为血管源性脑水肿，病变呈边界不清、片状异常信号，呈 T1WI 低、稍低信号，T2WI 稍高信号，FLAIR 呈高信号。DWI 是可见弥散不受限表现并可与细胞毒性水肿（如脑梗死所致的脑水肿）进行区分，而且磁共振基于水分子（氢质子）成像，能够早期发现脑水肿，可以为高血压脑病诊断、治疗争取更多时间。但磁共振检查时间长，对危重患者及烦躁不配合的患者并不适合，对心脏起搏器植入患者和体内含铁磁性物质患者存在禁忌证。

CT 和 MRI 检查作为目前高血压脑病常用影像检查手段，可以发现病变位置、程度、范围并结合临床病史、体征对病变进行鉴别诊断，以及对于后期的治疗效果进行评价；CT 和 MRI 检查均具有一定的优缺点，当临床发现高血压患者出现突发头晕、头疼、恶心、呕吐等临床表现时应根据实际情况合理选择这两种检查方法，早诊断并给予积极降压、脱水等治疗，预防不可逆脑损害及后遗症的发生。

社会发展使得人们的生活水平不断提高，而人们在越来越忙碌的生活中也一直受到许多病症的困扰。高血压作为如今常见的一种疾病，其发病率一直逐年升高。高血压患者受自身身体指标异常的影响或外部因素的刺激，使得患者的血压急剧升高，从而造成头痛、烦躁等病症。高血压脑病急诊一直是急诊科最为常见的一种，许多患者发病的原因都是因为过度劳累或者受到外界刺激造成情绪波动过大引起的，发病率高且病程发展较快，死亡率和致残率普遍比较高，如果没有及时进行救治或者抢救的方式不当就会加剧病情，对患者的生命安全造成严重威胁。

为了提高高血压脑病急诊患者的救治率，针对医院救治措施的效果进行了分析，具体措施如下。

（1）生命体征观察。在患者发病后对其身体的各项生命体征进行详细的观察，做出评估后根据当时现场的条件和情况而采取针对性的抢救措施，将患者的头偏转向一侧，保证患者的呼吸顺畅。若在患者口中发现分泌物，需要及时进行处理，选择适合患者较舒适的体位，避免出现有异物堵住患者呼吸道或者患者舌后坠的情况。

（2）急救措施。要在最早时间对患者进行吸氧护理，若患者出现无法吸氧的情况要及时使用气管插管，帮助患者进行机械通气。同时还要检查患者的静脉情况，为确保能够在抢救期间对患者进行及时的用药处理，需要建立静脉注射通道。所以需要在抢救时保证静脉通道的顺畅，根据患者的情况选择注射的方式，对患者注射 20% 甘露醇注射液剂量 250 ml，可根据情况加用呋塞米剂量 20 mg，降低患者颅内压。为了控制患者血压，静脉注射乌拉地尔或者口服硝苯地平。

（3）转运护理。在将患者进行转运时，需要注意对患者头部做好必要的保护措施，转运或搬动的动作要缓慢轻柔，防止对患者造成碰撞或者擦伤，可以在患者的头部安放冰袋，保持转运时的平稳。

高血压的主要特征是体内循环动脉的血压增高，常伴随着心脑、肾脏等器官功能的损害。而高血压的临床症状根据人体的情况而表现各有不同，早期可能并无剧烈反应，只是常见的头晕头痛、疲劳心悸等情况，在过度劳累或情绪过激时表现出血压升高，而休息后就会恢复到正常数值。因此，高血压早期判定较为困难，但随着病程的加长，患者的血压呈现明显的持续性升高，就会出现记忆力衰退、肢体僵硬麻木等情况，严重时甚至会发生神志不清的情况。而高血压脑病急诊患者就是因为自身血压本就处于一个较高的数值，因为过度劳累或情绪剧烈波动等情况的刺激，使得血压突然性地再度升高，常伴随着昏迷、抽搐、脑卒中等表现。许多高血压脑病急诊病发前是毫无防备的，这就增加了人们应对的困难，造成了高血压脑病急诊患者的死亡率和致残率始终较高，对人体的生命安全具有十分严重的威胁，需要采取有效的措施进行防范，提高抢救的效率。

而院前急救是在高血压脑病急诊患者在病发且又没有赶到医院急救中心的过程中，所采取的降低患者痛苦、控制患者的血压，以求延长抢救时间、提高救治成功率的一系列举措。院前治疗具有规范性、科学性和针对性，首先是操作的规范性，对于高血压脑病急诊患者的急救需要按照一定的规范程序来进行，不能对患者进行随意的挪动或者对患者的身体进行按压等操作，注意轻柔缓慢，帮助患者选取较舒适的体位以保证患者的呼吸畅通。而对于治疗的科学性和针对性则是在急救时所使用的药物，因为高血压脑病急症患者在病发时可能出现昏迷的情况，所以用药的选择基本为注射药物，通过静脉注射的方式，根据患者所表现出来的特征选择性用药，或是控制血压，或是稳定心率，或是保持呼吸。但院前急救对于医护人员的素质要求较高，需要有良好的专业素质，能够对患者的情况做出准确判断，才能够采取正确有效的措施，同时还需要具备多种抢救技术以应对突发情况，需要有沉着冷静的心理素质，做到在抢救时不慌乱。采取院前急救措施能够帮助高血压脑病急诊患者及时控制病情，赢得抢救时间，有效提高了救治的成活率，降低了死亡率和致残率，有益于保障人们的生命安全，具有推广的价值。

3.5　高血压与动脉粥样硬化

流行病学研究表明，高血压是冠心病的一个独立危险因素。冠心病的发病率和死亡率均随血压水平升高而增加，整个人群的血压水平与冠心病发生危险是一连续线性关系。流行病学研究还表明舒张压长期增高 5 ~ 6 mmHg，冠心病的危险性就增加 20% ~ 25%，舒张压 > 110 mmHg 者患冠心病的危险性是舒张压 < 80 mmHg 者的 5 ~ 6 倍。最近的"东方脑卒中与冠心病协作研究"结果表明，在东方人群中血压与心血管事件发生率之间的相关性高于西方人群的研究结果，血压水平与冠心病的死亡率呈直线相关，即努力控制高血压可以减少心血管事件的发生率。因此，血压水平对冠心病发病的影响程度不仅可以定量，而且可以预测人群的发病情况。血压升高与冠心病之间的密切关系主要在于高血压与其他动脉粥样硬化危险因素往往并存，高血压本身又通过促使血管壁损伤、重塑等机制，协同其他危险因素加快了 AS 进程。

3.5.1　大动脉顺应性下降

动脉系统的功能是将心脏射出的血液输送至全身，大动脉作为一种弹性管道可将心脏断续射血转变成持续不断地血流。这一特性除保证血液源源不断流经机体外，对减轻心室的收缩期负荷也具有重要作用。大动脉弹性降低将导致血流特点及心脏负荷发生变化，高血压早期的血管损害主要表现为大动脉顺应性下降、小动脉硬化及血管重构。脉搏波速度（PWV）是反映大动脉顺应性的重要指标，一般来说 PWV 越快，动脉的弹性越差，僵硬度越高；反之，PWV 越慢，动脉弹性越好，血管硬度越低。

血管顺应性是指管腔内压力上升到某一程度所需的血量，即顺应性。当血管弹性低时，由于管壁扩张能力受限，其须应性降低。高血压时，动脉壁受血压等因素影响而增厚僵硬，因而其顺应性较健康者明显降低，表明动脉顺应性显著异常。中国的一项研究显示在高血压前期的患者中已经存在显著动脉顺应性的改变，PWV 随血压的升高而加快，颈桡动脉 PWV、颈股动脉 PWV 在正常人组、高血压前期组及轻型高血压组三组人群的比较中有显著的统计学差异。动脉硬度增加和血压升高是互为因果且相互作用的，因此，对于高血压前期动脉硬度的评价是预测高血压进展的可靠方法。

血管顺应性改变直接影响管内的血流特性。在管壁僵硬的血管内，血流速及压力波传播速率加快，反映在动脉搏动图上表现为搏动波上升速率增高、脉波传导时间缩短。校正的脉波上升速率和脉波上升 50%，时间是两项反映搏动上升速率的指标。结果显示，高血压患者的脉波上升速率明显增快，脉波上升 50% 的时间显著缩短。文中采用的脉波传导时间和潮波时间是两项反映脉波传播速率的指标，它们分别代表脉波从主动脉根部到颈动脉的时间及脉波从上肢反射回颈动脉的时间。高血压的这两项指标均较健康人明显缩短，以上结果提示高血压的动脉内血液流速及压力波传播速率加快。

值得注意的是等容收缩时间发生的显著变化，这一改变可能与外周动脉压高导致主动脉瓣开放延迟有关，表明即使处于代偿阶段，高血压患者的心脏收缩功能仍有受损表现。同时提示在评价高血压患者的心功能时，等容收缩时间可能是更敏感的指标。

3.5.2 颈动脉粥样硬化

内—中膜厚度（IMT）也是一种早期反映大动脉硬化的无创性指标，如果说 PWV 反映动脉弹性的功能改变了 IMT 测定则显示动脉硬化的结构改变。颈动脉作为大动脉的一个窗口，颈动脉 IMT 可定量和定性地反映早期血管病变。

在高血压前期颈动脉内膜中层厚度（MT）已经开始发生改变，随着血压的增高，MT 逐渐增大，动脉粥样斑块增多。高血压前期与动脉内膜—中膜厚度（IMT），颈动脉是全身动脉粥样硬化的窗口，与高血压、脑梗死关系密切。

脑梗死患者颈动脉粥样硬化斑块发生率相对较高，且患者以不稳定性斑块居多，说明脑梗死与颈动脉粥样硬化斑块关系极为密切，斑块的稳定性与脑梗死的发病产生直接联系，颈动脉斑块在临床中根据其性质主要分为稳定性斑块和不稳定性斑块。稳定性斑块包括硬斑块和扁平斑块，主要由于上述斑块在患者体内存在时间较长，并且逐渐发生钙化和纤维化而极为稳定。软斑块中脂质成分含量较高且纤维帽较为薄弱，当血流冲击力较大时极易出现破裂的现象，而破裂后会释放出血小板活化因子和组织因子，可大量聚集血小板形成血栓，血栓随着血液流动到管腔较细的血管时会发生堵塞，最终导脑梗死的发生。

颈动脉粥样硬化斑块的形成与多种血脂指标存在密切联系，经过探究可以发现患者总胆固醇、低密度脂蛋白、甘油三酚含量上升，而高密度脂蛋白含量下降时颈动脉粥样硬化斑块发生率显著较高。脑梗死患者发生斑块的概率更高，董秦川、张勇等在颈动脉粥样硬化斑块与脑梗死的相关性研究中得出了脑梗死患者的斑块检出率显著较高，检出率为92.42%，将检出的存在斑块的患者进行深入研究，发现存在斑块的甘油三酚、总胆固醇、低密度脂蛋白水平显著较高，高密度脂蛋白水平显著较低。综上所述，脑梗死与颈动脉粥样硬化斑块之间关系密切，尤其斑块的性质，不稳定性斑块的危险性较高。

在我国缺血性脑梗死是一种致残率和致死率均较高的脑血管事件，相关研究表明缺血性脑梗死风险与颈动脉易损斑块密切相关。目前已对包括影像学、病理学、分子生物学等多个学科对多颈动脉易损斑块进行了深入研究，但对颈动脉易损斑块的评判尚未形成统一的客观标准。临床上颈动脉无明显狭窄的患者也有一定比例的易损斑块检出，因此，提高对易损斑块的检出能力，早期判定斑块的稳定性，对于预防缺血性脑梗死事件意义重大。

超声技术是临床较为常用的颈动脉粥样硬化评估方法之一，颈动脉超声作为一种无创性筛查方法，在临床上已得到广泛推广，可以测定颈动脉管腔狭窄程度，同时，可以测定颈动脉 IMT 并能够观察形成斑块的形态学及回声特点，使其能够从形态、边界特点及回声特点等判断斑块的易损性。本研究结果显示，急性缺血性脑梗死患者的颈动脉易损斑块占比高达 60%，而无症状的颈动脉粥样硬化患者则以稳定性斑块类型为主，无症状颈动脉硬化患者易损斑块占比仅为 20%，两组比较差异有统计学意义（$P < 0.05$），观察组 IMT 明显高于对照组（$P < 0.05$）。因此，颈动脉超声评估斑块易损性有助于快速识别缺血性脑梗死发生的风险，从而能够早期干预以减少缺血性脑梗死事件的发生。

目前多数研究表明，血清炎性标志物水平变化可在一定程度上提示斑块的稳定性，可在斑块破裂、脱落乃至缺血性脑梗死事件中提供预测信息。颈动脉粥样硬化患者会随着斑块稳定程度的改变而改变各项炎症因子水平。TNF- 与 IL- 属于促炎症因子，有降低斑块强度的作用，是导致动脉粥样硬化斑块破裂的重要因素。因此，结合炎性介质检查，有助于早期识别易损斑块。

氧化应激反应提示体内氧化和抗氧化的失衡状态，其产生的活性氧在动脉粥样硬化病情恶化过程中起到了重要作用，血清 MDA、GSH-Px 及 SOD 水平可反映机体的氧化应激状态。MDA 是膜脂过氧化过程中最重要的产物之一，是检测氧化应激反应的常用指标。氧化应激促进细胞内多种蛋白质磷酸化，进而通过介导 LDI 氧化等途径加速颈动脉粥样硬化斑块的形成和发展。SOD 可对机体内产生的超氧自由基的歧化反应起到催化作用，是一种天然的超氧自由基消除剂；GSH-Px 可清除活性氧（ROS），SOD 与 GSH-Px 的活性水平与体内的氧化应激程度呈负相关。本研究结果显示，易损斑块类型患者的 MDA 显著高于稳定斑块类型患者（$P < 0.05$），易损斑块类型患者的 GSH-Px 与 SOD 水平明显低于稳定斑块类型患者（$P < 0.05$）。易损斑块类型患者的氧化应激作用增加，提示易损斑块发生与氧化应激状态密切相关，氧化应激会促进斑块不稳定状态的发生。

综上所述，颈动脉超声评估颈动脉易损斑块有助于快速识别缺血性脑梗死发生的风险，从而能够早期干预以减少缺血性脑梗死事件的发生。颈动脉易损斑块与患者血清炎性介质及氧化应激状态密切相关，联合颈动脉超声、血清炎性介质及氧化应激状态检查，对减少缺血性脑梗死事件发生的预防意义重大。

3.5.3　冠脉硬化与血流储备受损

高血压前期同样增加冠脉粥样硬化的风险。研究显示，35 岁前出现高血压前期状况，尤其是收缩压升高，与日后冠脉钙化的概率呈等级相关，调整其他冠心病相关危险因素后结果仍相似。冠脉钙化被视作冠心病的强预测指标，该研究提示年轻人的高血压前期状况明显增加日后患冠心病的可能。由此可见处于高血压前期的人群也无可避免地发生了"冠脉硬化"这一并发症，将来会进一步导致冠心病的发生。

冠状动脉血流储备（CFR）受损是指冠状动脉最大扩张时血流量与静息状态血流量的比值，反映冠状动脉循环最大供血潜在能力。CFR 降低能准确提示心肌缺血或者冠状动脉微循环损害。高血压前期和高血压是 CFR 降低的显著预测因素，提示高血压前期受试者的 CFR 受损，但受损程度较高血压患者为低。

3.6　高血压与肾脏损害

肾脏是高血压损害的靶器官之一，肾脏并发症的发生率为 42%，仅次于心脏并发症，大约 10% 的高血压病患者死于肾功能衰竭。在抗高血压药物广泛应用的今天，高血压病导致终末期肾病的发生率仍呈上升趋势，已成为终末期肾病的主要病因之一。因此，研究高血压早期肾损害具有重要的意义。

3.6.1　良性肾小动脉硬化症

高血压肾病已成为引起终末期肾病（end-stage renal disease，ESRD）的常见原因。绝大多数高血压肾病的病理表现为良性高血压肾小动脉硬化症（benign hypertensive nephrosclerosis，BHN）。由于 BHN 大部分通过临床病史做出诊断，较少行肾活检，从而导致临床漏诊、误诊，国内外有关 BHN 的临床病理关联分析较少。传统观点认为，高血压通过血液动力学机制导致肾脏病变及进展，但是围绕高血压和肾硬化之间关系的研究一直存在争议。目前尚不清楚血压水平是否对肾脏病理改变有直接影响。

原发性高血压引起的良性肾小动脉硬化症是以入球小动脉和小叶间动脉壁硬化为主要病理表现，继而引起相应的肾实质缺血、萎缩，最后发生纤维化膜硬化。良性高血压主要侵犯直径在 50 ~ 150 μm 的小动脉和直径 ≤ 50 μm 的微动脉，在肾脏、肾小球前小动脉较肾小球后小动脉更易受累，表现为两种特征性病理改变，即动脉玻璃样变和动脉肌内膜增厚。当肾小动脉病变发展到一定程度，导致肾供血减少，即发生肾小球和肾小管缺血性损害，与肾动脉管腔狭窄程度相关。在高血压早期，大多数肾小球形态正常，仅有少量肾小管萎缩、间质纤维化。随着高血压进一步发展而出现肾小球缺血，光镜下表现为肾小球毛细血管襻塌陷和基底膜皱缩、毛细血管壁增厚，继而肾小球发生硬化，最初为节段性逐渐发展至球性。

肾小动脉腔壁直径比均值同缺血肾小球百分比、缺血皱缩肾小球百分比、废弃性硬化肾小球百分比及病变肾小球百分比呈显著负相关，但和固化性硬化肾小球百分比、硬化肾小球百分比、FSGS肾小球百分比无显著相关性。与腔壁直径比均值类似是评价肾小动脉狭窄程度的另一个指标，狭窄肾小动脉百分比也与缺血肾小球百分比、缺血皱缩肾小球百分比、病变肾小球百分比呈显著负相关，但和固化性硬化肾小球百分比、硬化肾小球百分比、FSGS肾小球百分比无显著相关性。值得注意的是废弃性硬化肾小球百分比和腔壁直径比均值呈显著正相关，而和狭窄肾小动脉百分比无显著相关性。透明变性肾小动脉百分比和评价肾小球病变的各项指标都没有显著相关性。

透明变性肾小动脉百分比同肾小管间质病变无显著相关性，评价肾小动脉狭窄的两个指标中，腔壁直径比均值和肾小管间质病变呈显著正相关，而狭窄肾小动脉百分比和肾小管间质病变无显著相关性。

肾小管间质病变程度和硬化肾小球百分比、缺血肾小球百分比、缺血皱缩肾小球百分比、废弃性硬化肾小球百分比、病变肾小球百分比均呈显著正相关，而和固化性硬化肾小球、FSGS肾小球百分比、肾小球密度、肾小球平均面积以及面积变异系数没有显著相关性。

肾小球密度也是影响肾脏病进展过程的重要因素，本研究发现肾小球密度和肾小球平均面积呈显著负相关，和缺血及缺血皱缩肾小球呈显著正相关，而和废弃性硬化肾小球、肾小管间质病变、肾小动脉病变均无显著相关性。

分别采用腔壁直径比评价肾小动脉病变，用病变肾小球百分比评价肾小球病变，半定量评分评价肾小管间质病变，建立了三者间关系的三维散点图。观察图形可见肾小动脉狭窄程度越重，病变肾小球越多、肾小管间质病变越重；病变肾小球百分比在50%以下的患者其肾小管间质病变评分都 < 6分，50%以上的患者其肾小管间质病变评分则在2～9分，表现为从轻到重均有分布，而肾小管间质病变程度重的患者病变肾小球百分比都在50%以上。

近年来，有不少学者指出肾小球数量可以影响肾脏病变的发生与进展，一般而言，肾小球数量越多，肾小球平均体积越小，则肾小球发生病变的机会越小。也有学者发现肾小球数量同硬化肾小球和小叶间动脉肥厚成显著负相关。研究发现肾小球密度和缺血肾小球百分比呈显著正相关，而与硬化肾小球百分比无显著相关性，分析可能的原因为硬化肾小球发生原因比较复杂，受到肾小动脉狭窄等多个因素的影响，在一定程度上影响了与肾小球密度的相关性。另外，目前大多数针对肾小球数量的研究多集中在无肾小球病变的相对正常人群，而缺血肾小球体积缩小，使皮质部面积减小，从而增大肾小球密度，肾小球密度越大在一定程度上反映了缺血肾小球数量越多。

由于肾小管对缺血较敏感，表现为肾小管浓缩功能障碍，故首发症状常为夜尿增多，此时测定肾血流量及尿渗透压已有不同程度降低，但反映肾小球功能的敏感指标肌酐清除率（Ccr）尚保持正常，尿常规检查正常。由于肾小管易受损伤，表现为对尿酸分泌的障碍，

故本病易出现高尿酸血症，发生肾功能不全时血尿酸升高更为明显。伴随肾功能不全患者常出现肾性贫血，但贫血程度相对较轻。在发生肾损害的同时，良性高血压常导致其他靶器官（心、脑、视网膜）的损害，表现为左心室肥厚、心力衰竭、脑血管意外和视网膜动脉硬化等。

3.6.2　恶性肾小动脉硬化症

恶性高血压是高血压急症中的一种类型，其发病率占高血压人群的 1% ~ 4%，大多是在原有的良性高血压基础上急剧演变而来，但也可发生于以往血压正常者。恶性高血压的临床特征包括：（1）血压明显升高，通常舒张压 130 mmHg（16.9 kPa）；（2）广泛累及全身小动脉，导致中枢神经系统、心、肾等脏器受损，其中以肾脏损害最为显著；（3）改变底眼包括视网膜出血、棉絮状渗出及视乳头水肿等；（4）如不及时治疗则预后不佳，多死于尿毒症。

恶性高血压的发病机制目前尚不十分清楚，但可以肯定的是在恶性高血压的病理生理过程中，严重升高的血压和激活的肾素—血管紧张素系统（RAS）是启动和促进恶性高血压的两个最关键因素。以往研究认为血压明显升高所产生的高机械切应力破坏血管的自身调节机制，致使局部血管扩张将高血压传递至内皮，导致血管内皮受损，进而使血管内皮通透性增加、血浆蛋白和纤维蛋白原渗出并沉积于血管壁，激活凝血因子，促进细胞增生，最终导致血管壁增厚、管腔狭窄。近年来的研究更发现 RAS 中肾素和血管紧张素 II（Ang II）不仅在维持和促进高血压方面，而且在诱导血管损伤方面均扮演着重要角色。由高血压导致肾小球入球小动脉狭窄而产生的肾缺血激活 RAS，使 Ang II 产生增加，导致血管收缩血压进一步上升，而 Ang II 又会导致肾血管收缩，加重肾缺血；与此同时，血压升高启动压力—利钠调节机制促使水钠排泄增加，出现循环容量不足，进一步刺激肾素释放，加重高血压，从而形成恶性循环，导致和维持恶性高血压发生与发展。不仅如此肾素和 Ang II 还能直接引起血管纤维素样坏死。事实上在恶性高血压患者中不难发现血浆高肾素水平存在并伴随低血容量现象，故又称为"干性"高血压。

恶性高血压部分由原发性高血压进展而来，另一部分则发生于继发性高血压，主要为肾实质性病变（慢性肾盂肾炎、急慢性肾小球肾炎）和肾血管性高血压。肾脏是恶性高血压最易累及的靶器官，表现为恶性小动脉性肾硬化症，病情凶险，不及时治疗则很快会进入肾功能衰竭阶段，可导致 80% 的患者在两年内死亡，故应引起广大医务人员的重视。

血压显著升高，通常舒张压在 130 mmHg（16.9 kPa）以上，但血压变动范围大，舒张压在 100 ~ 180 mmHg（13.3 ~ 24.0 kPa），收缩压在 150 ~ 290 mmHg（20.0 ~ 38.7 kPa），大多既往存在良性高血压数年。

眼底视网膜改变属于 Keith-Wagner 分级 III ~ IV 级，包括眼底条纹状、火焰状出血，棉絮状渗出和视乳头水肿等，此乃恶性高血压的特征性表现，35% ~ 60% 患者出现视力受损。

肾脏损害极为常见，但严重程度差异大。（1）尿液检查表现为突发性蛋白尿，1/3 以上的患者甚至出现大量蛋白尿（> 3.5 g/24 h），20% 的患者出现肉眼可见的血尿，50% 表现为镜下血尿，75% 有无菌性白细胞尿，可出现红细胞管型和颗粒管型。（2）肾功能检查 31% 左右的患者有肾功能受损，血清肌酐水平 > 260 mol/L，尿蛋白排泄量高的患者往往其血清肌酐水平也高。（3）肾脏病理检查光镜下可见入球小动脉发生纤维素样坏死，伴随内皮下脂肪滴沉积和透明血栓形成，正常的血管中层结构消失，管壁可有轻度炎症浸润；小叶间动脉和弓状动脉肌内膜高度增生，细胞外基质明显增加，基质与肌内膜细胞呈同心圆排列，形成"洋葱皮"样外观，致使动脉管壁高度狭窄乃至闭塞；肾小球呈节段性纤维素样坏死，局灶性系膜细胞增生，偶尔也可见新月体形成，轻度受累的肾小球则表现为基底膜皱缩和毛细血管塌陷，肾间质可表现为出血和灶性炎症伴纤维化，肾小管逐渐萎缩。此外，可见肾小球旁器肥大，分泌肾素的颗粒细胞增生。免疫荧光检查可见纤维素沉着于肾小球内及上述小动脉内，系膜区可有 IgM、C3 沉积。

其他器官常伴随心脏及中枢神经系统累及。急性心力衰竭、心绞痛和心肌梗死可发生在 11%、4.1%、3.7% 的患者身上， 3/4 以上的患者有左心室肥大。脑血管意外发生率为 7%，表现为局灶性脑梗死、蛛网膜下腔或脑实质出血。

相当一部分患者不存在贫血，反而由于低容量而表现为红细胞压积增高、血液黏度增加。伴随着大量体液排出体外，患者可出现低钾性碱中毒。大多数患者血浆肾素水平和活性及醛固酮水平升高，可有微血管溶血证据，外周血片见红细胞碎片、血小板减少、纤维蛋白降解产物增加、纤维蛋白原增加等。

3.6.4 高血压肾损害实验室检查

通常使用的肾功能检查包括血尿素氮、肌酐水平的测定，一般只能在肾脏损害较严重时才出现异常。尿常规检查中蛋白尿的出现往往早期能显示肾脏损害的存在，尿微量白蛋白测定则可检查出更早期的肾脏损害。也有学者提出高血压肾损害的早期指标还有尿 β2- 微球蛋白和 N- 乙酰 β- 氨基葡萄糖苷酶排泄增加、尿中畸形红细胞增多等。目前认为诊断高血压性肾损害的条件包括：（1）原发性高血压；（2）出现蛋白尿前一般已有 4 ~ 5 年以上持续血压升高（血压 > 140/90 mmHg）；（3）有持续性蛋白尿（一般为轻、中度）或尿微量白蛋白排泄增加等；（4）排除了各种原因的原发性肾小球疾病和继发性肾疾病。

原发性高血压患者需要较长的时间才能使其病变的肾脏进入 ESRD，尽管肾小球滤过率的测定是判断肾功能状态的最佳指标，然而一旦 GFR 降低，其肾功能减退的速度则随病情的变化而进行性加速。

肾小球滤过率（GFR）是衡量肾小球滤过功能的指标。临床多以内生肌酐清除率（Ccr）代替。当肾组织损害，GFR 降至正常值的 50% 以下时，血肌酐浓度（Scr）才开始迅速上升。目前一般认为当 GFR < 60 ml/ min 时为轻度肾功能不全。在一组中年高血压患者的研究中发现，轻度肾功能不全者约占 18%，这些患者与正常肾功能者相比往往年龄较大、血压较高、高血压病史较长和血尿酸水平增高。HOT 研究（18790 例患者）发现，Ser > 133 μ mol/L（1.5 mg/dl）的原发性高血压患者 4 年内主要心血管事件和全因死亡的发生率较血肌酐浓度正常者高 2 倍。目前的研究还表明，即使在正常高限水平的血肌酐浓度也已是心血管发病的独立预测因子。

3.6.5　高血压性肾损害治疗

最近肾脏疾病饮食调节试验小组主张高血压尤其是蛋白尿的患者，血压控制标准为：蛋白尿 > 1.0 g/d 时，血压应控制于 16.66/10 kPa 以下（平均压或肾灌注压 < 12.26 kPa）；蛋白尿在 0.25 ~ 1.0 g/d 时，血压应控制于 17.33/10.66 kPa 以下（平均血压或肾灌注压 < 13 kPa）。治疗高血压药物必须对肾脏具有保护作用。首选血管紧张素转换酶抑制剂（ACEI），该药对肾脏起保护作用。

第4章　高血压的治疗

高血压的发病是多种因素、多环节长期相互作用导致血压的正常调节失代偿的结果，属多基因遗传的生活习惯病，因此，高血压的治疗需要综合干预，治疗涉及药物和非药物治疗措施两个方面。生活方式的改善是防治高血压的基石，而合理、规范化使用降压药物是高血压管理的重要环节，降压药物能有效控制血压、治疗高血压，减少心脑血管疾病如冠心病、脑卒中的发生和进展，降低患者的死亡风险。降压药物治疗通过降低血压和降压药的独立作用而使患者受益。高血压药物在临床上的应用日趋增多，在长期使用的过程中患者身体的部分功能受到影响，出现了各式各样的药品不良反应（ADR），并且越来越复杂。因此，我们需要在临床应用抗高血压药物的过程中加强药物的再评价与监测管理，合理选择降压药物、促进用药安全、预防 ADR 的发生、提升患者的生命质量。

经治疗后高血压患者的血压可以控制、可以达标，但不可根治，治疗几乎需终身进行。因此，高血压治疗要求做到药物选择调整合理、生活方式改善同步跟进、患者对治疗长期依从等原则。对于这些原则在我们现有的门诊治疗管理体系中能否做到目前并不十分清楚，这些原则执行不力、坚持不够可能是导致我国高血压治疗达标率低的一个重要原因。

4.1　高血压的非药物治疗

高血压是危害人类健康的主要疾病之一，是常见的心血管疾病。随着人们物质生活的内容日益丰富，高血压发病率呈上升趋势，高血压病已成为全人类共同关注的健康卫生问题。药物治疗是目前高血压病的主要治疗手段，其方法简单方便，患者易于接受，但目前药物降压满意度不佳，长期服用药物会引起副反应的增多、血压控制达标率低，尤其对于舒张压的控制，药物也存在不理想之处。此外，长期药物治疗，药物副作用累积，耐药性出现，且长期药物治疗价格昂贵，给家庭和社会带来沉重的经济负担。基于以上药物治疗的各种情况，高血压病康复治疗受到越来越多患者的重视。

随着经济和社会的发展，人们开始注重生活质量并寻求延长寿命，对疾病的认识逐渐地加深，并注意到改善不良的生活行为方式能有效地预防慢性疾病的发生和发展。生活方式干预在慢性病预防中逐渐得到接受推广，可一定程度减少或延缓高血压及其并发症的发生。《中国高血压防治指南2010》明确提出对于初始治疗的Ⅰ级高血压患者在生活方式干预数周后，如果血压仍不能达标再考虑药物治疗。可见生活方式干预在高血压控制中占据重要的地位，已经得到确证的具体内容有饮食疗法、运动疗法和心理疗法。

降压治疗是减少心血管事件的根本，而关注靶器官保护、干预危险因素和并存的疾病尤为重要。近年来，对轻度高血压患者是否应用降压药物治疗尚有争议，许多学者通过研究和临床实践，提出了将非药物疗法作为治疗高血压的首选方法。

4.1.1 饮食疗法

饮食疗法以控制体重、合理饮食为原则。肥胖是血压升高的重要危险因素，研究表明控制体重是几种关键的非药物疗法之一。控制体质量超重和肥胖是导致高血压的重要因素之一，多项研究表明体质量指数超过正常水平的患者血压控制率均显著低于正常水平的控制率，适当减重可显著降低血压。对于血压控制良好的高血压患者如果长期坚持采用健康的生活方式来控制体重的增长，则可以成功地降低对降压药物的依赖性。

控制体重的具体措施有减少总的食物摄入量，具体标准是要求患者除蔬菜类外其他进食总量较前减少1/3以上，尤其控制高糖、高脂肪食物的摄入。合理膳食的主要措施是控制钠盐摄入量，每人每日的食盐量以不超过6g为宜，高血压患者最好小于5 g/d；增加钾、钙的摄入，多吃新鲜蔬菜、水果、奶制品、豆类和豆制品，主食多样不过量；减少脂肪摄入，膳食中脂肪量应控制在总热量的25%以下；戒烟、限制饮酒，饮酒量每日不可超过相当于50g乙醇的量，白酒、葡萄酒、啤酒的每日饮量分别少于50mL、100mL、300mL。少嗜咖啡、浓茶，少泡酒吧、少熬夜，形成良好的睡眠习惯。

高血压患者要进行合理膳食调整，具体品种选择见表4-1。

表4-1　高血压患者膳食

项目	要求及影响
碳水化合物	摄入不宜过多，以谷类为主食，应吃五谷杂粮和全麦食品，既营养丰富又含大量纤维，可以避免肥胖，降低胆固醇
脂肪	限制脂肪的摄入，烹调时选用植物油，可多吃海鱼。海鱼含有不饱和脂肪酸，能使胆固醇氧化，从而降低胆固醇，还含有较多的亚油酸，对于增加微血管的弹性、防止血管破裂、防止高血压并发症有一定的作用
蛋白质	高血压患者每日蛋白质的摄入量为每公斤体重1g为宜，每周吃2~3次鱼类蛋白质，可改善血管弹性和通透性，增加尿钠排出，从而降低血压
离子	多吃含钾、钙丰富而含钠少的食品，如土豆、茄子、海带、莴笋；含钙高的食品如牛奶、酸牛奶、虾皮
盐	限制盐的摄入量，每日量应逐渐减至6g以下。这个"量"指的是食盐量，包括烹调用盐及其他食物中所含钠折合成食盐的总量

续表

项目	要求及影响
蔬菜，水果	多吃新鲜蔬菜水果，每天吃新鲜蔬菜不少于 400g，水果 100~200g。需要说明的是，降压药物不能与柚子同食，柚子里面含有呋喃香豆素。呋喃香豆素化合物是天然香豆素化合物的一种，能够影响人体肝脏酶的功能，使得肝脏酶对药物的代谢作用大大减低，导致体内血药浓度增加，从而使药效增加，降压力度增强，这样可使低血压发生风险大大提高。同时，柚子中另一种成分柚皮素又会加快肠道对药物的吸收，药物吸收得过快、代谢得过慢就会导致血液中的药物浓度过高，服用降压药时如果同时吃柚子，就好比服用过量的降压药，血压会明显大幅下降
海产品	适当增加海产品摄入量，如海带、紫菜、海产鱼等

4.1.2　运动疗法

运动疗法是高血压患者非药物治疗的主要治疗方法之一，不仅有助于控制体重、降低血脂、促进机体代谢，能产生一定降压效果，还可以调节情绪。世界卫生组织（World Health Organization，WHO）和国际高血压学会（International Society of Hypertension，ISH）将有规律的运动作为治疗和预防高血压的有效措施之一。运动疗法适用于临床情况稳定的临界高血压，Ⅰ、Ⅱ期高血压及部分Ⅳ期高血压患者。运动疗法降低血压，可能与其调节植物神经功能、降低血容量及外周阻力、调节内分泌、纠正高血压危险因素等有关。

4.1.2.1　运动处方

运动处方是运动疗法的核心内容，主要包括以下内容：

（1）运动形式。有关高血压病的运动形式主要包括如下几种，如图 4-1 所示。

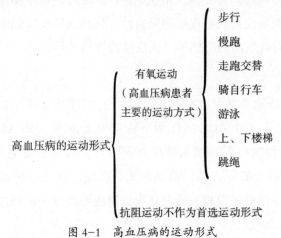

图 4-1　高血压病的运动形式

（2）运动强度。运动强度因人而异，通常以下面两个指标来衡量，如图 4-2 所示。运动强度太大，甚至力竭性运动，反而会使整个运动训练后的血压升高，所以运动强度一般以轻、中度为宜。

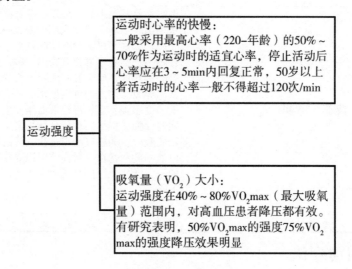

图 4-2 运动强度衡量指标

（3）运动时间和频率。每次运动时间应为 30 ～ 60 min，达到适宜心率的时间须保持在 5 min 以上；每周锻炼三次以上即可产生降压效应，若每周少于 2 次，$VO_2 max$ 通常不引起变化，此外，如果间隔时间超过 3 d，运动的蓄积作用就会消失，疗效将明显减少。对患者进行长期、有规律的有氧训练，才能维持有氧运动产生的降压效果。

4.1.2.2 运动降压的机制

目前运动降压的机制尚未明了，可能的机制如下所述。

（1）神经调节机制

运动能够抑制交感神经的传导，兴奋迷走神经，从而缓解小动脉的痉挛以达到降低血压的效果。运动能够明显改善大脑皮层的兴奋性，促使大脑皮层趋向转归于主动性的抑制过程，减少大脑皮层对外发出的交感神经兴奋性传导的冲动。

（2）体液调节机制

①肾素—血管紧张素系统（RAS）的改变：肾素催化血浆中的肾素底物 α 球蛋白转化成 Ang Ⅰ，Ang Ⅰ 又在 ACE 的作用下转变为 Ang Ⅱ，而 Ang Ⅱ 又通过激活中枢和外周的相关收缩血管的机制，增大外周血管阻力，从而升高血压。

②NE 水平的下降：NE 是人体内源性的儿茶酚胺，它能够兴奋交感神经，激活交感神经系统来升高血压。目前多数相关研究认为运动能够通过一系列体液调节机制来减少血浆中 NE 的含量。

③血管内皮生成的血管活性物质发生反应性的变化：运动可以促进 NO 的合成释放，增强 NOS 的活性，使舒血管作用恢复、血压下降，进一步激活 PKG，从而舒张血管来降

低血压。

④血浆 ANP 水平的改变：运动能够增加血浆 ANP 浓度，对血压的升高有重要的代偿作用。

⑤提高血浆中 μgI_2 的水平：具有强烈的舒张血管作用。

⑥促进尿钠的排泄：钠和高血压病的发病关系密切。原发性高血压患者血管平滑肌质膜的 Na^+ 转运发生障碍，增加 Na^+ 浓度，直接或间接地增加外周血管阻力，升高血压。而运动能够促进尿钠的排泄，相对地减少了血容量，从而发挥降压的作用。

（3）神经体液调节机制

①调节反射中枢：运动能够引起压力感受性反射及化学感受性反射，二者共同作用于心血管系统调节中枢，减弱交感神经兴奋性，加强心迷走神经兴奋性，使心率减慢、外周阻力降低、血压下降；同时，减弱兴奋性，减慢心率，降低外周阻力，从而降低血压。

②激活大脑中枢的脑啡肽系统：β–内啡肽是一种由垂体系统分泌的、能够调节某些与血管活动有关的中枢神经系统的神经核团，抑制交感神经的兴奋性，增强迷走神经兴奋性，还能够作用于大脑中枢的边缘系统而参与情绪反应机制，减少中枢儿茶酚胺的释放。运动能够激活大脑中枢的脑啡肽系统，通过上述一系列机制发挥降压的作用。

（4）其他：主要是减少高血压相关的可控危险因素

①运动能够调节人体对应激反应的适应性，提高患者自我调节的适应能力，降低机体对血压应激的反应阈值。

②有氧训练可降低血 LDL—C 水平、提高血 LDL—C 水平，可以在降低血流阻力的同时增加血管壁的弹性，使血压下降，有利于动脉粥样硬化的控制。

③适宜的有氧运动对减轻胰岛素的抵抗作用显著。

4.1.2.3　运动与高血压及其相关可控危险因素的关系

高血压的治疗不仅在于降压，还要干预所有其他高血压相关可控危险因素（如肥胖、血脂异常、血糖异常等），并适当处理同时存在的各种临床情况。许多研究表明长期规律适宜的运动不仅能够平稳地降压，还能减轻精神压力、减轻体重、改善血糖血脂的代谢。

综上所述，运动可以调动人体的神经体液调节机制来达到降压的效果。运动疗法作为一种积极主动的治疗方法，在科学运动的前提下几乎没有副作用，不仅可以平稳地降压，还能减少与高血压相关的可控危险因素，如调节心理状态、改善能量代谢。所以运动疗法不但可以作为轻中度高血压的主要治疗手段，还可作为各种高血压病治疗的基础疗法加以提倡和推广。

4.1.2.4　八段锦运动在高血压病康复中的运用

八段锦是中华民族智慧的结晶，是我国传统体育疗法的重要组成部分，在中国人民的养生保健中发挥了重大作用，日益受到国内外医学界的重视。

（1）八段锦运动的功法特点

八段锦是一项起源于南朝梁代，至今仍在人民群众中广为流传的传统健身运动。它是由八种如"锦"缎般柔美、和顺的动作组成，习练简便，效果显著，整套动作柔和连续、节节贯穿、松紧有度、动静结合、气机畅达、骨正筋柔。

八段锦运动的功法特点有如下几点：

①柔和缓慢，圆活连贯；练功时动作舒展自如且轻飘徐缓，四肢关节活动上下相随、节节贯穿、连续自然。

②松紧有度，动静结合：全身放松，融于自然，心无杂念，融于天地，随意念而动，以意御行，同时松而不弛、松中有紧，在轻灵活泼、舒适自然的动作中又流露出沉稳刚健、中规中矩的紧张之意。

③神形俱备，气贯始终：神形相互联系、相互扶持、相辅相成；整套八段锦运动的动作充满了对称与和谐，体现出虚实相生、刚柔并济、形随意动、神形俱备的特点；在精神的修养和形体的锻炼中一身之气贯穿其中，达到强身健体的功效。

（2）八段锦的功效

传统医学认为八段锦运动通过疏经通络、强筋壮骨、怡神养性的途径，从而起到调和气血、调理脏腑、平衡阴阳、防病治病的功效。目前的科学研究也证明八段锦运动能够合理地改善机体的神经体液调节功能，加速血液循环的速度，从而改善机体的新陈代谢；能够对腹内的脏器起到一种柔和的按摩作用，从而改善脏器的功能；能够良好地调节机体各大系统和各个运动器官的同步协调性。所以，经常练习八段锦运动能够起到畅通经络、强身健体、怡养心神、防病治病的功效。八段锦运动作为中国传统健身运动的代表，安全且无副作用，在干预高血压病方面有很好的前景，而且在临床上已被医生广泛应用，也被较多的患者所接受。

（3）八段锦运动的临床研究

①八段锦运动对血压的影响。八段锦运动对血压有显著性的降低作用。八段锦能够通过调整意念和气息调动机体自身的调节功能，达到一个平稳降压的效果。

②八段锦运动对血脂的影响。血脂异常是心血管疾病的重要危险因素，主要的血脂指标包括 TC、TG、LDL-C 和 HDL-C。HDL-C 能够降低患动脉粥样硬化及冠心病的风险，LDL-C 目前已被证实是患心血管病的独立危险因素。八段锦运动对 TC、TG 水平有显著性的降低作用，而对 HDL-C 水平则有显著性的升高作用。

③八段锦运动对血糖的影响。空腹血糖受损及糖耐量异常是高血压病风险评估中心血管疾病的重要危险因素，而糖尿病则被视为冠心病的等危证，是高血压病风险评估中的并存临床情况。关于八段锦对血糖影响的临床研究较多，众多学者认为八段锦锻炼对血糖调

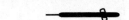

节功能受损及糖尿病患者有较好的辅助治疗作用。八段锦运动能够预防或延缓血糖调节受损发展成为糖尿病。八段锦运动能够明显地降低患者的空腹血糖及 HbA1c 水平。

综上所述，八段锦运动历史源远流长，蕴含着丰富的中国传统文化，通过"调身""调息"和"调心"在生理上疏通人体经络，保证人体气血畅通，具有保精、养气、调神的作用；在心理上调节平衡心理状态。许多临床和实验研究均表明，八段锦运动在干预高血压病方面能够取得满意的疗效。八段锦运动作为中国传统健身运动的代表，不仅可以降血压，而且可以平稳有效地降压，并且可以减少高血压患者发生心血管疾病的危险因素，在干预高血压病方面必然有一个好的前景。

4.1.2.5 太极拳在高血压病康复中的运用

我国已经被列入"老龄化"国家，人们的生活水平、生活质量较 20 世纪得到不断改善，但是越来越多的人受到高血压的威胁，并且高血压人群呈现年轻化趋势。高血压是导致心脑血管疾病的主要因素之一，具有很高的致残率、致死率。关于世界卫生组织对长寿者的调查资料显示，几乎所有的百岁老人中没有发现有高血压病史，高血压和寿命呈负相关这个结论，已经得到更多人的认可。

对于现在的中老年高血压患者来说，医学专家认为只要坚持科学有效的康复保健医疗方式，便可以大幅度地降低并发症的出现，进而提高中老年人的生活质量，减轻社会的负担。太极拳运动动静结合，中老年人可以此作为修身养性的良好的运动方式。太极拳运动对于血压具有良好的降低和调节作用，已经被现代医学实验科学所证明，太极拳运动可以被当作一种比较理想的养生保健手段。对于中老年高血压人群来说，太极拳运动的强度比较适中，简单而又易学，能够有效调养身心状态，存在一定的可行推广性与科学性价值。

医学研究实验表明太极拳的动作属于缓慢轻柔型，很适合高血压患者的康复保健，在治疗高血压方面效果非常好。

第一，太极拳运动通过对大脑皮层的抑制与兴奋程度的调节来增强大脑皮层与内分泌之间的反射联系，通过大脑皮层与内脏、肌肉之间的联系从而逐步改变体内血管运动中枢的功能运行状态，以此达到消除病理性兴奋和调节体内血管运动中枢紧张度下降的目的，通过加强其他功能区、大脑运动区之间的联系促使血压趋于正常。

第二，经常练习太极拳，人体的平衡力也会有相应变化。太极拳锻炼时的要求可以对体内的植物性神经进行调节，通过降低肾上腺素的反应性来提高迷走神经的张力。

第三，通过太极拳动作的刚性和柔性，改善血液的循环，提高心肺功能，降低外周阻力。通过太极拳运动的调节，使心肌的收缩和舒张力度加强，血量单位时间内流量增多，有利于心肌的收缩、扩张力度的加大，从而降低冠状动脉血管心肌的收缩性与弹性。同时改善血液的流变性、降低血液的黏稠度，通过一段时间的练习逐步提高心脏功能、增加肺活量从而促进高血压患者病情的好转、康复。

第四，太极拳的锻炼可以陶冶锻炼者的情操，降低现代人的生活压力，防止过激行为的发生。

另外，我国太极拳健身功效方面的研究专家李艳红在《太极拳的健身功能》一文中提到太极拳还对人们的消化系统产生影响。呼吸深长、气沉丹田是太极拳的基本呼吸法则，而这样的方式恰恰可以更好地提高人体的消化系统能力，增加人体腹肌和膈肌的活动幅度，促进了胃肠的蠕动，使胃肠器官的血液循环加快、消化液的分泌更加彻底，这样的反应有助于人体对食物的吸收、消化及利用，进而起到提高消化系统功能的作用。

4.1.2.6 气功在高血压病康复中的运用

气功在我国历史悠久，是中华民族历史文化的重要组成部分，在中国人民防病保健、提高患者生存质量中发挥了重大作用。近年来，气功逐渐受到国内外医学界的重视，各地成立气功协会，开展了大量的气功临床应用与研究。气功是在中医理论的指导下，通过调身、调心、调息而达到合畅气血、疏通经络、调整阴阳的作用，能够对高血压等慢性疾病患者的病情及机体状态进行良性调节。

高血压病防治气功是南京中医药大学气功研究所的多位专家、教授在长期教学、临床和科研的基础上创编而成的对症气功功法。该功法共有十节，现介绍如下。

第一节：自然站桩。两脚左右分开，两足平行自然站立，上肢微曲下垂于体侧，头身正直，下颌微收，含胸拔背，口目微合；全身放松，面带微笑，意念青春，呼吸自然，等待心静气平，再行放松法。放松两遍后，意守丹田或涌泉穴1分钟。

第二节：调心平气。接前式，吸气时，两手臂从身体两侧沿弧线向上正中方向移动，两手指自然弯曲：当吸气完毕时，手掌高低与喉头平，距喉头前一横掌处；呼气时，两掌心向下，沿胸正中线徐徐下降，并用意念导引气血下沉，同时两腿屈膝下蹲，两手掌与脐平，离脐前约一横掌处，双膝不过足尖，然后两手左右分开，随下一次呼吸反复进行，共6次；做一次调息。

第三节：疏肝降气。自然式站桩，两手缓缓向前平举，同时吸气，两臂上抬至肩部水平时，随后两腕旋转，手心稍向里随两臂屈肘回撤至两腋旁。手背贴于身体两腋、两腰、尾骶关节方向向下按摩并同时呼气；在按摩下降时，意念导引直达涌泉，腰胯及两下肢也随之下蹲，接着两手呈弧形路线向上抬起，继续下一次动作，反复6次；做一次调息。

第四节：三焦开合。自然站桩，吸气时两手从左右两侧沿弧形向前直至胸前，离胸口两手掌处，身体前倾，重心在脚尖；然后两手翻掌转腕，手心向上，撤回两腋处，重心落于脚跟，同时呼气；接着两腿下蹲，两手再依上述方法，沿弧形向前直至上腹前部位，离上腹两手掌处，同时吸气；然后再两手翻转，掌心向上，并撤回至腰部两侧，同时呼气；再次吸气时，两手从腰部两侧沿弧形向前直至上腹部位，离上腹前约两手掌处；再次呼气时，两手翻掌，手心向上并撤至胯部；再吸气时，两手从腹部两侧沿弧形向前，直至小腹部，离小腹前约两手掌处；再次呼气时，两手翻掌，手心向上，并撤回至胯部两侧；然后两手以同样的方式再由下而上在小腹、上腹、胸前三个水平部位做循环调气象反复 6 次；最后两手由胸前落下，以意导引，气归丹田。

第五节：柔身回春。自然式站桩，采用腹式呼吸（或自然呼吸），吸气时，脚跟提起，同时两肩向上、向前提起；呼气时两足跟落下，同时两肩向后、向下画圆转动，两膝同时下蹲，意念从头放松到足，反复 18 次；做一次调息。

第六节：太极柔气。自然式站桩，两手形同抱球，由下而上抬起，至胸口处翻掌，右手手心向上，左手心向下，相距三掌；躯干左转，由左至右来回做 "∞" 形动作；两掌心相对，顺势在体前运转画 "∞" 形，即两个连环的圆；在左侧画圆时，左手领先在上，右手在下同时跟运至胸前时相对翻掌，改为右手领先在上，左手在下同时跟行；左、右两侧动作交替进行，连续画圆各 8 次，共 16 次；做一次调息。

第七节：转腰健肾。自然式站桩，双手置于胸前，手心向下，手背与双乳平行，身体偏左，双手伸向左前方，左脚同时向左前方迈出半步，双手尽量翻伸，带动身体呈弓步；然后双手从左至右在胸前画水平圆，腿则相应地由前弓步变为后侧弓步，身体亦相应地由偏左偏前改为向右向后倾，连续画圆 8 次，再收左腿换右腿，再同前做 8 次；做一次调息。

第八节：振颤放松。自然式站桩，在入静调息的基础上，整个身体由上到下，由慢至较快，做上下抖动；每次抖动 1 分钟，每分钟抖动 60 ~ 120 次，抖动完毕，静立片刻，体会松快感；做一次调息。

第九节：交通心肾。自然式站桩，两臂从体侧经腰向前抬起在胸前膻中穴撑圆，两手指尖相对应如抱重物；呼气读 "吹" 字时，身体下蹲，足五趾点地，足心空如行泥地，两臂随之下落，虚抱两膝，直至呼气尽。下蹲时，身体要求尽量保持正直，膝盖要与脚尖上下垂直；呼气尽后两足跟稍用力，慢慢站起，两臂自然下落于身体两侧；然后依上述要领再做下一次动作，共做 6 次；做一次调息。

第十节：导气归元。自然式站桩，左手按在丹田处，右手放在左手背上（女性相反），静养片刻，身向左转，同时吸气，两足不动，两手向左侧方上举于头前方；呼气时，随着以肩关节为轴心，身体右转回原位，同时两手臂呈弧形分开，掌向外，向下画弧，交叉于小腹；再右转，姿式动作同左转，左右各做 3 遍；做一次调息；搓手 10 次，擦脸 10 次，双手合掌沿体前缓缓下落，两眼慢慢睁开，练功结束。

高血压病防治气功的十个动作简单易学，运动量适中，不易造成肌肉、骨骼损伤及其他意外事件的发生。且前期研究已证实，高血压病防治气功对高血压患者的收缩压、舒张压均有降压效果，且其降压效果以舒张压及夜间血压尤为明显。

综上所述，运动疗法在高血压非药物治疗中扮演着极为重要的角色，不仅能直接降低血压，还能减少心血管疾病发生的风险。运动疗法是目前高血压病康复治疗的主要干预措施，传统体育疗法在高血压病的康复治疗中发挥着重要作用，尤其是气功锻炼，其通过"调身、调息、调心"、放松精神情绪、扩张血管、降低心率等，从而达到降低血压的目的。

在运动时体内自由基成比例增加、消耗体内抗氧化物质、降低机体的抗氧化能力，在运动后适当地补充抗氧化物质，可以快速消除疲劳、减少运动损伤的发生、提高运动后机体的免疫力，保护心血管，防治癌症，延缓衰老。

4.1.3　心理疗法

社会心理因素在高血压的发生中起着一定的作用，长期处于应激状态如驾驶员、飞行员、外科医师、会计师等职业者高血压患病率明显增高。不良的心理状态（狂喜、愤怒、悲伤、紧张、失眠）是引起患者血压波动的主要原因，其生活满意度与身体健康状况相关，与高血压病呈负相关且差异显著。因此，心理疗法在高血压病治疗中的作用受到越来越多人的重视。

所以说，心理治疗也是治疗高血压的一个重要措施。常用的心理疗法主要包括认知疗法、音乐疗法、催眠暗示疗法、默想松弛法、超觉静思法、生物反馈法、自我训练法等。

（1）应减轻患者的心理负担，让他们正确认识高血压，虽然该病属于需要长期治疗的疾病，但并不是不治之症，只要患者遵照医生的指导进行长期合理的治疗，就可以使血压保持在正常范围，稳定病情，避免出现并发症。

（2）面对生活中可能会发生的强烈的或长期性的精神打击，高血压患者应学会冷静处理，对于一些令人烦躁焦虑的事，可采取暂时忘却的方法，跳出现实的烦恼，创造放松的心境，从而有益于稳定血压。

（3）高血压患者可以培养一些清闲、优雅、陶冶情趣、宁静心神的个人爱好和业余活动，还可以根据自身身体素质来进行旅游、垂钓、跳舞等体育活动，从而达到消除紧张疲劳、放松心身的效果。

4.1.3.1　认知疗法

认知疗法是根据个体的认知过程影响其情绪和行为的理论假设，通过一定的技术和手段来改变患者的不良认知，以达到消除其不良情绪和行为的目的。高血压患者总感到自己的病不能治愈，患者往往会有焦虑恐惧感，会出现抑郁情绪，这样的心理又加重高血压的进程，形成恶性循环。有研究显示，有效的心理治疗如认知治疗对高血压患者有较好的疗效。通过认知治疗，加强与患者的交流与沟通，给予患者关怀，提高患者对疾病的认识，并结合音乐疗法消除其恐惧及焦虑抑郁等负性情绪，增加患者对治疗高血压病的信心，结果血压与之前相比明显降低。

4.1.3.2　音乐疗法

音乐疗法又称为音乐治疗，它是一门集音乐、医学、心理学为一体的新兴的边缘交叉学科。研究表明，主导音乐活动主要是大脑右半球的功能，音乐的传递作用能使情绪或行为得到调节，这是音乐治疗原理的重要依据。音乐可以降低血压，研究显示自选的经典音乐可以明显降低高血压患者的收缩压。有研究人员运用五行音乐，根据以情胜情、补母泻子的规律选择音乐处方，对新发现的轻、中度高血压进行治疗，12 周后治疗组患者的焦虑和抑郁情绪明显得到改善。

4.1.3.3 催眠暗示疗法

催眠暗示疗法能够较好地治疗原发性高血压，在对患者进行催眠的过程中一般会采用言语诱导的方法，使其处于浅度睡眠的状态，此时，大脑皮层处于抑制状态。大脑对过去的认知较为淡漠，而施加的新刺激会对大脑产生较强的影响，医生言语的积极暗示、安慰、保证、疏导具有不可抗拒的力量，除直接暗示外还可以进行催眠后的暗示，暗示患者催眠醒后血压会维持在正常水平。

4.1.3.4 默想松弛法

默想松弛法可作为轻度高血压的初选治疗、中重度高血压的辅助疗法。该疗法是对应激的一种固有生理反应，可归纳为四个要素，即反复的自我精神锻炼、默从的态度、放松的姿势和安静的环境，这种松弛疗法是通过降低交感神经系统的刺激反应来控制高血压。

4.1.3.5 超觉静思法

超觉静思法主要包括三个阶段，每阶段只需 3 min。

（1）静坐，通常采用椅坐法。

（2）调整呼吸，每分钟 5 ~ 6 次腹式呼吸。

（3）真言阶段，默念血压下降，立即下降，定能下降。

应用此法可以改善机体的血液循环，降低儿茶酚胺分泌，降低血中乳酸浓度，并对机体的代谢产生积极影响。

4.1.3.6 生物反馈法

本疗法需要借助于肌电反馈仪或皮温反馈仪，使患者学会在某种程度上自我控制和调节血压。一般采用三线放松法，在反馈方式上现多认为以能反映交感神经兴奋性及外周血管阻力的皮肤温度训练为佳。

4.1.3.7 自我训练法

自我训练法是一种分阶段进行的自我暗示训练方式，其标准练习公式包括四肢重感公式、四肢温度公式、心脏调整公式、呼吸调整公式、腹部温暖公式、额部清凉公式。在训练过程中，应使心态安静平和，并按照上述顺序依次进行练习，每天应练习 2 ~ 3 次，直到病情好转。

对非药物疗法的掌握有助于社区高血压的干预研究，从而提高高血压的知晓率、治疗率、控制率，改善高血压患者的生活质量，更值得提倡的是高血压非药物疗法的综合应用。近年来的研究也表明高血压非药物疗法的社区综合干预疗效显著，然而关于高血压的运动疗法尚无定量说法，饮食、心理干预也存在相应的问题。

4.2 高血压的药物治疗

4.2.1 降压治疗的意义

积极预防并发症，有利于规范化治疗，加强药物使用的经济、合理性，共同为广大高血压和高血压高危人群服务。据文献报道，脉压与全因死亡率、心脑血管病死亡率呈相关关系，在预测心脑血管病危险性时脉压可以作为一个独立的预测指标。所有血压测量中，脉压是心血管疾病死亡率的最佳预测指标。脉压每增加 5 mmHg，风险比则从 1.06 变化至 1.1713，这提示了降低全身动脉系统扩张性的重要性，抗高血压药物的有效应用能够使高血压并发症减少。有临床试验也证明了降低血压可以有效减少高血压的并发症，特别能降低脑卒中的发生。国外临床试验也表明收缩压每降低和舒张压每降低，能减少 40% 的脑卒中风险，减少 16% 的冠心病风险，以及减少 20% 的任何原因心脑血管疾病导致死亡的风险。由此可见，降低脉压可以预防并发症的发生，对提高患者的生存质量、减少社会负担具有重要意义。

4.2.2 降压目标

治疗高血压的主要目的是最大限度地降低心脑血管发病和死亡的总危险，在治疗高血压的同时干预患者所有的可逆性心脑血管危险因素、靶器官损伤和合并存在的临床疾病，有效地控制血压是最具有成本效益的方法之一。高血压的低控制率对高血压的治疗提出了挑战，如何能更好地控制血压以及使用何种方法有效地控制血压是目前研究的重要课题。

原则上应将血压降到患者能最大耐受的水平，目前一般主张血压控制目标值至少 < 140/90 mmHg。2010 年《中国高血压指南》更新版建议，如果可以耐受，糖尿病、肾病、脑血管病及冠心病患者的高血压患者应把血压降至 < 130/80 mmHg，老年收缩性高血压的降压目标水平为收缩压 140 ～ 150 mmHg、舒张压 < 90 mmHg 但不低于 65 ～ 70 mmHg。2009 年《欧洲高血压指南》更新指出，收缩压降至 140 mmHg 以下是否受益目前无临床研究支持，且舒张压降得过低可能抵消收缩压下降得到的益处间的支持，且舒张压降得过低可能抵消收缩压下降得到的益处。

4.2.3　高血压的治疗策略

高血压患者的风险不仅取决于血压水平，还取决于患者的心血管疾病的危险因素、靶器官损害及临床并发症。高血压相关的临床并发症主要指心、脑、肾疾病及糖尿病。高血压相关靶器官损害主要指左心室肥厚，颈动脉超声 IMT ＞ 0.9 mm 或动脉粥样斑块，颈股动脉脉搏波速度＞ 12 m/s，踝 / 臂血压指数＜ 0.9，估算的肾小球滤过率降低（eGFR ＜ 60 ml/min/1.73 m）或血清肌酐轻度升高（男性，女性），微量白蛋白尿（30 ~ 300 mg/24h 或白蛋白 / 肌酐比 ≥ 30mg/g（3.5 mg/mmol））。高血压相关心血管病危险因素主要有发病年龄（男性＞ 55 岁，女性＞ 65 岁），吸烟，糖耐量受损（餐后 2h 血糖 7.8 ~ 11.0 mmol/L）和 / 或空腹血糖异常（6.1 ~ 6.9 mmol/L），血脂异常［TC ≥ 5.7 mmol/L（220 mg/dL）或 LDL-C ＞ 3.3 mmol/L（130 mg/dL）或 HDL-C ＜ 1.0 mmol/L（40 mg/dL）］，早发心血管病家族史（一级亲属发病年龄＜ 50 岁），腹型肥胖（腰围：男性 ≥ 90 cm，女性 ≥ 85 cm）或肥胖（BMI ≥ 28 kg/m）。前面已经提到，治疗高血压的主要目的是尽可能地减少心脑血管并发症的出现和死亡的风险，所以，高血压的治疗不仅在于降压，还要干预所有其他与高血压相关的可控危险因素（如肥胖、血脂异常、血糖异常等），并适当处理同时存在的各种临床情况。

图 4-3 为初诊高血压患者的评估及监测程序。

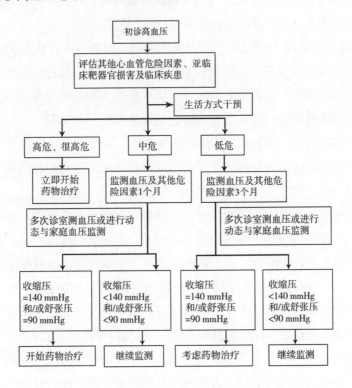

图 4-3　初诊高血压患者的评估及监测程序

4.2.4 高血压的西药治疗

4.2.4.1 药物治疗原则

随着对高血压认识的逐渐深入，众多临床降压试验的结果公布，一致证明血压达标是衡量血压管理质量的核心指标，是最终减少心、脑血管事件的根本途径。药物治疗高血压是有效控制血压的途径之一，目前仍是临床上首选的方式。

大多数降压药物能降低血压 10%～15%，单药治疗在 50% 的一般人群中是有效的，而对于 II 级和 III 级高血压患者需要超过 1 种药物治疗。研究表明各类降压药物的降压效果差异不大，仅仅是并发症的差异。因而，药物选择要基于患者特征的评估，包括伴发疾病、年龄、种族、先前使用的降压药物效果等，包含一些副反应的出现或消失。美国一项研究发现，噻嗪类利尿剂、β 受体阻滞剂、ACEI 和 ARB 类药物分别增加了 23%、57%、31% 和 100%。

高血压的药物治疗原则如下。

（1）采用小剂量。采用最小的有效剂量以获得可能的疗效，使不良反应减至最小。如有效，可以根据年龄和反应逐步递增剂量，以获得最佳的疗效。

（2）应用长效，作用可达的药物。为了有效地防止靶器官损害，要求内降压稳定，并能防止从夜间较低血压到清晨血压突然升高而导致猝死、脑卒中和心脏病发作。要达到此目的，最好使用一天一次给药而有持续降压作用的药物。

（3）二联或者三联以上药物治疗。若想增强降压疗效且不产生新的不良反应，当采用低剂量的单一用药疗效较差时，可以利用两种或两种以上药物进行治疗。近年来的研究认为，最大程度地取得治疗高血压病的疗效，则要求更大程度地降低血压，而要做到这一点单药治疗是力所不能及的，如果增加单药的剂量易出现不良反应。

（4）随访和减药。一般高血压患者须终身治疗，因此，一旦患者开始接受抗高血压药物治疗，应对之进行随访和监测。早期可每周来诊 1 次，进行药物的调整，直至血压下降达标。

高血压患者经过一段时间的药物治疗后，其血压下降到正常范围，如果此时患者停止服药，那么其血压早晚会回到治疗前的水平。但是，若患者的血压已长期得到有效控制，且同时认真地进行着非药物治疗，可以在医生的指导下试图逐步地减少用药次数或剂量。

（5）记录。高血压患者的治疗是一个长期的过程，在治疗过程中医生采用的方案会根据患者的病情有所改变，其中涉及药物的选择。最好建议患者详细记录其用过的治疗药物及疗效。医生更应为经手治疗的患者保存充分的记录，随时备用。

另外，许多高血压患者常常错误地认为高血压经过治疗后可以"痊愈"，不知道一旦得了高血压就要终身进行规范治疗。血压升高短期内不会对人体有致命性，但是长期血压

波动会损害人体的靶器官。一旦得了高血压，患者需要坚持终身服药，才能有效地控制好血压，进而使中风、心肌梗死等疾病的风险得到降低。

4.2.4.2　降压药物的种类

可供选择的高血压药物种类繁多，而不同种类的降压药物适应证和禁忌证又各有不同，选择的降压药物不单纯用来降压，还要注重对靶器官的保护作用，具体见表 4-2。

表 4-2　不同降压药物的适应证和禁忌证

降压药物种类	适应证	禁忌证
利尿剂	心力衰竭	痛风
	老年高血压、收缩期高血压	
β 受体阻滞剂	劳力性心绞痛	哮喘 COPD
	心肌梗死	周围血管病
	快速心律失常、心力衰竭稳定期	缓慢性心律失常
钙离子拮抗剂	心绞痛	
	老年高血压	心力衰竭
	周围血管病、收缩期高血压	
ACEI 类	心力衰竭	双侧肾动脉狭窄
	心肌梗死后	高血钾
	左心室肥厚、糖尿病性肾病	妊娠
ARB 类	应用 ACEI 类后咳嗽不能耐受者	同 ACEI 类
α 受体阻滞剂	前列腺肥大、糖耐量降低	

4.2.4.3 降压药物主要不良反应

各类降压药物常见的代表药物和主要副作用详见表 4-3。

表 4-3　常见降压药及其主要不良反应

药物种类	代表药物	主要副作用
利尿剂	氢氯噻嗪、吲达帕胺	电解质紊乱
β 受体阻滞剂	美托洛尔、比索洛尔	心动过缓、疲劳、嗜睡、四肢发冷、性功能障碍
钙离子拮抗剂	氨氯地平、硝苯地平	踝部水肿、面部潮红、心慌
ACEI 类	依那普利、培哚普利	咳嗽
ARB 类	缬沙坦、厄贝沙坦	几乎没有，与安慰剂相似

4.2.4.4　降压药物的选择

降压药物的选择应当以较小的剂量、较少的种类以获取所需要的疗效，每天血压稳定于目标范围以内，且药物不良反应小、便捷、经济。

总体原则是既遵循指南，同时又考虑患者的个体状况即个体化选药。个体化原则包括考虑患者的生理机能和患者的心理及经济状况两个方面。具体原则如下：

一是优先选择指南推荐的最常使用的五大类降压药物［利尿剂、钙拮抗剂（CCB）、血管紧张素受体拮抗剂（ARB）、血管紧张素转换酶抑制剂（ACEI）、β 受体阻滞剂］作为启动和联合治疗的药物。

二是如患者因经济条件较差要求选择廉价的药物，则优先选择五大类药物中的廉价药物，一般首选利尿剂和 β 受体阻滞剂，其次是 CCB 和 ACEI 类药物中的廉价药。

三是依据患者有无影响高血压心血管预后的其他危险因素、靶器官损害以及临床疾患情况选择药物，如肥胖合并高血脂的患者优先选用 ACEI 或 ARB 类和二氢吡啶类钙拮抗剂（D-CCB），尿蛋白阳性患者优先选择 ACEI 或 ARB 类，糖尿病患者若选用 β 受体阻滞剂和利尿剂则通常采用小剂量，合并高尿酸血症或痛风的患者一般不选用利尿剂。

四是每种药物使用剂量一般采取指南推荐的常规剂量。

五是血压下降幅度 < 10% 或未达标时，首先采用联合用药方案即增加药物种类而非增加单一药物的使用剂量。

六是联合用药方案若为 CCB 加肾素—血管紧张素—醛固酮系统（RAAS）阻滞剂，服药方法一般为早上六七点口服 CCB，下午 3 ~ 5 点口服 RAAS 阻滞剂。

七是利尿剂，一般应用双氢克尿噻 12.5 mg/d 或吲达帕胺 2.5 mg/d，若增加双氢克尿噻使用剂量至 25 mg 时通常同时加用螺内酯 20 mg/d。

4.2.4.5 临床常用的口服降压药物

高血压药物治疗经历了一段漫长的探索过程，自 1957 年噻嗪类利尿剂问世 50 余年以来，目前可供临床使用的降压药物种类已经十分繁多。虽然某些研究显示某类药物可能优于另一类药物，但是最大规模的临床荟萃分析并没有发现各类药物之间具有临床意义的差异。因此，国内外多部指南均建议五大类降压药物无论单药或联合治疗均可作为初始及维持用药。

（1）利尿剂。利尿剂是一类使用较久的药物，该类药物主要通过利钠排水、降低高血容量负荷而发挥降压作用。其作用平稳、副作用少、价格低廉，所以在临床上常把它作为降血压的一线药物。利尿剂价格低廉，与其他降压药物联合应用可提高降压效果，但利尿剂易致电解质紊乱，因此，在使用利尿剂治疗高血压的过程中应时常监测电解质水平。

常用的利尿剂有三类，噻嗪类利尿剂、髓袢利尿剂、保钾利尿药。

①噻嗪类利尿剂在降压及降低心脑血管疾病方面均有较好的作用。正因为其降压效果好，具有心脑血管保护作用，价格低廉，一直是各国高血压指南推荐使用的降压药物，尤其适用于老年和高龄老年高血压、单纯收缩期高血压或心力衰竭患者，也是难治性高血压的基础药物之一。其代表药物有氢氯噻嗪（双氢克尿噻）和吲达帕胺（寿比山）。双氢克尿噻特别适用于轻重度高血压、老年人单纯收缩期高血压、肥胖及高血压合并心力衰竭的患者，大多数报告双氢克尿噻长期使用可以引起脂代谢紊乱、血糖及尿酸升高；JNC-7 中把吲达帕胺归属于噻嗪类利尿剂，但它同时又有钙拮抗作用，还有降低血管对升压物质的反应和轻微的排钠利尿作用，经过试验表明对糖、尿酸和脂代谢无不良影响，但可引起低血钾，所以在使用期间要定期检测血钾。

②髓袢利尿剂的代表药是呋塞米（速尿），具有迅速的利尿作用而对肾功能无损害，

广泛应用于高血压急症和肾功能不全的高血压患者，但长期使用可导致胃及十二指肠溃疡及尿酸过多症。

③保钾利尿药的代表药物是氨苯蝶啶，适用于伴有各种原因所致水肿的高血压患者，它的特点是保钾利尿，常和其他利尿剂联合使用能增强各自的利尿作用，减轻不良反应。

常用利尿药的剂量见表 4-4。

表 4-4　常用口服利尿药

口服降压药物	每天剂量（mg）	分服次数
噻嗪类利尿药		
氢氯噻嗪	6.25 ~ 25	1
氯噻酮	12.5 ~ 25	1
吲达帕胺	0.625 ~ 2.5	1
吲达帕胺缓释片	1.5	1
袢利尿药		
呋塞米	20 ~ 80	2
保钾利尿药		
阿米洛利	5 ~ 10	1 ~ 2
氨苯蝶啶	25 ~ 100	1 ~ 2
醛固酮受体拮抗剂		
螺内酯		1 ~ 2

利尿剂主要的副作用有低血钾、高尿酸血症，所以和血管紧张素转换酶抑制剂（ACEI）或血管紧张素Ⅱ受体拮抗剂（ARB）联用可以抑制因用降压利尿剂引起的低血钾，此外痛风患者禁用利尿剂。

2006 英国《成人高血压管理指南》提出利尿剂特别是噻嗪类利尿剂为大多数年龄 ≥ 55 岁的一线药物。美国推出的 JNC-7 强制性适应中利尿剂对心力衰竭、冠心病高危因素、糖尿病、预防脑卒中复发等均是适合的治疗药物，并且还能延缓骨质疏松的发生。在《高血压治疗指南》（欧洲 2003 版）中，推荐利尿剂作为治疗老年高血压及收缩期高血压的一线药物。利尿剂还可以跟其他降压药合用增强降压效果，如利尿剂和血管紧张素转换酶抑制剂（ACEI）合用可以预防脑卒中的再发。

利尿剂对中重度高血压患者的血压控制是有益的，使死亡、脑卒中及其他心血管事件大量减少。把利尿剂作为初始治疗的研究发现利尿剂能更好地降低血压，相关的脑卒中、冠心病和死亡等事件也大量减少。单纯收缩期高血压患者的收缩压降低可减少脑卒中和其他心血管事件。除了 α 受体阻滞剂的效果稍差，CCB、ACEI 和利尿剂三药在治疗高血压患者上心血管事件的发生没有差异：接受利尿剂治疗的患者比接受 ACEI 治疗有更少的脑卒中和心力衰竭事件发生，比接受 CCB 治疗有更少的心力衰竭事件发生；利尿剂治疗亚组人群可能比 ACEI 和 CCB 药物更有效果。长效氯塞酮利尿剂的降压效果，特别在晚上要优于二氢氯噻。

尽管效果明显，但各国处方存在差异，近年来，利尿剂在临床上的使用逐渐在减少。在英国利尿剂占 25%，而挪威仅有 6%。中国部分地区的调查发现国内利尿剂使用者仅占 10%，单药治疗中仅有 1.0%。

（2）钙拮抗剂（calcium channel blocker，CCB）。CCB 的降压机制：通过抑制血管平滑肌细胞钙离子进入细胞内，从而使细胞内的钙离子浓度下降，血管舒张，总的外周阻力下降。其适用于各种原因导致的高血压患者，尤其适用于 CCB 多用于中重度高血压、老年收缩期高血压、单纯收缩期高血压、伴有稳定性心绞痛、冠状动脉或颈动脉硬化及周围血管病的患者。该类药物降压作用强，不良反应较少，除引起外周水肿外，它对代谢的影响是中性的。另外国外有临床荟萃分析显示，长效二氢吡啶类 CCB 能使脑卒中发病率明显下降。而国内独立完成的中国老年收缩期降压治疗试验（Syst-China）及上海（STONE）和成都（CNIT）等临床试验的降压方案均以长效 CCB 为基础，结果亦证实钙离子拮抗剂为基础的降压方案能显著降低脑卒中的发生率及死亡率。而我国是脑卒中高发国，可见钙离子拮抗剂作为一种禁忌证较少、预防脑卒中较好的药物非常符合我国国情。目前多个调查亦显示钙离子拮抗剂在我国高血压门诊得到最广泛的应用。

常用 CCB 用法和剂量见表 4-5。

表 4-5　口服 CCB 降压药用法

口服降压药物	每天剂量（mg）	分服次数
二氢吡啶类	—	—
氨氯地平	2.5 ~ 10	1
非洛地平	2.5 ~ 20	2
尼卡地平	60 ~ 90	2
硝苯地平	—	—
缓释片	10 ~ 20	2
控释片	30 ~ 60	2
尼群地平	20 ~ 60	1
尼索地平	10 ~ 40	1
拉西地平	4 ~ 6	1
乐卡地平	10 ~ 20	1
非二氢吡啶类	—	—
维拉帕米	90 ~ 180	3
地尔硫卓	90 ~ 360	3

钙拮抗剂对心、脑、肾有保护作用。可以使心肌肥厚减轻、降低因冠状动脉痉挛引起心绞痛；降低痴呆的发病率和降低因肾功能损害产生的蛋白尿。2006 英国《成人高血压管理指南》指出钙拮抗剂为一线治疗大多数年龄 ≥ 55 岁的患者。临床上此类药物适用于冠心病高危因素、糖尿病、肥厚性心肌病的患者。这也是符合 JNC7 制定的适应证：糖尿病患者及冠心病高危因素的高血压患者。临床上常用的钙拮抗剂有硝苯地平、尼群地平、氨氯地平。钙拮抗剂常见的副作用为踝部凹陷性水肿（与 ACEI 联用可抑制此副作用）、

反射性心动过速（与 β 受体阻滞剂、ACEI 联用可抑制此副作用）。

氨氯地平作为第三代经典钙拮抗剂，其是临床研究和循证证据最丰富的钙通道阻滞剂，有效成分是左旋氨氯地平。左旋氨氯地平是氨氯地平经化学拆分后去掉无效和有不良反应的右旋氨氯地平而成，从理论上来讲，左旋氨氯地平剂量是消旋体的一半时即可有相同的临床效果，同时不良反应降低，安全性更高。

由于去掉了几乎没有药理活性并且毒性较大的右旋部分，故左旋氨氯地平在保留氨氯地平全部药理优势的基础上提高了临床使用的安全性。但是由于药物专利的保护，左旋氨氯地平的现阶段研究主要集中在中国、印度、韩国等亚洲国家，在我国苯磺酸左旋氨氯地平是拥有独立知识产权的抗高血压药物。其能抑制内皮细胞合成血浆内皮素，增加 NO 的分泌，调节 ET 和 NO 平衡的功能。近年来国内外所完成的许多研究也证实了左旋氨氯地平与氨氯地平相比，其有更好的安全性和耐受性、较少的不良反应发生率，去掉右旋体后其不良反应发生率减少一半以上。由于外周水肿不能耐受氨氯地平治疗的高血压患者，改用左旋氨氯地平后许多患者水肿消失，使其继续接受治疗。

国内以往调查表明，CCB 是国内使用最多的药物。中国人群高血压主要是低肾素显型，因此，CCB 广泛使用而且有效，特别是老年人使用更多。一方面，二氢吡啶类 CCB 的安全性仍具有争议性，可能是因为更低血压的实现优先于激动剂造成危险的小幅上升；另一方面，这种激动剂是短效药物。一些临床试验和临床实践研究显示 CCB 是有潜力的可耐受的降压药物，不仅对普通高血压患者，还可用于高风险患者，可单独用药，也可与其他药物联合使用。

（3）血管紧张素转换酶抑制剂（ACEI）。其是能通过阻断肾素血管紧张素系统发挥降压作用的一类药物。该类药物具有改善胰岛素抵抗减少蛋白尿、减少高血压患者的心脏与肾脏继发性病变等作用，是目前临床上适应证较广泛的药物。其主要作用机制如下：

①通过抑制循环和局部组织中的转换酶（激肽酶Ⅱ），阻止 Ang Ⅰ 转化为 Ang Ⅱ，使血管舒张、血压下降。

②减少缓激肽（BK）的降解，使体内 BK 升高、扩张血管、降低血压，作用于血管内皮细胞的受体，激活左旋精氨酸途径，并导致血管内皮超极化因子（E-DRF）的释放，增强了扩血管作用，同时 BK 有抗心肌肥厚和心肌纤维化的作用。而大型试验 SAVE、HOPE、ADVANCE 亦从不同方面证实了 ACEI 的心脑、肾脏等靶器官保护作用。SAVE 试验研究选取 2231 例心肌梗死急性期患者，随机接受卡托普利或安慰剂治疗，随访 42 个月的结果证实与安慰剂组相比，卡托普利能明显降低心梗复发的风险，因心梗复发而死亡的风险亦得到降低。

常见的 ACEI 用法和用量见表 4-6。

表 4-6　口服 ACEI 的用法和用量

口服降压药物	每天剂量（mg）	分服次数
卡托普利	25 ~ 100	2 ~ 3
依那普利	5 ~ 40	2
贝那普利	5 ~ 40	1 ~ 2
赖诺普利	5 ~ 40	1
雷米普利	1.25 ~ 20	1
福辛普利	10 ~ 40	1
西拉普利	2.5 ~ 5	1
培哚普利	4 ~ 8	1
喹那普利	10 ~ 40	1
群多普利	0.5 ~ 4	1
地拉普利	15 ~ 60	2
咪达普利	2.5 ~ 10	1

ACEI 对各程度高血压均有降压效果，还能改善心室重构，减少心衰患者的住院率及死亡率，保护肾功能。适用于高血压合并心衰、心梗、糖尿病肾病等合并症的患者。ACEI 最常见的不良反应是刺激性干咳和血管性水肿，如果患者不能耐受，则需更换降压药物。

（4）血管紧张素 II 受体拮抗剂（angiotensin II receptor blocker，ARB）。Ang II 受体拮抗剂是一类新型的抗高血压药物，近年来广泛应用于临床。Ang I 可通过非转化酶的途径转变为 Ang II，提示 ACEI 并不能有效地阻滞 RAAS 活性，Ang I 受体拮抗剂从受体上阻断 Ang II 的作用，从理论上更特异、更有效地阻滞 RAAS 系统。所以该类药物具有良好的降压和对心脏、肾脏等靶器官进行保护的作用，并且无致干咳的副作用。

ARB 与 ACEI 适应证相同，降压更平稳，无干咳，对心、脑、肾有保护作用，可逆转高血压引起的左室肥厚，对血糖血脂、肝肾功能影响小，可与大多数降压药物联用，常用于难治性高血压的治疗。

常用剂量见表 4-7。

表 4-7　类降压药用法和用量

口服降压药物	每天剂量（mg）	分服次数
氯沙坦	25 ~ 100	1
缬沙坦	80 ~ 160	1
厄贝沙坦	150 ~ 300	1
坎地沙坦	8 ~ 32	1
替米沙坦	20 ~ 80	1
奥美沙坦	20 ~ 40	1

ARB 通过阻断 I 型血管紧张素 II 受体（AT1receptor）有效降低血压，避免了 ACEI 的血管紧张素 II "逃逸"现象，以及激发缓激肽系统而引起咳嗽、血管神经性水肿等常见副作用。其主要副作用有肝脏损害、皮肤病变、干咳、血管性水肿、高血钾。

大量的临床试验均支持血管紧张素受体拮抗剂符合高血压时间治疗学特征，具有长效、平稳及强效的降压作用，尤其适合于老年人高血压血压波动较大的患者。氯沙坦作为第一个 ARB 类降压药，Goldberg A 等在一项约有 3700 名高血压患者的双盲对照临床试验中证实了其安全性和有效性。LIFE 研究结果提示，ARB 在降低脑卒中等心血管风险方面，效果优于 ACEI。

同时，ARB 还有肾脏保护作用，诸多动物及临床试验表明，主要通过抗高血压、减少细胞外基质的形成、防止肾间质纤维化、降低蛋白尿、改善肾功能等效应起保护作用。显性肾病临床试验通过对 1715 名高血压合并 Ⅱ 型糖尿病和大量蛋白尿患者分别给予厄贝沙坦与氨氯地平，二者比较结果显示厄贝沙坦可更有效地预防血肌酐倍增和终末期肾病。

2006 英国《成人高血压管理指南》指出此类药物为不能耐受 ACEI，年龄＜ 55 岁之高血压患者的选择药物。其中氯沙坦（科索亚）是唯一能降低血中尿酸浓度的血管紧张素 Ⅱ 受体拮抗剂。它通过直接抑制近曲小管对尿酸盐的重吸收而降低尿酸，用于具有高尿酸的高血压患者的治疗具有特殊意义。

（5）β 受体阻滞剂。β 受体阻滞剂是 20 世纪 70 年代心血管领域中具有里程碑式地位的药物，自 1962 年第一个 β 受体阻滞剂普萘洛尔问世以来，他们便被广泛应用于各类心血管疾病的治疗中。在过去的 40 余年里，β 受体阻滞剂因其广为人知的心血管保护作用，被各国指南推荐为抗高血压治疗的一线用药。β 受体阻滞剂相关的"心血管保护作用"这一概念源自 20 世纪 70 年代几项针对心梗后患者的前瞻性随机对照研究，结果均显示 β 受体阻滞剂可将心梗后心血管疾病患者的死亡率降低 25%。这一结果随后便被广泛引申到各类心血管疾病中，当然也包括高血压，于是普遍认为 β 受体阻滞剂在降低血压的同时可以显著降低死亡率和心血管事件的发生率。

β 受体阻滞剂是通过降低血浆肾素活性，抑制中枢及外周交感神经、动脉压力感受器，Ca 细胞内流受抑制，心排出量降低而降压。它适用于心力衰竭、心梗既往史、冠心病高危因素及糖尿病患者。

β 受体阻滞剂拥有良好的降压及抗心律失常作用，能降低心肌耗氧量，适用于高血压合并冠心病心绞痛、心梗、心衰及交感神经活性增强的患者。β 受体阻滞剂与噻嗪类利尿剂单独联用可引起糖脂代谢紊乱，对于 60 岁以上代谢综合征或易患糖尿病且无心衰或心梗或快速性心律失常的高血压患者，不推荐将 β 受体阻滞剂作为首选降压药。

常用 β 受体阻滞剂的剂量见表 4-8。

表 4-8　常用 β 受体阻断药用法

β 受体阻断药	每天剂量（mg）	分服次数
普萘洛尔	30 ～ 90	2 ～ 3
美托洛尔	50 ～ 100	1 ～ 2
阿替洛尔	12.5 ～ 50	1 ～ 2
倍他洛尔	5 ～ 20	1
比索洛尔	2.5 ～ 10	1

主要副作用是支气管痉挛、心动过缓及传导阻滞、心功能减退、失眠、多梦、抑郁。心动过缓及传导阻滞、哮喘和支气管痉挛、心力衰竭、严重抑郁、外周血管病的患者禁用 β 受体阻滞剂。

虽然 β 受体阻滞剂使用在逐渐增加，但是对于 β 受体阻滞剂的降压疗效目前有很大争议。老年患者的研究发现，β 受体阻滞剂的临床效果不及噻嗪类利尿剂和二氢吡啶类 CCB。近年来的研究发现阿替洛尔与很多临床研究中的死亡有一定的关系，尽管降压疗效一样。

值得注意的是 β 受体阻滞剂作为一种优选降压药物尚不能认为其是绝对安全的，其亦有适应证与禁忌证，使用过程中必须了解其特点。使用过程中应首选选择性的 β 受体阻滞剂，如美托洛尔、比索洛尔、阿罗洛尔及卡维地洛等，前两者对 β_1 受体的选择性更强，几乎对糖脂代谢无影响，后两者为 α、β 受体阻滞剂的作用，有扩张血管、降低周围血管阻力、减少心排量、抑制肾素释放的作用，同时又具备扩冠、抗氧化、促进 NO 合成、改善凝血状态及保护内皮等功能，并对代谢影响较小。

（6）α_1受体阻滞剂。α_1受体阻滞剂主要是通过直接阻断血管壁上的 α_1 受体达到血管扩张及降低血压的目的。由于 α_1 受体阻滞剂能较好地作用于前列腺平滑肌并使其扩张，而且可以改善胰岛素抵抗，因此，在临床上常作为高血压伴有前列腺肥大患者的首选，对伴有糖尿病的高血压也可考虑应用。常用药物有哌唑嗪，主要的副作用是体位性低血压、眩晕、心悸，长期治疗可以出现水肿现象，因此，心力衰竭的患者应避免使用。目前 α_1 受体阻滞剂已降为二线药物。

（7）肾素抑制剂。肾素抑制剂的作用机制是阻断 RASS 的起始环节，即阻断血管紧张素原变成血管紧张素 I。2007 年 3 月美国食品和药物管理局（FDA）已批准第一个肾素抑制剂的药物 Tekturna（aliskiren）上市。

Tekturna 在降压方面的安全性和有效性已经在临床试验中得到验证，如果和利尿降压药氢氯噻嗪联合使用，降压效果则更明显。此药常见的副作用为腹泻。同时 FDA 警告，孕期使用此药可能会伤害胎儿甚至造成死胎，因此，孕妇禁用。

随着医药水平的发展，降压药的种类也随之增多，许多种降压药更新后提高降压效果、减少药物副作用、保护器官。高血压的控制取决于医生怎么能随着患者的情况而选择适合的降压药，必要时可以联合用药，这样既可以提高疗效又可以利用其药物之间的抵抗作用来降低毒副作用。此外，患者因素也很重要，患者准确地服药不仅能控制血压，还能预防高血压导致心、脑、肾和靶器官的损害，作为医生要不断地嘱咐患者坚持服药、准确服药。

4.2.4.6　高血压联合用药

高血压由多种机制引起，并有交互作用。单一用药很难达到血压控制的目的，不同作用机制的联合用药能阻断反调节机制并加强降压效果，这种效果要高于单独用药效果。联合用药不是任意两种或多种药物随便组合，而是由不同种类的降压药物按照一定的规律组合，使降压作用更有效。临床试验结果显示，二联用药比单药治疗能更大程度地降低血压，而且也能降低不良反应的发生率，并能增加因血压回归正常时间缩短所带来的益处。指南指出，当单独用药不能实现血压达标时，联合用药是必需的。另外，当初始血压在Ⅱ级、Ⅲ级或者整体心血管风险在高危或很高危时，低剂量的两种药物联合使用应作为初始用药。

联合用药包括两种形式，一种是两种药物按固定比例组合的单粒药，另一种是两种药物可按不同比例配比的多个药丸。尽管单粒药限制了治疗剂量加减的可变性，但是单粒药能使患者有更好的依从性，更可能实现血压达标。而且单粒药能节约成本，不仅是因为单粒药比自由组合的药要便宜，而且是更好的血压控制的结果，能减少心脑血管并发症，不需要经常看医生。

联合用药有 3 个好处：

（1）由于不同作用机制的药物作用能增加降压的效果；

（2）由于更少剂量和可能的弥补效应能减少不良反应的发生；

（3）两种药物的联合使用比单独用药能更早地实现血压达标。

2010 年美国调查显示，联合治疗在过去 10 年中增长很快，从 36.8% 到 47.7%。现在很多指南及大量研究都支持高血压的联合治疗。事实上，单药治疗不能实现血压的控制，但是药物的副反应会使患者拒绝联合治疗。然而，2009 年我国每个患者使用药物数量的增加是可以接受的，这与 HOT 和 UKPDS 相比稍低。

根据 2007 年 ESH/ESC 高血压治疗指南中的"六边形"联合用药方案（如图 4-4 所示），建议了几种最佳方案，如 CCB+ 利尿剂、ACEI、ARB 或 β 受体阻滞剂，ACEI 或 ARB+CCB、利尿剂，利尿剂 +ACEI、ARB 或 CCB，β 受体阻滞剂 +CCB。除上述之外的联合用药方式似乎无益处。如图 4-4 所示加框者为经临床试验证实为有益的药物，实线相连为合理的组合。

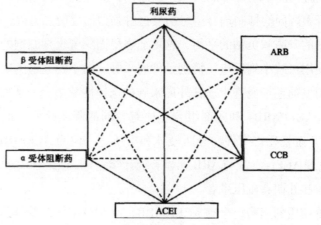

图 4-4　抗高血压药物联合用药图示

联合治疗要尽量少而精，不同种类药物之间进行联合，有的联合方案能够促进药效，而有些方案的联合会有拮抗作用，有些甚至会增加毒副作用所以是禁用的，如抗高血压药物效果增强，不良反应抵消的组合：利尿剂与 ACEI 类药物联用时，利尿剂能激活肾素血管紧张素系统，使 ACEI 阻断肾素血管紧张素系统作用增强，而利尿剂与 β 受体阻断剂联用时，β 受体阻断剂能抵消利尿剂而激活交感神经的作用；抗高血压药物联合应用不主张的组合：ACEI 与 β 受体阻断剂联用时，β 受体阻断剂抑制肾素分泌使 Ang Ⅰ、Ang Ⅱ减少，造成 ACEI 作用底物减少，ACEI 又会抑制 Ang Ⅱ形成，醛固酮分泌减少，抵消了 β 受体阻断剂抑制肾素的作用；抗高血压药物联合治疗禁用的组合：β 受体阻断剂与非二氢吡啶类钙拮抗剂联合，会影响心功能、减慢心率；复方降压片与可乐定联合会加重中枢抑制作用。

尽管 β 受体阻滞剂可减少心血管终点事件，但是 Meta 分析显示其降压效果不及利尿剂。当 β 受体阻滞剂与利尿剂合用时，其能减弱肾素—醛固酮系统的活性，可增加降压的效果。同时利尿剂可改善 β 受体阻滞剂的效果。但是当前证据显示两种药物，特别是合并使用时有代谢紊乱的效应。然而，β 受体阻滞剂和噻嗪类利尿剂是有效的药物组合，但应避免用于新发的糖尿病和代谢综合征患者。

ARB/ACEI+ 利尿剂的降压效果明确，临床研究发现 ACEIARB 的优势是能弥补利尿剂所造成的代偿性生理反应和代谢紊乱，如低血钾、高尿酸血症和胰岛素抵抗。因为 ACEIARB 可升高血钾浓度，并能减少新发糖尿病，抑制利尿剂单独使用所造成的高血糖和新发糖尿病。

CCB+ 醛固酮肾素抑制剂（ARB/ACEI）的联合用药是两种具有互补机制的降压药物组合，更有效安全，是一线常用的联合用药组合。醛固酮肾素抑制剂在调节系统性血管阻力和血容量中扮演着重要作用。CCB+ 醛固酮肾素抑制剂是特别有效的，由于它们的互补机制在有很少的副反应情况下增加降压效果，因而，CCB 是强烈的血管扩张剂，能激化肾素醛固酮系统，与肾素醛固酮抑制剂合用可引发这种强烈的反应。另外，一方面，CCB 可推动血管紧张素水平的升高和负钠的平衡，这可加强醛固酮肾素抑制剂的降压效果；另一方面，两种药物的使用可减小副反应，特别是外周水肿。由于钙通道的阻滞，会导致毛细管压的增加，其可引发前毛细血管小动脉外周水肿的选择性减小。一项临床研究显示，尽管 ACEIARB+CCB 和 ACEI/ARB+ 利尿剂组合相比有相同的降压疗效，但是 ACEIARB+ CCB 更能降低 20% 的心血管死亡事件、心肌梗死和中风等，说明 ACEIARB+CCB 更适用于高风险人群。研究发现 ACEI+CCB 与 ARB 无显著统计学差异，该组合用于合并糖尿病、肾病、单纯收缩期高血压和 Ⅱ 期高血压患者。

不推荐或慎重使用的用药组合有 ACEI+ARB、ACEI/ARB+ β 受体阻滞剂等组合，尽管 ACEI+ARB 有时对蛋白尿或有心衰症状的患者有效，但是二者的组合不推荐作为高血压患者的降压使用。此组合与其任一单药使用均不能增加降压的效果，在进行中的替米沙坦单独用药和与拉米普利联合用药的临床试验显示，接受 ACEI+ARB 组合治疗的患者与单药治疗相比，尽管血压能降低 2.4/1.4 mmHg，但在心血管事件上没有改善，并且有很多其他不良反应。此组合被认为是低效的。

ACEI/ARB、β 受体阻滞剂都是心脏保护类药物，适用于冠心病和心力衰竭患者，但是当联合使用时相比单药使用并不能增加降压效果。故在降压上不是有效的组合，但是该组合可用于治疗冠心病和心力衰竭患者。

复方制剂是常用的一组高血压联合治疗药物，通常由不同作用机制的两种小剂量降压药组成。与分别处方的降压联合治疗相比，其优点是使用方便，可改善治疗的依从性，是联合治疗的新趋势。指南指出，对 Ⅱ 级或 Ⅲ 级高血压或某些高危患者可作为初始治疗的药物选择之一，应用时注意其相应组成成分的禁忌证或可能的不良反应。

研究表明多种因素可影响患者的治疗依从性，而服药片数与每日服药次数是其重要因素之一。因此，在保证理想降压疗效和安全性、耐受性的前提下，配方合理的新型固定复方制剂（SPC）可以将两种临床研究证据充分而作用机制互补的降压药合并为一种，患者每日服用一次，这样就简化了治疗方案而便于患者长期坚持用药。目前，我国上市的新型固定复方制剂主要包括：ACEI/ 利尿剂、ACEI/CCB、ARB/ 利尿剂、ARB/CCB 等。由于多数高血压患者需要终身服药治疗，依从性的改善势必使临床获益更明显。另外，研制或使用单片复方制剂可以提高联合降压治疗率，减少不合理的联合用药。虽然固定复方制剂疗效确切，但是目前在我国仍使用得较少，鉴于固定复方制剂的优点，临床尚需推广。

多年来，我国高血压治疗策略已经从单纯降压治疗向多药物、多靶点、多途径综合治疗与预防并重发展，实现了巨大转变。面对我国高血压的"三高三低"现状，高血压防治任务艰巨，我们仍需加强高血压用药监督，普及高血压指南及相关临床知识。

4.2.4.7　高血压疫苗

既往的研究发现，高血压的发生与发展可能与免疫反应关系密切，便有了高血压疫苗的研制，但因其安全性及有效性不佳未能得到认可。近年来，针对血管紧张素疫苗的研究较多，CYT-006-AngQb 是针对 Ang Ⅱ 的病毒样疫苗，注射后能产生血管紧张素 Ⅱ 抗体，降低收缩压，人体耐受性良好，但还只是一期临床试验，想要证实该疫苗在治疗原发性高血压中的价值，还需要进行二期临床试验。

4.2.4.8　药物治疗中的不确定因素

尽管合理的钠盐摄入能降低血压，但是效应小、有差异，并且缺乏保护心脑血管的证据等决定其是否能广泛推荐，是否因特定药物属性所致不同血压降低而导致的发病率和死亡率的不同仍不明确。

低心脑血管疾病风险患者的药物使用还存在争议。一些研究发现使用药物治疗的低风险患者的死亡率与对照组相同，然而假设正常高值的患者与心脑血管疾病风险增加有关系，从低风险人群中撤销药物仍值得考虑，而且基础治疗的可行性还没有被评估。

联合治疗是否要作为患者的首选，固定剂量的复方制剂能否被普遍接受仍有争议。联合用药作为初始用药比单药治疗能否更好地控制血压和降低心脑血管疾病风险仍存有争议。最后，合适的降压目标，特别是对于老年人需要再定夺。

当处方的风险超过收益时就被认为是不合适的。很多研究发现在临床及门诊上存在大量的不合理用药，这种不合理用药增加了药物的副反应和住院率。一项国际调查显示，当患者的血压单药治疗没有得到控制时，71%的医生会寻求联合治疗，但是事实上只有少于20%的医生使用了联合治疗，而且血压没有得到控制的患者中仅有38%开始使用新的治疗或者改变治疗方案。

总之，高血压的治疗是非常复杂的，高血压病的病因不详，目前血压控制率低，临床上药物治疗存在不合理的因素，需要进一步研究高血压的发病机制，通过方案选择合理的抗高血压药物去降低血压和心脑血管疾病的发病率和死亡率，减少临床事件的发生，以更好地控制高血压，同时进行必要的健康教育等以改善不良的生活方式。目前，高血压治疗仍是根据流行病学和临床调查做出的，属于群体化治疗策略，故应综合分析患者的危险水平、降压疗效、对临床终点事件的影响、治疗的依从性和安全性及经济状况等，构建合理的治疗方案。

4.2.5　高血压的中医药治疗

中医药作为我国的传统医学，已经历数千年的考验并且已经形成独立完整的理论体系，在临床应用过程中毒副作用小，强调辨证论治、同病异治，在改善和治疗高血压病的过程中起到不可或缺的作用。

高血压中医病名多归属于"眩晕"病，有五个主要证型，即肝阳上亢证、痰湿中阻证、气血亏虚证、肾精不足证、瘀血阻窍证。五个中医证候以虚实夹杂为主要特征，这与临床实践及古籍的论述相符合，并且符合一般高血压病的辨证特点。

4.2.5.1　中医药的辨证治疗

（1）从虚论治

①肝肾阴虚。肝肾阴虚在老年人高血压病中比较常见，临床常见症状有眩晕久发不已、失眠多梦、腰膝酸软、视物昏花、双目干涩、心烦口干、滑泄耳鸣、舌红苔少、脉细弦，宜滋养肝肾、养阴填精，常选用方剂左归丸（《景岳全书》），组方为山萸肉、山药、熟地、枸杞子、菟丝子、川牛膝、龟甲胶、鹿角胶。心肾不交者，可加阿胶、鸡子黄、远志、酸枣仁、柏子仁等交通心肾；肺肾阴虚者，可加麦冬、沙参、玉竹等；阴虚生内热者，可

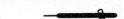

加知母、丹皮、地骨皮、制鳖甲、炒黄柏等。

②气血亏虚。久病之人常见气血亏虚，临床常见症状有头晕目眩动则加剧、遇劳即发、面色发白，心悸怔忡，神疲乏力，舌淡胖，苔薄白，脉细弱；宜健运脾胃、补气养血；常选用方剂归脾汤（《济生方》），组方为党参、黄芪、白术、龙眼肉、酸枣仁、茯神、当归、木香、远志、炙甘草、生姜、大枣。形寒肢冷、腹中隐痛者，可加干姜、桂枝等；食少便溏者，可加山药、炒扁豆、薏苡仁等；中气不足、气短乏力、脉沉无力者，可加用补中益气汤；血虚甚者，可加阿胶、熟地等。

③阴阳两虚。常见的临床表现有头痛颧红、气短健忘、夜尿增多、舌质淡、脉沉细，宜养阴助阳，选用方剂二仙汤（《妇产科学》），组方为仙茅、仙灵脾、巴戟天、当归、黄柏。温通苦泄，降压效果明显，尤其对妇女绝经前后、肾阴阳俱衰、冲任二脉失调所致的高血压更为适用。心悸重者，可加桂枝、甘草等；面色苍者，可加阿胶、党参等；小便短少、下肢水肿者，可加黄芪、防己等；腰痛甚者，可加川断、杜仲。

④阴虚阳亢。临床常见症状有头晕耳鸣、面红目赤、失眠多梦，甚则肢麻震颤、舌红、脉细数，可选用天麻钩藤饮（《杂病证治新义》），组方为天麻、钩藤、石决明、知母、杜仲、桑寄生、牛膝、黄芩、龙胆草、麦芽、山栀子、甘草、川楝子。呕逆震颤、口不渴者，可加代赭石、泽泻等。

（2）从痰、火、瘀论治

临证中，各种病理因素往往相兼出现，并且相互牵制、相互影响，所以需注意辨别各种因素的轻重、主次、缓急，遵循"急则治其标，缓则治其本"的原则辨证施治。

①痰浊中阻。临床常见症状有头目眩晕、心胸憋闷、呕吐痰涎清水、纳呆口淡乏味，舌淡苔薄、脉缓滑，宜健脾化痰，可选用半夏白术天麻汤（《医学心悟》），组方为半夏、白术、天麻、茯苓、甘草、橘红、大枣、生姜。此方可明显缓解血压、改善症状，而且可以减少西药降压药的平均用量。若痰瘀相兼者，可加丹皮、牛膝等；若素体阳虚、痰从寒化、上泛清窍者，可合用苓桂术甘汤；若痰浊化火者，可选用黄连温胆汤。

②痰瘀互结。故痰、瘀可互为因果，不可分而论之。临床常见症状有头眩、头闷痛、头晕头重、脘腹胀满、健忘嗜睡、舌淡暗有瘀斑、脉弦滑、可选用半夏白术天麻汤合桃红四物汤（《医宗金鉴》）并重用。

③肝火上炎。临床常见症状有头胀痛、头晕、胸胁胀满、烦躁易怒、面红目赤、口苦、舌红、有瘀斑或瘀点、苔黄、脉弦数，可选用方剂龙胆泻肝汤（《医方集解》），组方为：龙胆草、山栀子、黄芩、木通、泽泻、车前子、柴胡、甘草、当归、生地。若惊悸烦躁不安者，可加黄连、茯神等；若大便秘结者，可加大黄、玄参；头痛甚者，可加蜈蚣、

全蝎等。

（3）从风论治

从风论治多指肝风内动而引起的高血压，笔者认为由肝风引动的高血压病以镇肝熄风汤治之，效果甚好。镇肝熄风汤出自张锡纯的《医学衷中参西录》，组方为怀牛膝、白芍、天冬、玄参、龟板、代赭石、茵陈、龙骨、牡蛎、麦芽、甘草、川楝子。临床所见的老年高血压多由肝肾阴虚、肝阳上亢进而导致肝风内动，治宜镇肝熄风、滋养肝肾。据现代药理研究，镇肝熄风汤具有降低血浆和心肌组织中血管紧张素Ⅱ和脑组织中内皮素含量的作用，减少这些物质的释放，对心脑血管具有一定的保护作用，可以预防高血压并发症的发生，还可以有效地抑制血管平滑肌细胞增殖核抗原表达增强、改善动脉中膜厚度、改善血管重塑。

另外，有研究表明，中医药治疗高血压的机制主要是降低外周血管阻力，改善血流流变学、调节肾素—血管紧张素系统（RAS）、血管活性物质、细胞膜钙通道等。中医药的治疗是多靶点、共同作用，通过药物的配伍，对机体进行系统的调节是基于对病因的治疗。因此，在正确配伍中药的前提下中药治疗不仅副作用小，而且还可以从整体提高机体抵御外邪及自我恢复的能力。人体是一个复杂的智能系统，面对疾病的诊治，中医的整体思想、辨证论治的理论尤能凸显出优越性。

4.2.5.2　中医名家对高血压病的辨证论治

传统医学认为高血压病以虚者居多，风、火、痰、瘀是常见的病理因素。目前临床上的高血压患者多参照"眩晕""头痛"的病证进行辨证论治。古代医家对眩晕、头痛的辨证思路多从风、火、痰、瘀、虚论治，基本的治疗原则为补虚泻实、调整阴阳。实者当平肝潜阳、清肝泻火、化痰行瘀，虚者当滋养肝肾、补益气血、填精益髓。

现代中医名家多辨病论治，将高血压看作一个独立的疾病。邓铁涛认为高血压的"治"则为平衡内脏阴阳，高血压病临床症状诡谲多变，以辨证施治、随症加减。故邓老常根据临床体会，采用如下自拟处方治疗高血压病：

（1）肝阳上亢者。"石决牡蛎汤"（石决明、牡蛎、白芍、怀膝、钩藤、天麻、莲须）。

（2）肝肾阴虚者。"莲椹汤"（莲须、桑椹、女贞子、旱莲草、淮山、鳖甲、怀膝）。

（3）气虚痰浊者。"赭决七味汤"（北芪、党参、陈广皮、法夏、云苓、代赭石、草决明、白术、甘草）。

（4）阴阳两虚者。"肝肾双补汤"（桑寄生、制首乌、川芎、仙灵脾、莲须、川断、磁石、龙骨）。

（5）肾阳虚为主者。"附桂十味汤"（肉桂、附子、黄精、桑椹、丹皮、云苓、泽泻、莲须、仙灵脾、怀膝）。

汪履秋老中医根据高血压病的主要发病规律，结合自身的多年临床实践，自创了高血压病的五大治法：

（1）平肝熄风法，首选天麻钩藤饮。

（2）苦泄泻火法，以龙胆泻肝汤合天麻钩藤饮（或镇肝熄风汤）加减。

（3）化痰消瘀法，用半夏白术天麻汤、泽泻汤之类。

（4）下气降逆法，多用生龙骨、生牡蛎、石决明、代赭石、珍珠母等重镇降逆之品。

（5）补益肝肾法，属阴虚阳亢浮越于外者，首选医圣张仲景的复脉汤、丹麦大枣汤之类；属肝阳上亢兼有肝风内动者，常用制首乌、柏仁、菊花、生白芍、杞子、麦冬、怀膝、熟地、阿胶等滋阴熄风之品。

丁有钦治疗高血压以补益肝肾、平衡阴阳为法，其基本方为桑寄生、女贞子、仙灵脾、首乌藤、益母草、毛冬青，在此基本方上随症加减，疗效颇佳。

黄雪芳通过回顾分析发现医家多将高血压病的中医证型归纳为四类：

（1）肝阳上亢型，多以天麻钩藤饮加减以平肝熄风。

（2）阴虚阳亢型，多以镇肝熄风汤加减以滋阴潜阳。

（3）脏腑亏损型，阴虚为主多以左归饮加减以滋阴，阳虚为主多以右归饮加减温阳。

（4）痰浊内阻型，多以半夏白术天麻汤（或温胆汤）加减以化痰祛浊。

综上所述，关于高血压的辨证分型及论治，虽然医家各有见解、各具特点，但总离不开风、火、痰、瘀、虚五个方面。目前，关于高血压的辨证分型相对统一的标准为我国卫生部 2002 年颁布的《中药新药临床研究指导原则》，将原发性高血压病中医辨证分型分为四类：

（1）肝火亢盛证，常用天麻钩藤饮、加减钩藤饮、镇肝熄风汤加减，常配伍白芍、龙胆草、牡蛎、杜仲、石决明、怀膝等。

（2）痰浊中阻证，常用半夏白术天麻汤、温胆汤、苓桂术甘汤加减，常配伍陈广皮、法夏、葛根、砂仁、威灵仙、木瓜、莱菔子、云苓、竹茹、瓜蒌、薤白等。

（3）阴虚阳亢证，常用镇肝熄风汤加减，常配伍龙胆草、夏枯草、龟甲、鳖甲、柴胡、莲子心、天花粉、天冬、麦冬、白芍、北沙参等。

（4）阴阳两虚证，常用地黄饮子、金匮肾气丸，常配伍附子、麦冬、党参、肉桂、仙灵脾、山萸肉、沙苑子、益智仁、乌贼骨等。

综上所述，我们可以看出在高血压的治疗理念中，以"个体化治疗"为特征的治疗原则成为指导所有高血压病患者治疗的方法。在治疗策略上有大型临床试验支持的高血压治疗才是被承认的治疗方案，而且综合防治在高血压治疗中的位置越来越重要，药物从来不是治疗高血压的唯一方法。

第 5 章　特殊类型高血压的诊断与治疗

世界各国的医学家都在对高血压进行研究，近年来随着研究的不断深入，人们发现由于有些患者的高血压类型比较特殊，在治疗时只有针对这些高血压的形成原因对症治疗，才能取得事半功倍的治疗效果。

5.1　儿童高血压

儿童高血压是指儿童时期所发生的原发性和继发性高血压。目前，国内外大量研究资料证实成人的原发性高血压源于儿童，因此对成人高血压的预防、治疗和研究应从小儿时期开始。近年来我国儿童高血压发病率有逐渐增高的趋势，学龄前儿童为 2% ~ 4%，学龄儿童为 4% ~ 9%。20 世纪 70 年代以来，国际高血压防治研究领域的突破在于认识到高血压的"轨迹现象"，即儿童在成长过程中血压的百分位数基本不变，血压高百分位数的儿童到成年期极可能发展为高血压。研究显示，儿童高血压对成年期高血压有预测作用，儿童期高血压患儿到成年期患高血压的风险是儿童期非高血压人群的 4.6 倍。越来越多的证据表明，早期儿童血压小幅度的下降会引起成年期高血压致死率和致残率的大幅度下降，因此，及时诊断、规范化治疗并积极预防儿童高血压、防止远期并发症，对预防成人高血压、延缓心血管病的发生具有重要的现实意义。然而现阶段儿童高血压的诊断及防治较成人高血压相对滞后，部分患儿未得到规范诊治，现就儿童高血压近几年在诊断标准、治疗方面取得的进展进行概述，为临床诊断与治疗提供参考。

5.1.1　儿童高血压的诊断

儿童高血压的诊断首先应通过询问详细的病史及进行全面细致的体格检查，初步考虑可能是原发性高血压或继发性高血压。对于一个无症状仅在体格检查中发现有明显高血压的儿童，先集中进行有关肾脏疾患的基础实验室检查，包括血常规、尿培养、血清肌酐及创伤性极低的有关肾结构的检查，肾脏超声波检查应当首选进行。

3 岁以上儿童在医疗机构就诊时应常规测量血压，3 岁以下儿童在下列情况下应测量血压：既往有早产、低出生体重或其他新生儿期需要重症监护疾病的病史，先天性心脏病（已修复或者未修复），反复泌尿系统感染、血尿或蛋白尿，合并有已知的肾脏疾病或泌尿系统畸形，有先天性肾脏疾病家族史，实体器官移植，恶性病或骨髓移植，应用对血压有影响的药物进行治疗，其他伴随高血压的全身疾病（如神经纤维瘤、结节性硬化等），颅内压增高。

儿童处于生长发育阶段，血压呈连续性分布，随年龄、身高、性别而变化，正常血压和高血压之间无绝对的分界线，不能以一个单纯的血压指标作为其高血压的诊断标准。常用的诊断标准有以下 4 种：

（1）以年龄换算界定值法。此诊断标准易记忆，临床较实用。< 1 岁的婴儿收缩压（SBP）=[68+（月龄 ×2）] mmHg（1 mmHg=0.133 kPa）；≥ 1 岁小儿收缩压（SBP）= [80+（年龄 ×2）] mmHg，各年龄组舒张压（DBP）= SBP ×2/3 mmHg。高于以上相同年龄段 SBP 或 DBP20 mmHg 或超过以下数值者可诊断为高血压：婴幼儿 > 100/60 mmHg，学龄前儿童 > 110/70 mmHg，学龄期儿童 > 120/80 mmHg，13 岁以上者 > 140/90 mmHg。

（2）均数 ± 标准差法。该标准未区分高血压前期和高血压，通常只适用于学生体质及健康调查，以超过年龄、性别组均数加 2 个标准差为诊断标准。

（3）WHO 标准。该诊断标准由于年龄分组较宽且未考虑性别差异，临床实用性不高。13 岁以下儿童血压 > 135/85 mmHg，13 岁及以上者 > 140/90 mmHg 可诊断为高血压。

（4）百分位法。这是目前比较推荐使用的一种诊断标准。以参照人群的性别、年龄血压的百分位作为评价依据。正常血压为 SBP 和（或）DBP 小于同年龄、性别及身高儿童、青少年血压的第 90 百分位（< 90 th）；高血压前期为 SBP 和（或）DBP 在第 90 和 95 百分位之间（90 ~ 95 th），或血压 > 120/80 mmHg；高血压为三次以上测量，SBP 和（或）DBP 均大于等于同年龄性别及身高儿童、青少年血压的第 95 百分位（≥ 95th）。其中，高血压又进一步分为高血压 I 期 [（95 ~ 99）th +5 mmHg] 和高血压 II 期（> 99 th+5 mmHg）。

2004 年，美国儿童和青少年高血压诊断治疗指南将高血压定义为三次不同时间测量收缩压和（或）舒张压 ≥ 95% 的范围（相同年龄、性别和身高）。

动态血压监测应使用符合国际标准（BHS 和 AAMI）的监测仪，受测者处在日常生活状态下。测压间隔时间 15 ~ 30 min，白昼与夜间的测压间隔时间尽量相同。一般监测 24 h，如果仅作为诊断评价，可以只监测白昼血压。推荐以下正常值参考标准：24 h < 130/80 mmHg，白昼 < 135/85 mmHg，夜间 < 125/75 mmHg。正常情况下，夜间血压均值比白昼血压均值低 10% ~ 20%。

5.1.2　儿童高血压的治疗

儿童原发性高血压主要是考虑非药物治疗，但对于血压增高较明显且持续时间较长，为了保护心肾功能应考虑药物治疗，此时多为长期口服用药。

5.1.2.1　药物治疗

基本原则和成人相同，但应密切观察各种药物的不良反应，以便及时发现、及时处理。用药适应证为明显高血压、有靶器官受损征象、有症状高血压。降压目标：对于不合并靶器官损害者，血压控制在同年龄、同性别、同身高儿童血压第 95 百分位以下；对于合并靶器官损害者，血压应控制在同年龄、同性别、同身高儿童血压第 90 百分位以下。药物治疗可在 4 ~ 12 周逐渐降至目标水平。

部分高血压患儿需药物治疗，目前常用的降压药可归纳为六大类，即利尿剂、β 受体阻滞剂、钙通道阻滞剂（CCB）、血管紧张素转换酶抑制剂（ACEI）、血管紧张素 II 受体阻滞剂（ARB）和 α 受体阻滞剂。

（1）利尿剂。短期使用可通过降低血容量达到降压目的，长期使用则通过降低外周血管阻力达到降血压。目前被批准的儿童用药有氨苯蝶啶、氯噻酮、氢氯噻嗪、呋塞米。对于原发性高血压患者的降压药物多，选择噻嗪类药物，如氢氯噻嗪 1 ~ 4 mg（kg·d），但因氢氯噻嗪可影响尿酸及血脂的代谢，故使用氢氯噻嗪要动态监测血脂及尿酸水平。呋塞米可用于伴有肾功能不全的患儿，每次使用剂量为 0.5 ~ 2.0 mg/kg。此外，继发于醛固酮增多症的高血压患儿可用氨苯蝶啶及螺内酯。在使用利尿剂治疗高血压时可引起电解质紊乱，需定期监测。

（2）β 受体阻滞剂。通过抑制交感神经过度激活、抑制心肌收缩力及心率、抑制肾素—血管紧张素—醛固酮系统而发挥降压作用。目前被批准用于儿童高血压降压的药物有普萘洛尔、阿替洛尔。普萘洛尔的剂量为每日 1 ~ 4 mg/kg（总量 < 60 mg）；阿替洛尔的起始剂量为每日 0.5 ~ 1.0 mg/kg，最大剂量为每日 2 mg/kg。此外，有研究表明美托洛尔在治疗儿童高血压中有显著作用且耐受性良好，美托洛尔起始剂量为每日 1 ~ 2 mg/kg、最大剂量为每日 6 mg/kg。

（3）CCB。通过阻断血管平滑肌细胞上的钙离子通道产生扩张血管以达到降低血压的作用。目前被批准用于儿童降压的药物仅有氨氯地平。氨氯地平起效缓和、逐渐降压、不良反应少，起始剂量 0.06 mg（kg·d），最大剂量不超过 0.60 mg/（kg·d）（最大量为10 mg）。此外，儿科临床也常用硝苯地平作为短效制剂，起效迅速，作用明显，通常在舌下含服后 10 ~ 15 min 起效，60 ~ 90 min 达到药效高峰，每次 0.2 ~ 0.5 mg/kg。

（4）ACEI。同时阻断肾素及血管紧张素 I 的生成，抑制激肽酶的降解而发挥降压作用，限盐或加用利尿剂可增加 ACEI 的降压效果。在我国，经国家食品药品监督管理总局批准可用于儿童各年龄阶段的 ACEI 类药物仅有卡托普利，可用于婴儿和新生儿，其半衰期为 2 h，口服后 1 ~ 2 h 达到最大血药浓度，其清除率与肾功能呈正相关。一般推荐剂量为一日 3 次，早产儿及足月儿每次 0.1 ~ 0.3 mg/kg，24 ~ 48 h 逐渐加量至每次 0.5 mg/kg；6 个月以上婴儿起始剂量为 0.3 ~ 0.5 mg/kg，最大剂量为 4 mg/（kg·d）。但由于卡托普利为短效制剂，不利于血压稳定控制，对于大年龄段儿童可选择如福辛普利等长效制剂。福辛普利的安全性及耐受性好，儿童的不良反应与成人相似。因血管紧张素受体阻断剂（angiotensin receptor blockers， ARB）不影响缓激肽的水平，故用于不能耐受 ACEI 带来的如干咳的高血压患者。但我国尚未批准 ARB 作为儿科降压药物治疗，目前已有研究表明 ARB 类药物治疗儿童高血压安全有效。

（5）α 受体阻滞剂。通过阻断血管平滑肌上的 a1 受体，起到阻止内源性儿茶酚胺收缩血管的作用，引起血管扩张，发挥降压作用。目前被批准用于儿童的药物为哌唑嗪，剂量为每日 0.05 ~ 0.10 mg/kg，最大剂量为每日 0.50 mg/kg，分 3 次口服；不良反应有眩晕、乏力。酚妥拉明可用于高血压危象，剂量为每次 0.1 ~ 0.5 mg/kg。

降压药的联合应用原则为具有互补性、具有相加的降压作用，并可互相抵消或减轻不良反应。联合方案有五种：① ACEI+ 噻嗪类利尿剂；② CCB+ACEI；③ CCB+ 噻嗪类利尿剂；④ CCB +β 受体阻滞剂；⑤ CCB+ACEI+ 噻嗪类利尿剂。

5.1.2.2 非药物治疗

（1）膳食治疗。高血压前期和高血压儿童均应进行饮食调整、鼓励以家庭为基础进行干预、限制每日总热量的摄入以控制体重、限制食盐摄入量（< 5 g/d）及多食含钾高的食物（如水果、蔬菜），可以降低饮食中钠 / 钾比例，使血压（特别是舒张压）下降。其机制为具有高血压倾向的儿童或青少年对钠的敏感性增高，从饮食中补钾而不是单纯形式补钾，避免太多食用动物脂肪。

（2）主要包括平衡膳食及运动等，在此基础上控制体重。建议每周 2 ~ 3 次有氧运动，如步行、慢跑、骑自行车、游泳等，每次运动不少于 30 min。运动强度须因人而异，常用运动时最大心率（220 −年龄）来评估运动强度，可达到运动中最大心率的 60% ~ 70%；也可通过运动试验，评估在运动中适宜的心率。但对于高血压 2 期儿童，血压尚未控制满意者，应避免竞技性体育运动。

（3）消除精神紧张和压力，禁止吸烟、酗酒，改善睡眠质量。

5.2　老年高血压

在我国老年的分界线定为 60 岁，发达国家为 65 岁以上。60 岁以上的老年人血压持续或非同日三次以上测得血压数值超过了高血压的诊断标准 ［收缩压 ≥ 140 mmHg（ ＞ 18.67 kPa），舒张压 ≥ 90 mmHg（ ＜ 12kPa）］ 就认为属于老年性高血压范畴，与年龄多少无关。故要改变老年人高血压收缩压标准为年龄加 10 的陈旧、错误的认知观念。老年人的高血压大部分是由于大动脉的粥样硬化导致弹性明显减退而产生的。

老年人高血压的特点分为两种：普通性高血压收缩压 ≥ 18.67 kPa，舒张压 ≥ 12 kPa；收缩期性高血压收缩压 ≥ 18.67 kPa，舒张压 ＜ 12 kPa。在绝大多数人群中血压是与年龄俱增的，收缩压伴随着年龄的增长持续上升，到 70 ~ 80 岁达到高峰，以后也有可能下降，并伴有动脉硬化征象；舒张压也随年龄而升高，但到 60 岁以后就不再升高，并且多呈下降趋势。伴随着年龄增长，纯收缩期高血压的患病率逐渐增多，65 岁、69 岁是一个较明显的转折点。

据统计，60 岁以上高血压的患病率达 43.7%，65 岁以上高血压患病率 51.2%，其中半数以上是属于收缩期高血压。女性高于男性，南方高于北方。发展中国家的某些农村地区其成年人的血压升高并不伴随年龄而升高，城市高于乡村。由于老年人占人口比例的不断增长，高血压病是影响老年人健康长寿及生命质量的主要疾病，故应重视对待老年人高血压的防治工作。

5.2.1　老年高血压的临床特点

由于老年高血压患者的主动脉弓压力感受器和颈动脉窦的敏感性下降，使得老年患者对体循环血压波动的缓冲力下降，调节血压波动能力和抗重力效应的代偿机制削弱。另外，血管僵硬度增加、内皮功能损伤顺应性下降等机制使得老年人对血管内压力变化的调节功能减弱，因此老年高血压患者呈现出以下临床特点：

（1）单纯收缩期高血压多见。老年人由于动脉硬化，动脉壁的弹性和伸展性降低，收缩期的弹性膨胀和舒张期的弹性回缩幅度减弱，缓冲能力降低，导致收缩压升高、舒张压降低、脉压增大。

（2）血压波动大。血压"晨峰"现象增多，高血压合并体位性低血压和餐后低血压者增多。起床后 2 h 内的收缩压平均值、夜间睡眠时的收缩压最低值（包括最低值在内 1 h 的平均值）≥ 35 mmHg 为晨峰血压增高。体位性低血压定义为：在改变体位为直立位的 3 min 内，收缩压下降 ＞ 20 mmHg 或舒张压下降 ＞ 10 mmHg，同时伴有低灌注的症状，如头晕、晕厥。老年 ISH 伴有糖尿病、低血容量，应用利尿药、扩血管药或精神类药物者容易发生体位性低血压。老年餐后低血压（PPH）定义为：餐后 2 h 内每 15 min 测量血压，与餐前比较 SBP 下降＞ 20 mmHg，或餐前 SBP ≥ 100 mmHg，餐后＜ 90 mmHg，或餐后血压下降轻但出现心脑缺血症状（心绞痛、乏力、晕厥、意识障碍）。老年人血压波动大，影响治疗效果，血压急剧波动时可显著增加发生心血管事件的危险。

（3）血压昼夜节律异常。目前，把夜间血压下降百分率（PER）即白昼均值与夜间均值之差除以白昼均值作为判断动态血压监测（ABPM）的血压昼夜节律状况的定量指标，一般以 ≥ 10% 表示正常昼夜节律。老年人血压昼夜节律异常的发生率高，表现为夜间血压下降幅度＜ 10%（非勺型）或超过 20%（超勺型），导致心、脑、肾等靶器官损害的危险增加。

（4）白大衣高血压增多。

（5）假性高血压（pseudo hypertension）增多，指袖带法所测血压值高于动脉内测压值的现象（SBP 高 ≥ 10 mmHg 或 DBP 高 ≥ 15 mmHg），可发生于正常血压或高血压老年人。

5.2.2　老年高血压的诊断

世界卫生组织将 60 岁定义为老年，我国采用世界卫生组织的老年年龄标准，即将 60 岁视为老年人的年龄界线。

（1）老年高血压诊断标准。年龄 ≥ 60 岁，未服抗高血压药的情况下，收缩压 ≥ 140 mmHg 和（或）舒张压 ≥ 90 mmHg；老年单纯收缩期高血压诊断标准为年龄 ≥ 60 岁，收缩压 ≥ 140 mmHg 和舒张压 ≤ 90 mmHg 为老年单纯性收缩期高血压。

（2）老年高血压鉴别诊断。首先需要排除继发性高血压和假性高血压。老年人继发性高血压的发病率较年轻人低，主要见于肾血管性高血压，而老年人肾动脉狭窄多为动脉粥样硬化所致。

所谓假性高血压是指因老年人动脉粥样硬化明显，肱动脉血流难以被袖带气囊完全阻断，用间接测压法所获得的血压明显高于动脉内的实际压力。当疑及假性高血压时可应用 Osler 试验予以鉴别，具体方法为将袖带充气超过收缩压 20 mmHg 以上，如此时仍能触及桡动脉的搏动，即为 Osler 试验阳性，提示假性高血压。虽然有创性动脉内直接测压方法可以精确了解患者真实的血压情况，但在临床实际工作中可行性较差，故很少采用。

5.2.3　老年高血压的治疗

5.2.3.1　老年人高血压的治疗与临床获益

流行病学研究显示，老年人高血压更易导致心、脑、肾等靶器官损害，因此更应积极防治。大量研究表明，对老年高血压患者实施积极的降压治疗的临床获益至少等同，甚至超过中青年高血压患者。

HYVET 研究为高龄老年高血压患者的降压治疗提供了重要的临床研究证据。该研究采用随机化、双盲、安慰剂对照设计，共入选 3845 例 80 岁以上的高龄老年高血压患者，其坐位收缩压 160 ～ 199 mmHg 和（或）坐位舒张压 90 ～ 109 mmHg，随机分为活性药物治疗组与安慰剂组。其主要终点为致死性或非致死性脑卒中事件发生率，次要终点为总死亡率、心血管死亡率、心脏性死亡率、脑卒中死亡率及骨折发生率。研究结果显示与安慰剂组相比，活性药物治疗组总死亡率降低 21%（P=0.02），脑卒中发生率降低 30%（P=0.06），致命脑卒中发生率降低 39%（P=0.05），致死性和非致死性心力衰竭降低 64%（P ＜ 0.001），严重不良心血管事件发生率降低 34%（P ＜ 0.001）。HYVET 研究结果提示在 80 岁以上老年人群中降压治疗同样可使患者显著获益，对于该特殊人群的抗高血压治疗具有重要意义。当然，任何一项研究均有其局限性，应该客观理性地解读。另外，由于高龄患者饮食量减少，服用较大剂量利尿剂时应警惕发生低钠低钾血症等电解质紊乱。

5.2.3.2　老年高血压治疗的目标

普通高血压患者的血压（收缩压和舒张压）均应严格控制在 140/90 mmHg 以下，对于糖尿病及高危 / 极高危患者或伴有其他相关疾病（脑卒中、心肌梗死、肾功能衰竭或大量蛋白尿）者，目标血压应 ＜ 130/80 mmHg。老年人收缩压降至 150 mmHg 以下，如能耐受，还可以进一步降低。

老年人降压治疗时应注意的问题有降压不宜过快、过猛，应逐步降压，选择长效一次性口服药物；对合并冠心病的老人，舒张压不宜过低（≥ 65 mmHg），以免加重心肌缺血。

有脑血管疾病的老年人在脑血管病病情稳定或好转前，可将血压控制在 160/100 mmHg 左右。在脑卒中后最初 24h 内血压降低大约 15%，除非收缩压 ＞ 220 mmHg 或舒张压 ＞ 120 mmHg，否则不需用降压药；在收缩压 ≤ 180 mmHg、舒张压 ＜ 105 mmHg 时可不急于降压。

5.2.3.3　老年高血压的药物治疗

大量研究表明，降压治疗获益主要来自血压下降本身，五大类降压药物均安全有效，对于老年患者亦是如此。但由于老年人应用强利尿剂、α 受体阻滞剂与神经节阻滞剂时更易发生较严重的不良反应，故应尽可能避免选用。下面介绍几种目前推荐使用的各种降压药物，均可通过降低血压发挥预防心脑血管并发症的作用，对老年高血压治疗有效。

（1）利尿剂。由于以氢氯噻嗪为代表的噻嗪类利尿剂价格低廉，且能够预防脑卒中并减少心血管事件，故可作为降压治疗的一线用药。但大剂量应用可能对代谢产生不良影响，因此存在糖代谢、脂代谢紊乱者需权衡利弊。噻嗪类利尿剂长期使用可通过降压作用和减慢脉搏波的作用改善动脉的扩张。吲达帕胺则兼有利尿及血管扩张作用，也可为老年人常用的利尿剂类型。

（2）钙通道阻滞剂（CCB）。2006 年京沪粤 25000 名门诊高血压患者调查显示钙通道阻滞剂使用率占 55%，其对国人降压效果好，其中氨氯地平为长效降压药，研究证据多。Syst-China、STONE、CINT、FEVER 中国大规模抗高血压试验均用钙通道阻滞剂。

（3）β 受体阻滞剂。β 受体阻滞剂在老年患者中的降压作用可能较利尿剂与钙阻滞剂略差，但对于合并冠心病心绞痛、心肌梗死、心衰甚至糖尿病者仍可首选。

β 受体阻滞剂被广泛用于治疗高血压已有 30 余年，目前在许多指南中仍然被推荐为一线治疗药物。而有研究表明，没有并发症的高血压患者中相比其他抗高血压药物，使用 β 受体阻滞剂的一线疗法有增加脑卒中的风险，特别是老年患者，在全因死亡率和心血管致残率／致死率等终点均无获益。作者总结指出 β 受体阻滞剂的风险获益比不适用于该适应证。

（4）其他药物。近年来有临床研究显示，他汀类药物（阿托伐他汀）强化降低胆固醇治疗，能够缓解大动脉僵硬度及降低收缩压，可能与影响内皮功能、调节肾素血管紧张素系统、改善大动脉血管弹性有关。最近的 ASCOT-LLA 研究也表明，他汀类药物既可以减少高血压患者又可以减少非高血压患者的心血管病发病率及死亡率。

胰岛素增敏剂治疗高血压的临床研究也取得一定的疗效，可能为今后高血压的治疗开辟了新途径。新近研发的同时具有血管紧张素 I 和内皮缩血管肽受体阻滞剂的降压药物，可能是将来高血压治疗的新方向。

5.2.3.4 老年高血压的非药物治疗

这是安全、有效的降压治疗，也是药物治疗的基础。生活方式的优化与调整应首先考虑包括降低超重（＞标准重 10%）、适当限制盐过多摄入、减少饱和脂肪酸和胆固醇摄入、戒烟酒、足够的钾钙镁摄入。坚持适量的体力活动，可进行步行等轻中强度体育活动。经上海市高血压研究所 30 多年的观察，证明长期进行气功锻炼不但能稳定降压疗效且可使脑卒中发生率降低 50% 左右，特别在老年患者中依从性尤好，值得推广。

TONE 试验对 60～80 岁 1 级高血压患者给予减轻体重和限钠摄入干预，随访 15～36 个月，结果发现干预组血压下降与对照组相比有显著性差异。

心理因素是影响老年高血压的重要因素，精神抑郁状态可增高血浆儿茶酚胺水平及交感神经活性，影响降压药物的疗效，因此，应对可能影响降压疗效的心理因素进行干预。

5.3 妊娠期高血压

妊娠高血压综合征（pregnancy-induced hypertension syndrome，PIH），简称为妊高征，平均发病率为 9.2%，是造成母儿围生期发病和死亡的重要原因之一。既往血压正常的初孕妇，有 10% 在妊娠最后 3 个月或分娩时发生高血压、蛋白尿及水肿的情况。提高产前检查及处理，则可使妊高征引起的孕产妇死亡率明显降低。

妊高征发病的有关因素：根据流行病学调查发现，妊高征发病可能与以下几种因素有关：①精神过分紧张或受刺激致使中枢神经系统功能紊乱；②寒冷季节或气温变化过大，特别是气压高时；③年轻初孕妇或高龄初孕妇；④有慢性高血压、肾炎、糖尿病等病史的孕妇；⑤营养不良，如低蛋白血症者；⑥体型矮胖即体重指数 [体重（kg）/ 身高（m²）] > 24 kg/m²；⑦子宫张力过高，如羊水过多、双胎、糖尿病巨大儿及葡萄胎等；⑧家庭中有高血压史，尤其是孕妇之母有妊高征史者。

妊娠期高血压包括妊娠高血压综合征、原发性高血压及慢性肾炎（高血压型）。慢性高血压患者在妊娠期血压仍持续增高者，其临产时发生先兆子痫的机会高于一般产妇五倍。降压治疗不仅要考虑血压的控制情况，还应注意尿蛋白（> 0.3 g/kg 常为子痫先兆）、血尿酸及胎儿在宫内的发育情况。

5.3.1 妊娠高血压的诊断

（1）轻度妊娠高血压综合征。其主要表现为血压轻度升高，可能伴有轻度水肿和微量蛋白尿。此阶段可持续数日至数周，可逐渐发展或迅速恶化。

水肿是妊娠高血压综合征最早出现之症状，开始时仅表现为体重增加每周 > 0.5 kg，为隐性水肿，以后逐渐发展为临床可见之水肿。水肿多从踝部开始，逐渐向上发展，按其程度分为四级，以"+"表示。（+）表示小腿以下凹陷性水肿，经休息后不消退；（++）表示水肿延及至大腿；（+++）表示水肿延及至外阴或腹部；（++++）表示全身水肿，甚至或有胸腹水。

妊娠 20 周前血压不高，血压升高达 ≥ 140/90 mmHg，或血压较孕前或孕早期血压升高 ≥ 25/15 mmHg，至少 2 次，间隔 6h。蛋白尿出现于血压升高之后，无或微量。

（2）中度妊娠高血压综合征。血压进一步升高，但不超过 160/110 mmHg，尿蛋白增加，伴有水肿，可有头晕等轻度自觉症状。

（3）重度妊娠高血压综合征。其包括先兆子痫及子痫。血压超过 160/110 mmHg，尿蛋白（++++）以上，水肿程度不等，出现头痛、眼花等自觉症状，严重者抽搐、昏迷。

先兆子痫除以上三种主要症状外，出现头晕、头痛、视觉障碍、上腹不适、胸闷及恶心呕吐等，表示颅内病变进一步发展。此时血压多在 160/110 mmHg 以上，水肿更严重、尿少、尿蛋白增多，随时可能发生抽搐，应积极治疗，防止发生子痫。

子痫在上述各严重症状的基础上抽搐发作或伴有昏迷，少数患者病情进展迅速。子痫前期症状可能并不显著而骤然发生抽搐，发生时间多在晚孕期及临产前，少数在产时，更少的还可在产后 24 h 内发生。抽搐发生在分娩以前者称为产前子痫，发生在分娩过程中者称产时子痫，发生于分娩以后的称为产后子痫。

5.3.2 妊娠高血压的治疗

对于非妊娠患者适用的和有效的抗高血压药物，可能直接或间接地对胎儿造成损害。因为母亲的胎盘循环已是最大限度的扩张，没有自动调节的功能，如果疏忽地将母体血压降至低血压水平会立即危及胎儿。利尿药物会降低母体的有效循环血量。因为胎儿的生长发育与血容量有关，所以长期的低血容量会增加胎儿的危险。

自轻度患者适当服用镇静药物如安定、鲁米那等，以保证休息，一般不用降压药物和解痉药。对于中度患者，硫酸镁是首选解痉药，硫酸镁血浓度治疗量为 $2 \sim 3.5$ mmol/L，> 7.5 mmol/L 时可出现心跳呼吸停止。由于硫酸镁的中毒量和治疗量很接近，因此使用时应严防中毒。

治疗妊娠期高血压第一线药物是甲基多巴；第二线药物包括 α 和 β 受体阻滞剂，它们可以辅助第一线药物联合使用，从而降低第一线药物剂量过大所致的副作用。

原先有轻度高血压的患者（140/90 ~ 150/100 mmHg）应在受孕前停服抗高血压药物或当妊娠已被证实后停服抗高血压药物。对于血压不稳定的患者，骤然减少其身体活动常常会使血压下降并对胎儿有利。对于这些患者，围产期的结果通常与没有高血压的孕妇一样，虽然血压在妊娠第二阶段不下降不是一个好现象。

对于原来有中度高血压的患者（150/100 ~ 180/110 mmHg）应采用甲基多巴治疗，开始可以用甲基多巴 250 mg 口服，每日 2 次，并且可以增加至 2 g/d 或更多，但应该避免出现过度嗜睡、抑郁和直立性低血压综合征的副作用。必须告知患者应自我监测血压和每月定期进行肾功能检查，应该对患者进行 B 超检查来监测胎儿的生长发育和早期胎儿成熟度的检查。胎儿必须选择在 38 周或更早时给予分娩。对于原先有重度高血压的患者（血压 ≥ 180/110 mmHg）必须立即进行评估，测定其尿素氮、肌酐清除率、尿总蛋白量。眼底镜检查应用为诊治患者的基础。母亲和胎儿的预后很差。如果患者有强烈的继续妊娠的愿望并且认为值得，第二线抗高血压药物 α 和 β 受体阻滞剂（例如普萘洛尔 40 mg，每日 2 次）是需要使用的。这些病情易变化的虚弱患者通常需要住院至妊娠后期，如果病情恶化，妊娠必须终止，转化酶抑制剂在妊娠第一、第二阶段禁忌使用。

5.4 白大衣高血压

白大衣高血压（white coat hypertension，WCHT），亦称为办公室高血压（office hypertension）或孤立的诊室高血压（isolated clinical hypertension），是指患者在满足条件如没有高血压引起的靶器官损坏、没有高血压相关的心血管疾病的危险因素、没有经药物治疗后血压下降的前提下，在医院环境里诊室血压（office blood pressure，OBP）升高，而在日常生活中血压正常的现象。

15% ～ 20% 的 1 级高血压患者只有在医务工作者，尤其是医生测量血压时才升高，而在其他地方包括工作时血压不升高，提示为白大衣高血压，即诊室测量的血压＞ 140/90 mmHg，而平均清醒时血压＜ 135/85 mmHg。尽管白大衣高血压可见于任何年龄，但更常见于老年人。白大衣高血压现象通常指白大衣效应，定义为诊室和日间动态血压的差别，它存在于大多数高血压患者中，如果采用静态示波装置自动测量和分析患者在诊室安静环境下 15 ～ 20 min 的系列血压，可减少白大衣效应（不能消除）。在存在白大衣效应的患者中，通常存在其他健康危险因素，应予以相应的治疗。一些白大衣高血压可进展为持续性高血压，因此对白大衣高血压患者均应随访。抗高血压药物治疗可降低诊室血压，但不影响动态血压，提示白大衣高血压的药物治疗获益小于持续性高血压。

研究发现一些白大衣高血压患者具有应激反应过强的遗传特征，身体内的交感神经系统和肾素—血管紧张素—醛固酮系统都存在容易激活和紊乱，会引起一些神经内分泌激素如肾素、醛固酮、去甲肾上腺素的水平升高，这些因素都与升高血压有关。还有一部分患者的大脑皮层兴奋和抑制功能失调，交感和副交感神经功能紊乱，这些人不仅在医院见了医生血压高，遇到事儿、精神紧张、情绪激动时血压都会升高。

5.4.1　白大衣高血压的诊断

Verdecchia 提出 WCHT 定义为平均白昼动态血压（d⁻ABPM）低于正常血压者 ABPM 分布的第 90 百分位数（正常标准女性为收缩压 131 mmHg、舒张压 86 mmHg，男性为收缩压 136 mmHg、舒张压 87 mmHg）。我国目前参考诊断标准为：WCHT 患者诊室收缩压＞ 140 mmHg 和（或）舒张压＞ 90 mmHg，并且白昼动态血压收缩压＜ 135 mmHg、舒张压＜ 80 mmHg，这还需要经过临床的验证和评价，临床上怀疑单纯诊室高血压时应通过家庭血压测量或动态血压测量来协助诊断。

5.4.2　白大衣高血压的治疗

对于 WCHT 是否需要给予治疗也存在一定的争论，这里分析氟哌噻吨美利曲辛片对具有明显白大衣效应的原发性高血压患者治疗的可行性研究。

原发性高血压是我国常见的慢性病，白大衣效应（WCE）是指患者见到白大衣医生时血压短暂—过性增高。白大衣效应不仅使普通高血压难于和难治性高血压区分，而且容易使医生出现误判，造成过度性的药物治疗。普通的降压治疗对具有白大衣效应的高血压患者临床疗效并不理想，如何降低 WCE 对原发性高血压的影响引起了人们的重视。这里分析通过研究氟哌噻吨美利曲辛片对具有明显白大衣效应的原发性高血压患者治疗的可行性，找到一种更适合该患者群体的用药模式。

汉密尔顿评分量表在临床上常被用于焦虑症的诊断及程度划分的依据。在本次研究中，治疗后观察组的 HAMA 评分较对照组有明显降低（$P < 0.05$），治疗后对照组汉密尔顿评分无明显变化（$P > 0.05$），虽然两组治疗后的血压都较治疗前有所下降，但治疗后观察组的血压下降更为明显（$P < 0.05$）。以上数据说明新的治疗方式能够改善具有明显白大衣效应的原发性高血压的焦虑状态，且更能控制血压。

MPO 主要是作为氧化应激的标记物，多名学者报道 MPO 对心血管患者有预后评估功能。用血清中 MPO 水平升高来提示人体应激水平增高，对于本身应激水平高于正常人的原发性高血压患者，其发生 WCE 的概率更高；MPO 水平的降低，可以提示 EH 患者发生白大衣效应的风险下降。NO 是舒血管活性因子，有相关研究报道 NO 可能参与 MPO 的高血压形成机制。NO 升高有利于血管舒张，血压下降；下降可能使血管舒张不足，引起血压升高。本研究中，治疗后两组的血清一氧化氮水平均上升，两组间无明显差异（$P > 0.05$），新的治疗方式可能对机体由于 NO 上升而引起的血管舒张作用不明显。治疗后 MPO 水平的观察组较对照组下降更为明显（$P < 0.05$），说明新的治疗方式能够改善原发性高血压患者的应激水平，从而可能降低白大衣效应。小剂量的氟哌噻吨美利曲辛片可以作用于突触前膜的多巴胺自身调节受体，使多巴胺的合成及释放加快，从而增加其在突触间隙的含量以达到抗抑郁治疗的目的。新型环类药物美利曲辛主要作用于突触前膜，同时抑制对 5-羟色胺和去甲肾上腺素的再摄取，从而增加该两种成分在突触间隙的含量。这两种药相互拮抗，具有抗焦虑作用，同时可以抑制交感神经系统的兴奋，减少血容量，使血压降低。因此，对于具有明显 ACE 的原发性高血压患者，降压药和氟哌噻吨美利曲辛片同时服用，可以减少 ACE，改善患者的焦虑情绪，同时其降压效果也较好。综上所述，氟哌噻吨美利曲辛片能够提高对于具有明显控制 WCE 的高血压患者的血压，降低 WCE 发生率，且不良反应少。

5.5　盐敏感性高血压

盐敏感性高血压（salt-sensitive hypertension）定义为相对高盐摄入所引起的血压升高。多数盐敏感性高血压属于容量依赖性，血浆肾素活性偏低或正常。盐的摄入量是高血压的一个重要环境因素，但在人群内的个体之间对盐负荷或减少盐的摄入呈现不同的血压反应，存在盐敏感性问题。所谓血压的盐敏感性是指相对高盐摄入所引起的血压升高。

盐敏感性在不同种族和人群中盐敏感性个体的检出率不同，低者占 5%，高的可达 25% ~ 30%。黑种人中盐敏感性的检出率不论在血压正常个体及高血压患者皆明显高于白种人，而且血压的盐敏感性随年龄增长而增加，特别是高血压患者。牟建军等对陕西汉中市五个高血压家系研究发现，盐敏感性高血压具有家庭聚集性，这种家庭聚集性是遗传因素决定的。

流行病学调查发现，当钠摄入低的时候人群的平均血压也低，血压随年龄增长的幅度小，几乎在绝大多数盐摄入量高的人群中人群的平均血压水平比较高，血压水平亦随年龄而升高，并且发现随着不同人群钠摄入水平的差异，钠的摄入量与血压水平间成线性关系。依据推算，如果每天钠的摄入量减少100 mmol，25～55岁收缩压随着年龄的增长也将会减少9 mmHg。从这个意义上说，钠的平均摄入量低会对血压随年龄的改变产生良性影响，从而有利于减少心血管的患病率。高血压预防试验（Trails of hypertension prevention，TOHP）I研究中限盐干预组的盐摄入量较对照组净减少了约44 mmol/24 h（相当于2.5 g氯化钠），平均血压下降了1.7/0.8 mmHg，心血管事件的发生率降低了近3%；而TOHPI研究中血压下降并不明显，心血管事件的发生率却降低了约1%。盐敏感性高血压患者远期心血管事件发生率和死亡率明显高于盐不敏感性高血压患者，分别为25%和75%。

5.5.1 盐敏感性高血压患者的临床诊断

5.5.1.1 盐敏感者的动态血压变化

近年来众多临床观察发现，无论盐敏感者血压尚正常或已发生高血压，高盐摄入均可使24h、白天和夜间的收缩压、舒张压和平均动脉压水平显著升高；盐敏感性高血压患者在高盐和低盐摄入时均表现为夜间血压不降，24 h血压波动曲线的夜间谷变浅或消失，甚至夜间血压高于白昼血压，呈典型的"非杓型"改变；血压正常的盐敏感者在盐负荷时也表现夜间血压降幅减少，昼夜血压差值缩小，呈"非杓型"趋势；24 h血压波动明显，波幅增大，提示盐敏感者对运动和外界环境刺激的血压反应性增加。

5.5.1.2 盐负荷敏感

盐负荷后血压明显升高，限盐或缩容后血压降低。盐敏感者对于急性盐负荷或慢性盐负荷均呈现明显的升压反应，而短期给予呋塞米缩容或慢性限制盐的摄入量则可使血压降低，这已为动物实验和临床观察所证明，并作为盐敏感性测定的经典方法。

5.5.1.3 靶器官损害出现早

（1）尿微白蛋白排泄量增加。盐敏感性高血压患者尿微白蛋白排泄量明显高于盐不敏感者，盐负荷会使其进一步增加。有人甚至把尿微蛋白量增加作为原发性高血压患者盐敏感性和肾脏血流动力学异常的一项预测指标。

（2）左心室重量相对增大。盐敏感者无论高血压或血压正常，左心室重量指数（LVMI）均大于盐不敏感者（$P < 0.01$），高血压盐敏感者左心室肥厚（LVH）的检出率高于盐不敏感者（24.3%：5.8%，$P < 0.05$）。左心室重量相对增大主要表现为室间隔和左心室后壁增厚，可能与盐敏感者肾素—血管紧张素系统对饮食盐的摄入反应迟钝，致使血醛固酮水平相对升高；血浆儿茶酚胺升高，特别于盐负荷后钠的转运异常，

以及盐敏感者血压的昼夜节律改变，夜间谷变浅等因素有关。

5.5.1.4 血压的应激反应增强

盐敏感者于精神激发试验和冷加压试验后血压的增幅值明显高于盐不敏感者，且持续时间较长。

5.5.1.5 有胰岛素抵抗表现

特别在盐负荷情况下盐敏感者的血浆胰岛素水平均较盐不敏感者明显升高，胰岛素敏感性指数降低。

5.5.2 盐敏感性高血压的治疗

盐敏感性高血压的类型不同，其降压药物的选择亦因而不同。盐敏感性高血压可以分为调节型、非调节型两种。

5.5.2.1 调节型盐敏感性高血压的治疗

减少钠的摄入或增加钾和钙的摄入有助于降低血压。研究显示，高钠摄入会增强去甲肾上腺素的血管收缩反应，减弱乙酰胆碱的血管舒张反应，而低钠饮食的作用则与此相反。实验表明与低钠饮食的大鼠相比，给予高钠饮食的大鼠体内阻力血管对血管收缩因子的反应性增强，小血管的血管紧张素转化酶及血管紧张素Ⅱ受体处于过表达状态，而 RAAS 的过度激活与高血压密切相关；此外，高钠饮食大鼠血管内皮型一氧化氮合酶的表达较低钠饮食大鼠减少，一氧化氮的表达亦减少，其与阻力动脉舒张受损有密切关联。由上可知，与低钠饮食相比，高钠饮食的小鼠体内存在多种使血压升高的不同反应，因此猜测控制钠盐的摄入可能有助于盐敏感性高血压人群降低血压及控制血压的波动。

利尿剂和钙通道阻滞剂是治疗该型高血压的首选药物。所有钙通道阻滞剂不论急性服用或长期应用，皆使肾血流量和肾小球滤过率升高，肾血管阻力降低而产生利钠、利尿作用，但不同类型钙通道阻滞剂的效应不一，而以二氢吡啶类的效果最显著。

5.5.2.2 非调节型盐敏感性高血压的治疗

血浆肾素活性水平增高或正常有遗传性肾排钠缺陷，服用血管紧张素转换酶抑制剂可以纠正这类高血压患者的异常改变。盐不敏感性高血压属于钠容量非依赖性高血压，血浆肾素活性正常或升高，利尿剂对这类高血压患者往往无效。

5.5.2.3 盐敏感性高血压治疗的其他相关研究

（1）乳果糖降低盐敏感性高血压的相关作用研究。目前有研究显示，予盐敏感性高血压小鼠补充乳果糖 4 周后，小鼠的肠道菌群结构改变，主要表现为肠道的双歧杆菌及乳酸菌群增多，这可提高小鼠的新陈代谢，显著降低小肠 IL-17a、IL-22 mRNA 的表达水平及血清 IL-17a、IL-22 的浓度，从而改善便秘、增加粪便钠的排出及降低肠道渗透压，提示乳果糖在降低盐敏感性高血压中具有重要作用。

（2）迷走神经刺激对控制血压的作用研究。有学者发现，刺激迷走神经可显著提高盐敏感性高血压大鼠的长期生存率，可能机制为急性迷走神经刺激可通过显著增加心率变异性及压力反射敏感性以增加机体自平衡能力，而慢性迷走神经刺激可降低收缩压而延缓高血压进程。心率变异性在临床上常常被用来预测心血管疾病的发生及发展过程，高血压及心力衰竭患者的自主调节功能障碍也常常导致其心率变异性的降低。研究显示，刺激迷走神经可通过直接增加副交感神经活性、反射性地降低交感神经活性而增加机体自主调节功能，而机体自主调节功能的增加通常表现为心率变异性及压力反射敏感性的升高，这使血管对血压波动的敏感性变高从而更好地调节血压。另外，还有研究证实刺激迷走神经可通过减少细胞因子合成来降低机体内的免疫反应，而免疫反应可能在盐敏感性高血压的机制中发挥着重要作用。综上所述，迷走神经刺激可通过加强机体的自平衡能力及降低体内免疫反应而起到控制血压的作用。

（3）山楂萃取物对盐敏感性高血压抗氧化应激的作用研究。血压可能与氧化应激密切相关，现有研究显示山楂萃取物对盐敏感性高血压大鼠可能具有一定的肾脏保护作用，具体表现为高盐饮食可导致盐敏感性高血压大鼠的血压升高，而山楂萃取物则可有效减弱这种血压升高效应，这是由于其可显著升高一氧化氮浓度、降低过氧化氢及丙二醛浓度、升高一氧化氮合酶及过氧化氢酶在肾脏髓质中的浓度。这些因素的综合作用可降低大鼠体内的氧化应激反应，而现有研究已证实血压升高与氧化应激存在密切联系。另外，有学者通过气相色谱—质谱分析法分析亦发现多种抗高血压物质存在于山楂萃取物中，给予山楂萃取物灌胃的盐敏感性高血压大鼠的肾脏皮质和髓质中出现了包括氨基异丁酸在内的多种不同代谢产物，而氨基异丁酸可通过降低活性氧浓度从而降低盐敏感性高血压大鼠的血压。上述实验结果提示，山楂萃取物在盐敏感性高血压大鼠中发挥着抗氧化应激的作用，山楂萃取物或可作为盐敏感性高血压的一种营养治疗方法。

综上所述，目前有关盐敏感性高血压的相关发病机制已逐渐明确，相关治疗靶点已得出了初步结论，并针对相关发病机制及治疗靶点总结出了多种治疗方案，但由于尚缺乏临床多中心随机实验结果，其实际治疗效果仍需进一步探讨。

5.6 难治性高血压

在临床上经过合理的用药治疗、大多数高血压患者的血压均能有效地控制在目标水平，但有少数患者即使接受了合理的足剂量的联合药物治疗，血压仍然难以有效控制。临床上称为难治性高血压（或顽固性高血压）。顽固性高血压（refractory hypertension 或 resistant hypertension）是指如果高血压患者在接受了至少三种降压药物后，血压仍高于目标值或者需要至少四种药物才可以控制其血压。

5.6.1 难治性高血压的诊断思路及步骤

24h 动态血压监测有助于真正顽固性高血压与白大衣效应的假性顽固性高血压的鉴别诊断，但是，对于顽固性高血压的临床评估除了明确诊断外，同时还应找出引起顽固性高血压的原因（图 5-1）。

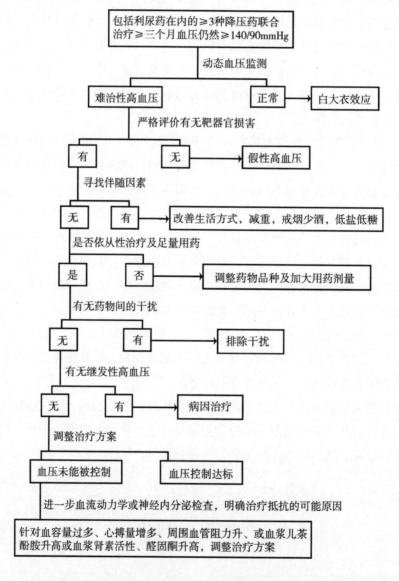

图 5-1 顽固性高血压诊断程序流程图

明确诊断、排除假性顽固性高血压，找出原因、排除干扰因素。如果患者已经接受包括利尿药在内的三种或以上的降压药物治疗 3 个月且排除了假性顽固性高血压的可能，应详细询问和观察患者是否存在以下情况：

（1）治疗方案不够合理。

（2）同时服用升高血压的药物。

（3）治疗的不依从性。

（4）存在继发性高血压。

（5）仍然有吸烟、饮酒、高盐饮食的不良生活方式及体重的不断增加等。

（6）有其他合并疾病的存在，如代谢综合征、肾功能衰竭、睡眠呼吸暂停综合征等。

5.6.2　难治性高血压的治疗

5.6.2.1　原发性高血压中顽固性高血压的治疗

HOT 研究证实高血压患者群中服用三种或三种以上降压药物，93% 高血压患者均能将舒张压控制在 < 90mmHg，大约仅 7% 的原发性高血压患者属"顽固性"。

容量负荷过重占高血压病人群的 30% ~ 40%，这里主要分析该类人群的治疗，用常规降压药疗效不佳时应考虑加入保钾及排钾利尿药。利尿药中降压疗效较好的是噻嗪类利尿药和醛固酮拮抗药——安体舒通，但肾小球滤过率 < 30% 或有大量蛋白尿时则首选袢利尿药；糖尿病时可考虑服吲达帕胺，该药有降低蛋白尿的作用。同时还应低盐饮食，有些顽固性高血压患者经 1 周的低盐饮食，在原来降压药物不变的基础上血压可明显得到控制。二氢吡啶类钙拮抗药对老年高血压患者及中年盐敏感高血压患者 24 h 动态血压日间血压下降明显优于非盐敏感组，且与利尿药等合用可增强降压效应。

5.6.2.2　继发性高血压中顽固性高血压的治疗

在顽固性高血压人群中约 10% 为继发性高血压，常见的病因有肾实质性疾病、肾脏大小血管病变、盐皮质激素过多（原发性醛固酮增多症）、糖皮质激素过多（库欣综合征）、嗜铬细胞瘤等，这里选择性地进行分析。

（1）肾实质性高血压。这是最多见的继发性高血压，也是常见的顽固性高血压，早期对抑交感降压药有效，但在肾功能衰竭终末期 60% ~ 90% 均有血压持续升高难降且多为容量性的顽固性高血压。治疗原则为宜选用不影响肾血流及肾功能的降压药物；限盐，氯化钠摄入限制在 3 ~ 5g/d；根据尿常规及血 BUN、Cr 水平适当降低血压。

治疗首选利尿药，当 Scr < 133 mmol/L 时对噻嗪类利尿药有良好的降压反应（剂量 12.5 ~ 100 mg/d），当 Scr > 177 mmol/L 及明显蛋白尿时则噻嗪类药疗效欠佳，用袢利尿药如呋塞米，每天最大剂量 320 mg，量效关系呈平顶状，即加大剂量后降压疗效不增，而不良反应增加，并且需日服 3 次，否则利尿作用在短期内消失后更促使肾对水钠潴留，造成相反的效果。在利尿药应用的基础上加用血管紧张素转化酶抑制药（ACEI）、钙拮抗药（CCB）或 α1 受体阻滞药，中枢 α1 兴奋药或硝酸酯类扩血管药，大多能有效地控制血压。若在肾功能衰竭终末期药物无效则应进行透析、缩容治疗。ACEI 可降低肾小球毛细血管内压，改善基底膜的通透性，减少蛋白尿，因此除降压外还能延缓肾功能恶化。但是，在急性肾炎时应首选钙拮抗药，一般不采用 ACEI 或 β 受体阻滞药。ACEI 中首先选择从胆、肾双通道排泄的福辛普利、苯那普利、雷米普利等；钙拮抗药应选择长效制剂，如二氢吡啶类的长效氨氯地平、非洛地平、硝苯地平等及非二氢吡啶类的地尔硫卓及维拉帕米。α2+β 受体阻滞药（拉贝洛尔，卡维地洛）、α 受体阻滞药（哌唑嗪，多沙唑嗪）、中枢 α2 受体兴奋药（可乐定莫索尼定）均是可选择的药物，有心动过速者可加用 β 受体阻滞药。

降压方案总体概述如下：①血压高于目标值 15/10 mmHg：若 SCr < 1.8 mg/dl，首选 ACEI+ 噻嗪类利尿剂；SCr ≥ 1.8 mg/dl，选用 ACEI+ 袢利尿剂。②血压仍不达标（130/80 mmHg），加长效钙拮抗（增至中等剂量）；若达标，以固定剂量联合用 ACEI、利尿剂、CCB。③血压仍不达标，若基础心率 ≥ 84 r/min，加小剂量 β 受体阻滞药；基础心率 < 84 r/min，加其他亚组 CCB（已用维拉帕米或地尔硫卓则可用氨氯地平类药物，反之亦然）。④血压仍不达标，若未曾使用安体舒通，可夜间加长效 α 受体阻滞剂可乐定、米诺地尔（敏乐啶）。肾功能损害和糖尿病肾病时，宜首选 ACEI/ARB 可减少尿蛋白、改善肾功能。要求：Cr < 3 mg/dl（265 μmol/L）、Ccr > 30 ml/min 时可以使用 ACEI；Cr < 442 μmol/L（5 mg/dl）、Ccr > 10 ml/min 时可以使用 ARB。超出上述水平，如试用 ACEI/ARB 则更应严密监测。应用 ACEI/ARB 的监测，需要用药 1 ~ 2 周，测 Cr 及血清钾。①若 Cr 不变，血压达标，则继续使用、定期复查；②若 Cr 升高 < 30%，血压达标，则继续使用、定期复查，一旦 Cr 升高 > 30%，ACEI 减半加其他降压药；若 Cr 升高仍 > 30%，则停用 ACEI/ARB。用药 1 ~ 2 周，若 Cr 升高 < 30%，血压不达标，直接加其他降压药直至血压达标，定期测 Cr 及血清钾。③用药 1 ~ 2 周，Cr 升高 > 50%，检查有无低灌注状态（如血容量不足、肾动脉狭窄，应用非类固醇消炎药）；如果没有，应停用 ACEI/ARB。

（2）肾血管性高血压。肾动脉狭窄（主要包括肾动脉粥样硬化斑块，多发性大动脉炎，纤维肌性发育不良）常伴血浆肾素活性（PRA）增高，继发性醛固酮（Ald）增多及轻度低血钾（> 3.0 mmol/L 左右）。一项 36 例 > 65 岁顽固性高血压的研究中肾动脉造影发现 30% 为肾动脉狭窄，随着我国经济的高速发展、人口老龄化日趋明显，肾动脉粥样斑块的发病呈逐步上升趋势。因此，临床上对于短期内血压由较易控制到顽固性高血压的患者应考虑及早做 DSA 等检查，进行早期诊断、早期血管成型术等治疗，解除血管的狭窄（腹主动脉或肾动脉造影后行扩张术及支架置入，血管搭桥术或肾自体移植术）。

在降压药物治疗中 ACEI 有明显的降压作用，但是应注意双侧肾动脉狭窄、孤立肾或双侧肾小球滤过率低与利尿药合用时，虽然血压明显下降，但缩容使 RAS 处于激发状态下更易引起滤过率突然降低，易引起血肌酐急剧上升，甚至引起急性肾衰。对于已有肾功能损害的肾动脉狭窄患者，由于此时肾小球出球小动脉压力的增高是维持肾小球有效滤过压所必需的，ACEI 对出球小动脉的扩张作用较强，如果此时服用 ACEI 可使肾小球滤过压下降，肾功能进一步恶化；尤其在同服利尿药更易引起滤过率突然降低而加重肾衰，应慎用。血管紧张素 Ⅱ 受体拮抗药（ARB）有同样的作用，也应慎用。钙离子拮抗药如氨氯地平、非洛地平、硝苯地平控释片等，α 受体阻滞药如哌唑嗪、多沙唑嗪、特拉唑嗪等及中枢 α2 受体兴奋药可乐定及 β 受体阻滞药阿替洛尔、美托洛尔等都有良效。

多发性大动脉炎待血沉、黏蛋白及免疫指标及低热均恢复正常后再考虑解除狭窄术。

5.7 高血压急症及亚急症

5.7.1 定义

5.7.1.1 高血压急症（hypertension emergency）

高血压急症指原发性或继发性高血压患者在某些诱因作用下，血压短时间内显著升高（通常 > 180/120mmHg），同时伴有进行性心、脑、肾等重要靶器官功能不全的表现。

需要注意的是血压水平的高低与急性靶器官损害的程度并非成正比，部分高血压急症患者并不伴有特别高的血压值（并发于妊娠期或某些急性肾小球肾炎），但如血压不及时控制在合理范围内会对脏器功能产生严重影响，甚至危及生命，处理过程中需要高度重视。并发急性肺水肿、主动脉夹层、心肌梗死者，即使血压仅为中度升高，也应视为高血压急症。

5.7.1.2 高血压亚急症（hypertension urgency）

高血压亚急症指血压显著升高但不伴靶器官损害。患者可有血压明显升高而造成的症状，如头痛、胸闷、鼻出血和烦躁不安等。

血压升高的程度不是区别高血压急症与高血压亚急症的标准，区别两者的唯一标准是有无新近发生的急性进行性的严重靶器官损害。

5.7.2 临床评估

5.7.2.1 询问病史

（1）寻找血压异常升高的诱因，如停用降压药治疗（较大剂量中枢降压药）、急性尿潴留、急慢性疼痛、服用拟交感毒性药品（可卡因、麦角酸二乙酰胺、安非他命）、惊恐发作、服用限制降压治疗效果的药物（非留体类抗炎药、胃黏膜保护药），高血压药物治疗和血压控制程度情况，明确有无非处方药物用药、心脑血管危险因素。

（2）评估有无潜在的靶器官损伤、胸痛（心肌缺血或心肌梗死、主动脉夹层）、胸背部撕裂样疼痛（主动脉夹层）、呼吸困难（肺水肿或充血性心力衰竭）。

5.7.2.2　体格检查

（1）准确测量血压。

（2）仔细检查心血管系统、眼底和神经系统。

（3）评估有无继发性高血压及其他情况。

5.7.2.3　实验室及辅助检查

（1）实验室检查：血常规、尿常规、血生化。

（2）心电图：发现左心室肥厚、心肌缺血、心脏传导阻滞或心律失常。

（3）影像学检查：①胸片：了解心脏轮廓、大动脉及肺循环情况。②心脏彩超：诊断左心室肥厚和舒张期心力衰竭。③ CT、MRI：诊断左心室肥厚和舒张期心力衰竭。

5.7.3　高血压急症、亚急症的治疗

5.7.3.1　治疗原则

（1）及时准确地评估病情风险，查找诱因。

（2）确认靶器官损害的程度和部位。

（3）血压控制节奏和目标：减少脏器功能受损。

（4）急性期的后续管理，包括去除可纠正的原因或诱因，定期评估靶器官、避免靶器官进行性损害。

5.7.3.2　降压目标

（1）降压治疗第一目标：30 ～ 60 min 降至安全水平。

①依据：基础血压水平、合并的靶器官损害程度。

②目标：1 ～ 2h 平均动脉压下降不超过 25%（近期血压升高值的 2/3）。重视血压自身调节的重要性，防止组织灌注不足和（或）梗死；特殊情况（缺血性脑卒中、主动脉夹层）除外。

（2）降压治疗第二目标：在达到第一目标后应放慢降压速度，加用口服降压药，逐步减慢静脉给药的速度，在后续的 2 ～ 6 h 将血压降至 160/100 ～ 110 mmHg。

（3）降压治疗第三目标：若第二目标的血压水平可耐受且临床情况稳定，在以后24 ～ 48 h 逐步降低血压以达到正常水平。

注意：急性冠状动脉综合征或没有高血压病史的高血压脑病（如急性肾小球肾

炎、子痫所致等），初始目标血压水平可适当降低。若为主动脉夹层，应降至收缩压 100 ～ 110 mmHg。一般需要联合使用降压药，并要重视足量 β 受体阻滞药的使用，兼顾降低心率。

5.7.3.3 高血压急症的降压药物

（1）硝普钠（Sodium nitroprusside）

①降压机制：直接扩张动脉和静脉，降低前、后负荷。

②用法与用量：25 ～ 50 mg 溶于 5% 葡萄糖溶液 50 ml 内静脉泵入，起始 0.3 μg/（kg·min），可逐渐增至 5 μg/（kg·min），最大 10 μg/（kg·min）。立即起效，停药后作用仅维持 3 ～ 5 min，停止注射后血压在 1 ～ 10min 迅速回到治疗前水平，用前配制，避光使用。24 h 更换，持续应用不超过 72 h，只能用 5% 葡萄糖溶液配制。

③适应证：可用于各种高血压急症。

④不良反应：恶心、呕吐、肌肉颤动。

⑤注意事项：长期或大剂量使用应注意可能发生的硫氧酸中毒，尤其是肾功能不全，一般在血压稳定后应改为口服降压药，肝功能不全者慎用。

（2）硝酸甘油（Nitroglycerin）

①降压机制：直接作用于血管平滑肌硝酸盐受体，扩张静脉和选择性扩张冠状动脉与大动脉，降低心脏负荷。

②用法与用量：一般剂量为 5 ～ 10 mg 加入 5% ～ 10% 葡萄糖溶液 250 ～ 500 ml 中，起始 5 ～ 10 μg/min，每 5 ～ 10min 增加 5 ～ 10 μg/min；可用至 100 ～ 200 μg/min。静脉滴注，5 min 起效，停药后作用持续 30 min。

③适应证：主要用于急性心力衰竭、急性冠状动脉综合征时的高血压急症。

④不良反应：心动过速、面部潮红、头痛和呕吐。青光眼禁用，连续使用可产生耐受性。

（3）乌拉地尔（压宁定，Urapidil）

①降压机制：具有外周和中枢双重的作用机制，在外周的舒张血管作用为阻断突触后 α1、α2 受体。

②用法与用量：25 ～ 50 mg 加入 10% 葡萄糖溶液 250 ～ 500 ml 中静脉滴注；亦可 10 ～ 50 mg 加入 10% 葡萄糖溶液 20 ～ 40 ml 中缓慢静脉推注。后以 0.4 ～ 2.0 mg/min 静脉滴注维持，维持降压作用。15 min 起效，停药后作用维持 2 ～ 8 h。

③适应证：糖尿病、肾功能衰竭伴前列腺肥大的老年高血压患者。

④注意事项：该药半衰期较长，个别敏感者血压下降显著，可致心脑供血不足，应用需慎重。

（4）尼卡地平（Nicardipine）

①降压机制：二氢吡啶类钙通道阻滞药，有扩张外周血管、冠状动脉、肾小动脉及脑动脉的作用。

②用法与用量：起始 $0.5\,\mu g/(kg\cdot min)$，可用至 $6\,\mu g/(kg\cdot min)$，口服 $20\sim40\,mg$，每日3次；$5\sim10\,min$ 起效，停药后维持 $1\sim4\,h$。

③适应证：适用于缺血性脑病，对急性血压升高伴基底动脉供血不足的高血压危象患者，连续静脉滴注 14 d。对急性心功能不全者，尤其二尖瓣关闭不全及末梢阻力和肺动脉楔压中度升高的低心输出量患者适用。静脉注射后使心输出量增加，肺血管阻力、肺动脉楔压和末梢血管阻力下降。

④不良反应：急性心肌炎、心肌梗死、左室流出通道狭窄、右心功能不全并狭窄者禁用；极严重心功能低下者慎用。当出现颅内高压或脑水肿时慎用，颅内出血禁用。

（5）拉贝洛尔（Labetalol）

①降压机制：α、β 受体阻滞药。

②用法与用量：$20\sim100\,mg$ 静脉推注，继以 $0.5\sim2\,mg/min$ 静脉泵入，根据血压调整速率，24 h 不超过 300 mg，停用后作用持续 $3\sim6\,h$。

③适应证：妊娠或肾衰竭时的高血压急症。

④不良反应：头晕、直立性低血压、心脏传导阻滞。

5.7.3.4　高血压亚急症的降压药物

（1）$24\sim48\,h$ 将血压缓慢降至 160/100 mmHg。

（2）可静脉给药，也可通过口服降压药控制，如钙通道阻滞药、转换酶抑制药、血管紧张素受体阻滞药、α 受体阻滞药、β 受体阻滞药，还可根据情况使用袢利尿药。

（3）血压初步控制后，应调整口服药物。

（4）避免对某些无并发症但血压较高的患者进行过度治疗（在这些患者中静脉或大剂量口服负荷量降压药可产生副作用或低血压，并可能造成相应损害）。

5.7.3.5　各种高血压急症的治疗要点

（1）高血压脑病。高血压脑病指在高血压病程中发生急性血液循环障碍（脑灌注增多），引起脑水肿和颅内压增高而产生的一系列临床症状（暂时性偏瘫、失语、病理反射征象，但无影像学异常）。多见于既往血压正常而突然发生高血压者，以舒张压升高为主，通常超过 120 mmHg。主要有脑水肿和颅内高压的表现，眼底有视网膜小动脉阻塞，但不一定有出血、渗出或水肿。

应迅速降低血压以尽快改善症状，在最初 1 h 内将血压降低 20% 或将舒张压降至 $100\sim110\,mmHg$，治疗时应考虑到避免使用降低脑血流量的药物，要同时兼顾脑水肿的减轻、颅压的降低。

迅速降压可选硝普钠或尼卡地平，其他药物如柳胺苄心定静脉滴注也较为适宜，此药同时阻滞 α 和 β 受体，不减低脑血流量。单纯 β 受体阻滞药应为禁用。明显高颅压者应加用甘露醇，非不得已不用皮质激素。

（2）急性缺血性脑卒中。脑卒中后血压升高可能是由于应激、膀胱充盈、疼痛、先前存在的高血压，对于低氧的生理性反应或者颅内压升高等原因所致。大多数患者可能不经任何特殊治疗就出现血压下降。当患者去除诱因后血压常会自行下降。此外，降低颅内压也可能致血压下降。

当收缩压 > 220 mmHg 或舒张压 > 120 mmHg；或伴有严重心力衰竭、主动脉夹层或高血压脑病等；或收缩压 ≥ 185 mmHg 或舒张压 ≥ 110 mHg，准备血管内溶栓者，才考虑降压。降压的合理目标为 24h 内血压降低 15%，药物选择为微输液泵静脉注射拉贝洛尔或硝普钠，舌下含服硝苯地平禁止使用；急性期颅内压升高者慎用降压药（避免血压过度下降），治疗上以利尿药为基础。

（3）急性出血性脑卒中。降压目的为保证脑组织灌注的基础上，避免再次出血。

当收缩压 > 200 mmHg 或平均动脉压（MAP） > 150 mmHg 时需要降压治疗，如 SBP > 180 mmHg 或 MAP > 130 mmHg 且没有颅内压升高的证据，可间断或持续静脉给药适度降压（MAP=110 mmHg 或目标血压 160/90 mmHg），使收缩压维持在 180 mmHg 以下、MAP 维持在 130 mmHg 以下。

（4）急性主动脉夹层。主动脉夹层是高血压的严重并发症，起病常常比较突然，迅速发生剧烈胸痛，向背或腹部放射，伴有主动脉分支堵塞的现象。血压增高是病情进展的重要诱因，无论非手术治疗或手术治疗都必须首先降低血压，要求降低到正常偏低水平，如 90 ~ 110/60 ~ 70 mmHg，使血压稳定在较低范围。如果患者合并心、脑、肾缺血情况，血压也应至少降至 120/80 mmHg。

首选硝普钠静脉滴注，最好在 30min 内将血压降至目标值。应用序受体阻滞药适当降低心输出量，减慢心率。当血压达到目标范围时，应加用口服降压药物（β 受体阻滞药、ACEI、ARB 及利尿药）：在口服药物作用开始后逐渐减少，以至停用硝普钠。应同时重视镇痛、镇静和其他对症治疗。

（5）高血压合并心力衰竭。长期持续的高血压促进心肌细胞的损伤，后者又引起 RAAS 和交感神经系统的过度兴奋，导致神经内分泌因子的激活，从而产生心肌重构；心肌重构又使 RAAS 和交感神经系统的进一步兴奋性增加，加重心肌重构，形成恶性循环，最终发生心力衰竭。阻断 RAAS 药物如 ACEI 或 ARB、醛固酮受体拮抗药及交感神经阻滞药和 β 受体阻滞药，在应用利尿药消除体内过多滞留的液体，与上两种药物联合可发挥协同作用，同时降低或调节心脏前后负荷是高血压急性心力衰竭治疗的主要手段。高血压急性心力衰竭治疗常用的方法是大剂量的髓袢利尿药静脉注射，加血管扩张药，首选硝酸甘油静脉滴注。急性左心衰竭症状缓解后不要立即停止静脉滴注降压药物，以免血压再度升高、病情反复，应及时加用口服降压药，逐渐撤除静脉降压药。吗啡能扩张小静脉和小动脉，也有一定的降压效果，对于急性左心衰竭效果常常是比较显著的，尤其是伴有心源性哮喘的患者。注意不要降压过度。

（6）急性冠状动脉综合征。治疗目标为降低血压，减少心肌耗氧量，改善预后。首选硝酸酯类药物，可早期联合用药。尼卡地平可增加冠状动脉血流、保护缺血心肌，静脉滴注能发挥降压和保护心脏的双重效果。拉贝洛尔能同时阻断 α1 和 β 受体，在降压的同时减少心肌耗氧量且不影响左室功能。ACEI、β 受体阻滞药和醛固酮拮抗药也可应用。ST 段抬高的患者溶栓前，应将血压控制在 160/110 mmHg 以下。

（7）高血压伴肾疾病。高血压可引起肾损害，后者又使血压进一步升高、加剧肾疾病而使肾功能减退，形成恶性循环。高血压患者出现肾功能损害的早期表现，如微量白蛋白尿或肌酐水平轻度升高，可将血压降至 130/80 mmHg 以下（ACEI 或 ARB）。肾功能显著受损或有大量蛋白尿，宜首选二氢吡啶类钙阻滞药，噻嗪类利尿药可替换成袢利尿药。终末期肾病未透析的一般不用 ACEI 或 ARB 及噻嗪类利尿药，可用二氢吡啶类、袢利尿药。透析患者应密切监测血钾和肌酐水平，降压目标< 130/80 mmHg。

（8）子痫和先兆子痫。先兆子痫是指血压 > 160/110 mmHg 或尿蛋白（++）至（+++），伴有水肿、头痛、头晕、视物模糊、恶心呕吐等自觉症状，三项中有两项者。子痫是指在妊娠高血压综合征的基础上伴有抽搐或昏迷。

尽快将血压降至安全范围（160 ~ 170/100 ~ 110 mmHg），以后逐渐过渡到口服降压药物治疗。10% 硫酸镁 10 ml 加 5% 葡萄糖溶液 20 ml 静脉注射或 25% 硫酸镁 10ml 肌内注射，可用硝普钠、硝酸甘油、乌拉地尔。注意子痫的治疗不光是降低血压，及时控制抽搐、降低颅压、对症治疗。

5.8　高血压合并糖尿病

糖尿病和高血压都是心血管的独立危险因素，两者合并存在将使心血管疾病的死亡率增加 2 ~ 8 倍。近年来国内外研究数据显示，2 型糖尿病患者高血压的患病率为 20% ~ 40%，比普通患者高 1.5 ~ 3 倍，平均患高血压的年龄比正常人提前 10 年。

据国内相关数据报道，60 岁以上糖尿病患者 60% ~ 100% 有不同程度的高血压肥胖，特别是中心型肥胖人中糖尿病高血压比正常人群高许多。近年的研究显示脂肪组织是非常活跃的内分泌组织，其分泌的多种活性因子如肿瘤坏死因子、游离脂肪酸和抵抗素、脂联素等，参与调节胰岛素在靶组织的生物效应，能在胰岛素抵抗（IR）中起重要作用。

进一步研究认为糖尿病与高血压病共同的发病因素是糖代谢异常，导致高胰岛素血症，过高胰岛素促进肾小管对 Na^+ 的重吸收，引起钠潴留。高胰岛素也可刺激交感神经，使血管收缩，长时间高胰岛素血症会使血脂增高，促使动脉硬化。因此，高胰岛素血症对高血压的发生起重要作用，胰岛素抵抗还可以使细胞内 Ca^{2+} 增加，对血压升高也有影响，必须引起重视。严格控制血糖即强化治疗，对预防糖尿病并发症的发生与发展具有重要意义，控制高血压使其效果更为明显，因高血压死亡的患者 10% 有糖尿病。糖尿病与高血压有共同的发病因素，两种病的合并存在是加速心、脑、肾血管严重疾病发生与发展的重要原因，因此防治糖尿病同时必须控制高血压。

5.8.1 糖尿病高血压的诊断

在对糖尿病患者随访时要常规检测血压。发现患者血压升高（≥ 140/90 mmHg），应该多次测量血压证实，包括非同日多次测量血压，以明确诊断高血压。测量血压时要注意要求患者在静息状态下同时避免情绪紧张，以排除患者存在白大衣高血压。针对社区糖尿病合并高血压患者每 3 个月随访一次，定期监测血压血糖数据。

在门诊监测的血压用于诊断和监测治疗高血压的常规方法。血压应由受过培训的人员测量，患者取坐位、脚在地板上、手臂平行于心脏，袖带的宽度要适当。为了减少患者血压的变异性，血压应在休息 5 min 后测量，取平均值。袖带的宽度应环绕上臂大约 80%。袖口应该放在中间，患者的上臂应在胸骨中点上。高血压诊断标准为血压持续 ≥ 140/90 mmHg，这个定义是基于明确的数据，超过这个阈值水平与 ASCVD、死亡、致残、微血管并发症密切相关，基线血压高于这一范围的人群降压治疗可减少 ASCVD 事件风险。

糖尿病合并高血压的特有表现如下：

（1）卧位高血压伴直立性低血压。伴有自主神经病变的糖尿病患者易出现卧位血压正常或升高伴直立体位的血压降低，维持直立血压需要心排出量、有效循环容量、压力感受器反射激活各种血管活性激素等的共同作用，此机制中的任一环节异常都将发生直立性低血压的可能。糖尿病时可出现上述一种或多种环节障碍，无法有效代偿以致发生直立性低血压。

（2）低肾素或肾素正常的高血压。糖尿病无肾病者血浆肾素活性多正常或一小部分属低肾素活性，合并较严重程度的肾病时多出现低肾素、低血管紧张素、低醛固酮的改变。

体位性低血压临床上的高血糖会对自主神经造成损伤，可导致直立性低血压的发生，如果此时应用降压药物反而得不偿失。直立性低血压的定义是与坐位或仰卧位血压相比，在站立 3 min 内收缩压降低 20 mmHg 或舒张压降低 10 mmHg。

5.8.2 糖尿病高血压的治疗

对于高血压合并糖尿病的患者，治疗重点是将血压严格控制在靶目标以下。UKPDS 试验的证据表明，严格控制血压可使主要微血管事件和大血管事件的危险性显著降低。美国肾脏基金会高血压和糖尿病执行委员会工作组回顾了近年来完成的一系列相关的大规模随机临床试验，就高血压合并糖尿病伴有或不伴有肾脏损害的患者提出最新治疗共识：血压控制的目标值在 130/80 mmHg 以下（24 h 尿蛋白＞1.0 g 者，血压控制在＜125/75 mmHg），这样才能有效阻止肾病进展和降低心血管病发生的危险。

5.8.2.1 糖尿病高血压的非药物治疗

糖尿病高血压和肥胖之间的密切关系提示对于肥胖患者，无论血糖水平如何，都应进行生活方式的干预，帮助患者增加运动和减轻体重。在社区，对在校学生的饮食配餐进行干预，鼓励他们参加更多的体育运动等都是值得提倡的可行建议。多个临床研究结果显示，生活方式改变不仅可防止糖尿病的发生，同时可使发生心血管疾病的危险下降，而且还可能带来其他健康相关的受益。因此，对所有糖尿病高血压患者，都应进行生活方式的干预、适度的体重下降（总体重的 5% ~ 10%）和每天＞30 min 中等强度的体育活动，是最佳的干预方案。合理膳食（包括适当总热量、低脂、限钠）是控制糖尿病高血压的基础和一线治疗，具体内容如下：

（1）减少钠盐的摄入。临床上证实减少钠盐摄入可有效降低血压，从原发性高血压患者的试验结果发现如果每日摄取钠 4600 mg 减少到 2300 mg，可以使收缩压下降约 5 mmHg，舒张压下降 2 ~ 3 mmHg。即使使用了药物，同时限盐时由于高血压的容量减少也可能有更好的反应。

（2）体力活动。中等强度的体力活动，如每周大部分时间快步行走 30 ~ 45 min，已被证明能降低血压。如果适当的有氧运动使血压下降一定水平后，降压药物的剂量也需要适当调整，所有的患者包括身体受限的老年人都应提倡体力活动。

（3）减肥。减轻体重是控制血压的一个有力的措施。体重每减少 1 kg 可能会使血压下降 1 mmHg。但是不要随意使用减肥药物，因为可能会导致血压升高，仍然需要改善不良的生活方式和坚持适当的有氧运动来达到降低体重的目的。在肥胖的 2 型糖尿病患者中，需要减重 5% 以上才能在血糖、血脂和血压控制方面获益，减重 7% 以上最佳。

5.8.2.2 糖尿病高血压的药物治疗

经非药物疗法治疗后血压仍不能达到目标血压水平，则应考虑药物治疗。很多大型的前瞻性研究都已证明糖尿病抗高血压治疗在降压的同时能减少大、小血管并发症的发生。同时，从这些临床试验中已获得了一些重要的提示：（1）2 型糖尿病合并高血压患者降压治疗可以降低总病死率、心脑血管病死率与发生率的相对危险性，并可减少或延缓糖尿病的慢性并发症；（2）2 型糖尿病合并高血压患者的血压控制目标值应更严格，WHO/ISH 治疗指南根据 HOT、UKPDS 的研究结果，建议血压控制目标值 < 130/85 mmHg，美国肾脏病学会的高血压与糖尿病工作组从保护肾脏的角度提出 < 130/80 mmHg；（3）不同作用机制降压药为基础的联合治疗是目前主要的治疗途径。

高血压合并糖尿病的患者在选择治疗高血压的药物时，必须注意选择不干扰糖与脂肪代谢、不影响肾血流量与电解质平衡的药物。在此前提下，可选择的药物为 ACEI、ARB、二氢吡啶类钙通道阻滞剂（DCCB）、α 受体阻断药哌唑嗪、利尿降压药吲达帕胺。

1 型糖尿病伴高血压的患者，应首选 ACEI。Ⅱ型糖尿病伴高血压及微量白蛋白尿的患者，ACEI 及血管紧张素Ⅰ受体拮抗剂均可首选。因为 ACEI 及血管紧张素Ⅰ受体拮抗剂能在细胞水平改善胰岛素作用，增强葡萄糖转运，减轻或阻止靶器官重构，因而是这类患者主要的选择药物。

DCCB 是一类强效的抗高血压药，但其降低心血管事件的安全性和有效性尚有争议。研究表明对于肾小球滤过率高于 80 ml/min 的早期糖尿病患者，二氢吡啶类钙拮抗剂可以延缓肾脏疾病的进展。一旦肾脏损害明显化，二氢吡啶类钙拮抗剂则应与其他药物合用。短效硝苯地平增加死亡率，不能作为治疗高血压的处方药物。

α 受体阻滞剂短期使用对脂质代谢有良好的影响，同时可提高胰岛素的敏感性，对糖尿病有良好的作用，但长期观察不能降低死亡率。有报告 α 受体阻滞剂提高了心血管事件，尤其是充血性心力衰竭的发生率。总之，α 受体阻滞剂宜在特殊情况下使用（如合并良性前列腺增生，其他药物无效或副作用明显的患者）。

既往的临床实践表明长期应用噻嗪类利尿药的患者，可有 20% 的患者发生糖耐量异常。此外，噻嗪类利尿药还可引起脂代谢异常和血尿酸的升高，这样便增加了患冠心病的危险性。所以，糖尿病合并高血压的患者，不宜选用噻嗪类利尿药。

β 受体阻滞剂的副作用包括增加体重、抑制胰岛素释放、四肢冷、掩盖低血糖、增加血浆胆固醇、噩梦，而且 β 受体阻滞剂有增加新发糖尿病的危险。然而，许多研究表明用 β 受体阻滞剂治疗糖尿病高血压可以降低糖尿病患者的心血管并发症，延缓肾病及脑卒中的发生。不同循证医学证据表明，β 受体阻滞剂单独或联合利尿剂治疗，分别使心血管疾病的危险性降低 12%（UKPDS 研究）、13%（Captopril Prevention Project，CAPPP 研究）、42%（Systolic Hypertension in the Elderly Program，SHEP 研究）、28%（Swedish Trial in Old Patients with Hypertension-2，STOP-2 研究）。同时，β 受体阻滞剂因也能阻滞肾素—血管紧张素—醛固酮系统，对肾小球滤过率及肾血流量无明显影响，可用于慢性肾衰患者。

β 受体阻断药普萘洛尔也可引起糖耐量异常，这种作用在停药后可维持 6 个月以上。

此外，普萘洛尔还可掩盖胰岛素引起低血糖时所产生的出汗、心动过速等反应。所以，糖尿病合并高血压的患者也不宜选用普萘洛尔。

流行病学研究表明若使糖尿病伴高血压患者治疗后血压达到 < 130/80 mmHg，常需要联合治疗。ACEI、利尿剂、β 受体阻滞剂、长效钙通道拮抗剂联合应用可以加强降压效果，同时可以使患者的心脏、肾脏得到保护。

总之，糖尿病患者合并高血压患者要合理制定降压目标，诊断和治疗上要坚持个体化原则，患者应该在医生的指导下以改善生活方式为基础，选用既能有效平稳降压，又能长期耐受、依从性好的治疗药物，以达到良好控制血压的目的。

5.9　围术期高血压

围术期高血压（perioperative hypertension）是指患者在外科手术前、手术中和手术后出现的高血压。

5.9.1　围术期高血压的预防

围术期高血压发病机制是多方面因素，目前尚不清楚。作为预防措施也只能根据可能的诱因，采取一般的预防措施。首先，在围术期内应认真、仔细地做好患者的心理护理，使患者尽可能消除对手术的恐惧、紧张感，必要时给予镇静剂或（和）镇痛剂，保证患者充分休息以提高降压药物的疗效，控制血压在稳定状态；其次应对高血压患者做全面的检查，全面评估患者的病情和心功能状态，从而进一步采取相应的措施。手术前麻醉师根据手术调整麻醉深浅，使达到既对外科创伤无反应，又不因过深麻醉带来伤害。手术过程中操作轻柔，与麻醉师密切配合。当有心绞痛发作时，无论在麻醉师诱导前的任何阶段都应给予硝酸甘油含化，术后 48 h 内必要时每 4 h 给服一次，以减轻疼痛和改善冠脉供血不足，防止高血压发作。

对嗜铬细胞瘤、大血管瘤，术前严重高血压者要预防血压升高，尤其是要预防高血压危象等高血压急症。其血压急骤严重升高，常常超过 200/100 mmHg、心率超过 110 次 / min，可能发生心、脑、肾严重功能障碍，应积极处理，静脉滴注硝普钠、硝酸甘油、尼卡地平等降压药，用呋塞米和甘露醇降颅压，避免意外发生。

5.9.2　围术期高血压的药物治疗

（1）硝普钠。动静脉均衡扩张剂，减轻心脏前、后负荷，属于血管扩张剂。对高血压合并急性冠状动脉供血不足及左心功能受损者，剂量一般为起始 25 μg/min，最大剂量为 300 μ g/min，每 3 ～ 5 min 增量 10 ～ 20 μ g/min。静脉点滴时应注意避光使用，以免其见光分解，失去效用。

（2）硝酸甘油。扩张静脉为主，量大也扩张动脉，静脉滴注 5min 内起效。从 5 ～ 10 μ g/min 开始，然后依据血压 5 ～ 10 min 增加 5 ～ 10 μ g/min 至 20 ～ 50 μ g/min，＞ 40 μ g/min 即扩张动脉，停药数分钟作用即消失。

（3）β 受体阻滞剂。在围术期使用 β 受体阻滞剂可减少心血管病的死亡率及心律失常、心肌缺血、心肌梗死的发生率。β 受体阻滞剂应用的主要禁忌证实际只有三点：①二度 Ⅱ 型 AVB，心室率＜ 50 次 /min，要指出的是这里并不包括束支传导阻滞；②有哮喘史，尤其是近年有哮喘发作者；③急性心力衰竭发作，尤其伴血压偏低者，这往往是低心输出量的结果，此时切不要急于应用。

比索洛尔，对受体亲和力 β 1 ： β 2 为 75 ： 1，无内源性拟交感作用，膜稳定作用弱。每日 1 次，起始剂量 2.5 mg，按需要调整，最多不超过 10 mg/d，目的是通过降低儿茶酚胺水平以达到降低血压。酒石酸美托洛尔，开始一次 25 ～ 50 mg，每日 2 ～ 3 次，以后按需要可增加至 50 ～ 100 mg，每日 2 ～ 3 次。最大剂量不超 300 ～ 400 mg/d。

（4）钙通道阻滞剂。在围术期持续应用钙通道阻滞剂对控制高血压和心绞痛是有利的，并能维持血流动力学的稳定，减少缺血心肌的负荷。苯磺酸左旋氨氯地平（施慧达）选择性地抑制钙离子跨膜进入平滑肌细胞和心肌细胞，对平滑肌的作用大于心肌，直接作用于血管平滑肌，降低外周血管阻力，从而降低血压。2.5 mg/ 次，每日 1 次，最大不超过 10 mg，每日 1 次。硝苯地平缓释片（伲福达）20 mg/ 次，每日 1 ～ 2 次。

（5）α 受体阻断剂。可减少围术期的死亡率。在围术期应用 α 受体阻断剂可减少麻醉用药，有一定的镇静、抗焦虑、抗颤抖作用。同时，对交感神经的稳定性及血流动力学都有明显改善。

（6）ACEI 及 ARB。研究显示，在麻醉诱导期可有异常反应，并对低血容量的耐受性差。在使用麻醉剂的情况下血压明显下降，而且许多患者需用升压药物。因此在围术期使用 ACEI，其不利反应可能超过有利作用。有报道称在外科手术时用 ACEI 可以增加气道反应性，咳嗽明显。在围术期，ARB 具有与 ACEI 相似的作用，易致低血压。

5.9.3　围术期高血压降压的注意事项

（1）老年人。降压治疗同样受益，应逐步降低，尤其是体质较弱者，注意原有的和药物治疗后出现的体位性低血压。老年人多有危险因素、靶器官损害和心血管病，须结合考虑选用药物。老年人高血压的收缩压目标为 150 mmHg，对于合并前列腺肥大者可优先使用 α 受体阻滞剂。

（2）糖尿病高血压。为避免肾和心血管的损害，要求将血压降至 130/80 mmHg 以下，如其尿蛋白排泄量达到 1 g/24 h，血压控制则应低于 125/75 mmHg，因此常须联合用药。首选 ACEI 或 ARB，必要时用钙通道阻滞剂、β 受体阻滞剂。

（3）初发高血压。可选用降压药物，先从小剂量开始逐渐增至常规剂量。

（4）高危患者。高危险因素及 2 级以上的高血压患者常需要两种以上药物联合治疗，为防止器官的损害及血压的波动，最好选用 T/P > 50% 的长效降压药物。

（5）突发严重高血压。对短期内血压突然增高 > 180/110 mmHg，血压突然增高原水平（160/100 mmHg）20 ~ 40 mmHg、有明显的不适症状患者，建议选用静脉降压药物，有利于随着血压水平的降低调整降压药物；6 h 内降压速度不要超过 25%，逐渐加用口服降压药物；禁止硝苯地平（心痛定）口含。

5.10　H 型高血压

伴 Hcy 升高（血 Hcy ≥ 10 μmol/L）的高血压，叶酸缺乏和（或）Hcy/ 叶酸代谢途径中关键酶的缺陷或基因突变是导致血 Hcy 水平升高的主要原因。

Hcy 是蛋氨酸的中间代谢产物，是一种含有巯基的毒性氨基酸。Hcy 有三种代谢途径，第一个反应由维生素 B_6 依赖的脱硫合成酶催化，Hcy 通过该转硫途径转变为半胱氨酸；Hcy 亦可被甜菜碱 Hcy 甲基转移酶再甲基化成为蛋氨酸，甜菜碱作为甲基供体；Hcy 也可由蛋氨酸合酶催化为蛋氨酸，维生素 B_{12} 是该酶的辅酶，5- 甲基四氢叶酸作为底物。MTHFR 还原 5，10- 亚甲基四氢叶酸为 5- 甲基四氢叶酸，5- 甲基四氢叶酸是血清中叶酸的主要存在形式。

因此，无论叶酸缺乏，还是 MTHFR 活性降低均会导致 Hcy 水平升高。MTHFR 编码基因上存在一个单核苷酸基因多态性——C677T，携带 TT 基因型的个体 MTHFR 活性降低 60%。TT 基因型频率在其他种族的人群中为 10% ~ 12%，而在中国高血压人群中高达 25%，加上我国高血压人群的平均叶酸水平为 8.1 μg/L，低于美国人群 50%，使得我国高血压人群血 Hcy 水平明显高于美国人群。

5.10.1　H 型高血压的诊断

所有高血压患者都应该进行血 Hcy 的检测，高 Hcy 的诊断标准是血 Hcy ≥ 10 μmol/L。

H 型高血压患者要评估合并的其他危险因素、靶器官损害及相关的临床情况并进行危险分层，以制定降压治疗策略。

H 型高血压的精准危险分层对于 H 型高血压患者而言，另外两个因素——血清叶酸水平、MTHFR 677T 基因型都可以进一步增加脑卒中的发病风险[1]，合并因素越多，危险性越高。

5.10.2 H 型高血压的治疗

5.10.2.1 一般治疗

H 型高血压患者除进行一般的高血压患者的生活方式干预外，推荐尽可能多地摄入富含叶酸的食物。富含叶酸的食物包括肝、绿叶蔬菜、豆类、柑橘类水果、谷类等。食物的制备和烹调会造成叶酸的流失，尤其在煮沸时损失更大。正常膳食摄入很难获取 > 0.4 mg/d 的叶酸，欧洲人群摄入叶酸男性仅为 197 ~ 235 μg/d，女性为 168 ~ 214 μg/d。[2]

5.10.2.2 药物治疗

对无心脑血管病的高血压患者，建议在降压治疗的基础上联合补充叶酸；对有心脑血管病的患者同样推荐，因为没有证据支持补充叶酸有害。从治疗依从性及经济效益比出发对能够耐受者，推荐含有 0.8 mg 叶酸的固定复方制剂降压药物，如果固定复方制剂使用后血压不能达标，可以联合使用其他种类降压药物，直至血压达标。

5.10.3 H 型高血压临床诊治中的相关问题

5.10.3.1 叶酸的剂量与补充的时间

既往研究提示 0.8 mg/d 的叶酸具有最佳的降低 Hcy 的作用。CSPPT 研究显示含有 0.8 mg 叶酸的固定复方制剂具有预防脑卒中的有效性及安全性。更大剂量的叶酸长期使用，是否可以进一步提高疗效没有证据，而且其安全性值得关注。对于补充的时间，荟萃分析的结果提示补充 > 3 年才可以降低脑卒中风险，而 CSPPT 患者服用依那普利叶酸 4.5 年，显示出良好的有效性及安全性。

5.10.3.2 患者的随访与血 Hcy 水平的监测

H 型高血压患者因为高脑卒中风险，应该定期随访血压及 Hcy，但没有证据支持定期进行 Hcy 的监测可以改善预后。由于血 Hcy 同时受到包括叶酸摄入、C677T 基因多态性等因素的影响，也没有证据支持调整叶酸剂量可以相应地降低血 Hcy 水平。

5.10.3.3 含有叶酸的固定复方制剂与联合用药

有研究支持固定复方要比自由联合具有更好的降压及 Hcy 同步下降的作用，同时 CSPPT 研究提供了马来酸依那普利叶酸片单片固定复方在长达 4.5 年的治疗中减少脑卒中

---

① Qin X, Li J, Cui Y, et al.MTHFR C677T and MTR A2756G polymorphisms and the homocysteine lowering efficacy of different doses of folic acid in hypertensive Chinese adults[J].Nutr J, 2012, 11: 2.

② De Bree A, van Dusseldorp M, Brouwer IA, et al.Folate intake in Europe:recommended, actual and desired intake[J].Eur J Clin Nutr, 1997, 51（10）: 643-660.

发生及复合心血管事件降低的循证证据。

5.10.3.4　MTHFR C677T 基因型检

MTHFR C677T 基因型是冠心病与脑卒中的独立危险因素，有条件的单位应该进行基因型检测，以帮助对患者进行危险分层。

第 6 章　继发性高血压的诊断与治疗

继发性高血压（secondary hypertension，SH）较原发性高血压（primary hypertension，HT）的特点为继发性高血压的病因明确且多可通过有针对性的治疗起到治愈的效果，但由于继发性高血压的诊断涉及多个学科及病种，通过生化检验和特殊检查逐个筛选基本上是不可能的，所以准确诊断继发性高血压的病因是至关重要的，明确了病因，治疗起来则更见成效。

6.1　肾及肾血管疾病继发的高血压

6.1.1　肾实质性高血压

肾除了排泄体内废物，维持水及电解质、酸碱平衡外，还是重要的内分泌器官之一，在血压的调节过程中肾起到了至关重要的作用。罹患肾实质疾病时，往往伴有血压升高。肾实质性高血压是由于原发或继发性肾实质病变引起的高血压，是最常见的继发性高血压，占高血压人群的 5% ~ 10%，也是青少年高血压急症的主要原因。引起高血压的肾实质疾病很多，包括原发性肾小球疾病、继发性肾小球疾病、慢性间质性肾炎、成人型多囊肾等。一般而言，原发和继发性肾小球疾病的高血压发生率高于慢性间质性肾炎及成人型多囊肾。在原发性和继发性肾小球疾病中，病理类型呈增生和（或）硬化表现者，高血压的发生率最高。

6.1.1.1　临床表现

与原发性高血压相比，临床上肾实质性高血压有以下特点：①易进展为恶性高血压，即临床表现为血压急剧升高，舒张压超过 130 mmHg，可合并眼底出血、渗出（高血压眼底 I 级病变）和（或）视盘水肿（N 级病变）。②肾实质疾病进展加速。慢性肾小球疾病时，系统性高血压会引起肾小球内高压力、高灌注及高滤过的"三高"现象，残余肾小球硬化加速；同时肾小动脉血管壁增厚、管腔变窄、肾小球缺血，最终进展为肾小球缺血性硬化。③心脑血管并发症的发生率高且出现早。

6.1.1.2 鉴别诊断

肾实质性高血压应与以下疾病进行鉴别:

(1)高血压性肾硬化症。肾实质性高血压与高血压性肾硬化症的鉴别主要依靠病史,两者疾病出现的时间先后对鉴别诊断起关键作用。高血压肾硬化症的诊断要点如下:①中老年患者多见,多有高血压家族史。②出现肾损害之前往往有超过 10 年的高血压病史,但需要注意的是一些患者因无临床症状或未定期体检,高血压病史时间往往不能准确提供。此外,若血压控制欠佳,高血压肾损害出现的时间会提前。③肾小管功能损害(如尿浓缩功能减退、夜尿增多)早于肾小球功能损害,病情进展相对缓慢。④尿常规改变较轻微,可有少量蛋白尿及镜下血尿,24 h 尿蛋白定量多＜2 g。⑤常伴有高血压的其他靶器官损害,如高血压眼底改变及左室肥厚、脑卒中等,临床诊断困难时肾穿刺活检病理可鉴别。高血压性肾硬化症的主要病理改变为肾小球硬化,弓状动脉、小叶间动脉肌内膜增厚及入球小动脉呈玻璃样改变,肾小球缺血性皱缩及硬化,与肾实质疾病的肾脏病理表现不同。

(2)肾血管性高血压。肾血管性高血压占高血压人群的 1%～5%,主要是由于肾动脉狭窄所致,并因为肾动脉粥样硬化、纤维肌发育不良、大动脉炎等。由于肾动脉狭窄引起肾血流减少,激活肾素—血管紧张素系统,导致血压升高。进行性的管腔狭窄导致肾缺血,引起肾实质破坏和肾功能下降。

肾血管性高血压常有如下特点:①老年人肾血管性高血压多由肾动脉粥样硬化所致,心、脑及外周动脉粥样硬化较明显;年轻患者除先天性肌发育不良和大动脉炎外。动脉炎时可有四肢血压不对称,肩胛间区、腋部可有侧支循环的动脉搏动、杂音和震颤。②肾血管性高血压时,血压通常很高,使用 RASS 阻断药后血压会有所下降,但若 ACEI 或 ARB 剂量不当会造成血压快速下降,肾缺血反而加重,出现急性肾损害。③缺血性肾病时,尿常规改变轻微,肾小管功能受损早于肾小球损害。④体格检查时,上腹及腰背部可闻及血管杂音。⑤由于双侧肾动脉病变程度不同,影像学检查可见双肾大小不一样,同位素检查可发现分肾功能不一致且差别明显。选择性肾动脉造影是诊断肾动脉狭窄的"金标准"。

(3)内分泌疾病所致继发性高血压。皮质醇增多症、嗜铬细胞瘤及原发性醛固酮增多症等,它们都有各自的内分泌疾病表现及化验检查特点,而无肾小球疾病造成的肾脏损害,临床鉴别不困难。

6.1.1.3 治疗

(1)急性肾脏疾病与高血压

任何突然的、严重的肾脏损害都可以引起高血压,这种肾脏损害或严重地影响水盐排泄导致容量扩张或减少肾血流而激活肾素—血管紧张素—醛固酮系统,前者见于双侧输尿管梗阻，后者为双侧肾动脉栓塞。解除两者的病因能使重度高血压逆转，较常见的是肾小球肾炎和少尿性肾功能衰竭。

①急性肾小球疾病的临床特点及高血压发生率。急性肾小球疾病主要包括急性感染后肾小球肾炎和急进性肾小球肾炎（RPGN）两大类，前者以急性链球菌感染后肾小球肾炎（ASGN）最为常见，即序溶血性链球菌 A 族中致肾炎球菌感染引起的免疫复合物性肾炎。此两类患者多为急性起病，临床上常以急性肾炎综合征即血尿、蛋白尿、高血压、水肿、少尿及氮质血症为主要表现。AGN 者可以自然缓解，大多预后良好，罕见再发；而 RPGN 者的病情常急骤进展，可在短期内迅速出现贫血、少尿或无尿型急性肾功能衰竭，预后恶劣。

抗高血压治疗原则为急性肾小球疾病时高血压一般随患者开始利尿而缓解，若持续两周以上而无下降趋势时常提示肾脏病变较重。

对于高血压的治疗需要限制水和钠盐的摄入，钠盐每天 < 3 g；病情轻的患者可应用利尿剂和其他口服降压药。对于出现蛋白尿的高血压患者应选用 ACEI 类药物，不仅有效降压而且可降低尿蛋白。其机制是通过抑制血管紧张素 Ⅱ 生成，阻断肾素—血管紧张素—醛固酮系统作用及抑制缓激肽降解，增强缓激肽效应，改善肾小球高压、高灌注、高滤过，改善肾小球滤过膜选择通透性而减少尿蛋白排泄，必要时合用 ARB 类。

对于重症伴有严重高血压者，血压下降不满意时可加用钙通道阻滞剂以增强血管扩张作用，尤其是对出现蛋白尿的高血压患者，可与 ACEI 类药物联合应用。可选用长效类 CCB，如左旋氨氯地平（施慧达）2.5 mg，每日 1 次；氨氯地平（络活喜）2.5 ~ 5 mg，每日 1 次，将血压控制在 130/80 mmHg 以下，必要时降至 125/70 mmHg。

对于药物治疗无效、高血压脑病或严重少尿、无尿的患者应及时进行透析治疗。

②急性少尿性肾功能衰竭。低血压可引起急性肾功能衰竭，尤其在肾素水平原已升高的患者如肝硬化腹水或妊娠期末的患者，血压和有效循环血容量降低促使更多的肾素释放，高浓度的肾素使肾血管强烈收缩而致肾功能急性恶化。在此情况下高血压通常不是主要问题，并能通过防止容量负荷过度而控制。大剂量的呋塞米（速尿）是有益的，但往往需要透析。在急性或恶性高血压发生急性肾功能衰竭时，积极的治疗（包括透析）能使肾功能持久地恢复。对于慢性肾功能不全的患者，应用非类固醇类消炎药物（NSAIDs）常导致急性肾功能衰竭。

临床上，许多药物都可引起肾脏损害，常见药物有以下几种：①氨基糖苷类抗生素，为直接肾毒性作用。②青霉素类及头孢菌素类抗生素，多因发生变态反应造成急性间质性肾炎。③磺胺类药物。④利福平，引起的肾损害为急性间质性肾炎和急性肾小管坏死。⑤造影剂，造影剂的主要成分是硫酸钡，具有一定的肾毒性作用。其发生机制是肾缺血时造影剂为高渗性物质（1400 ~ 1800 mmol/L），注射后血浆渗量增高而引起血管扩张，随后通过肾素—血管紧张素系统作用使血管收缩、肾血流量减少。同时，造影剂的高渗性还可使红细胞变形聚积并增加微循环血液黏度等因素也加重了肾缺血、直接肾毒性、变态反应、氧自由基的损伤作用，造影剂的渗透性引起反应氧释放改变腺苷代谢，改变与氧自由基形成有关的花生四烯酸代谢。⑥利尿剂，各类利尿剂均有潜在的肾毒性，应用后均有引起肾损害的可能；肾素—血管紧张素系统抑制剂——ACEI 和 ARB，可引起双侧肾血管疾病的患者急性肾功能衰竭。⑦中药——木通，木通具有强烈的肾毒性，因其含有马兜铃酸（AA），导致的肾损害称为马兜铃酸肾病（AAN）。

在慢性肾功能不全的患者，当使用上述药物时通过细胞毒作用、免疫损伤、肾前性或梗阻性因素的肾脏损害及细胞因子的作用对肾脏产生损害，致肾功能损伤，可能产生急性肾功能衰竭。

（2）慢性肾小球疾病与高血压

①临床特点及高血压发生率。慢性肾小球疾病是由不同病因、多种病理类型组成的一组疾病，以蛋白尿、血尿、高血压、水肿为基本临床表现，起病方式各有不同，病情迁延、病变缓慢进展，可有不同程度的肾功能衰竭，最终发展为慢性肾功能衰竭。临床特点是病程长、缓慢进展、治疗困难、预后差。近年来，慢性肾小球肾炎已不太常见。

②抗高血压治疗。慢性肾小球疾病针对高血压的治疗目标是控制血压以防止肾功能的减退或延缓肾功能进行性恶化，同时防止高血压的各种并发症，从而改善疾病的长期预后。

理想血压定义为 < 120/80 mmHg，多数 CKD 合并高血压患者需要服用三种或三种以上的降压药物才能达到目标血压（< 130/80 mmHg，每天尿蛋白 > 1 g 的患者为 125/75 mmHg）。

生活方式治疗：限盐饮食（< 3g），控制体重（BMI < 25 kg/m²），每周多数天内参与锻炼（每天运动 60 min）。

利尿剂：有钠水潴留容量依赖性高血压患者可选用噻嗪类利尿剂，如氢氯噻嗪 12.5 ~ 25 mg/d，一次或分次口服。但肌酐清除率 < 30 ml/min 时其效果明显减低，需换用袢利尿剂。长效利尿剂如吲达帕胺（纳催离）缓释片 1.5 mg，每日 1 次。小剂量利尿剂一般不会引起电解质紊乱，对于肾功能严重损害的患者应慎用。

其他降压药物：包括血管紧张素转化酶抑制剂（ACEI）、Ang Ⅱ 型受体阻滞剂（ARB）、钙离子通道阻滞剂（CCB）、肾上腺素能受体阻断剂。ACEI 类如雷米普利（ramipril）5 ~ 10 mg，每日 1 次；咪哒普利（imidapril）5 ~ 10mg，每日 1 ~ 2 次；贝那普利（benazepril）10 ~ 20 mg，每日 1 次。ARB 类如替米沙坦（telmisartan）80 mg，每日 1 次；厄贝沙坦（irbesartan）150 ~ 300 mg，每日 1 次；安搏诺（厄贝沙坦氢氯噻嗪）1 片，每日 1 次。CCB 类如氨氯地平（amlodipini）5 ~ 10 mg，每日 1 次或左旋氨氯地平（Levamlodipine）2.5 ~ 5 mg，每日 1 次；非洛地平缓释片（felodipine）5 ~ 10 mg，每日 1 ~ 2 次。β 受体阻断剂如美托洛尔（倍他乐克）起始 25 ~ 50 mg，每日 2 ~ 3 次，以后按需要可增加至 50 ~ 100 mg，每日 2 ~ 3 次，目标量 200 mg/d；比索洛尔起始剂量 2.5 mg，每日 1 次，最多不超过一日 10 mg。

对高血压合并尿蛋白的患者优先选择 ACEI 和 ARB，必要时联合 CCB 类，不仅降血压，而且具有协同降尿蛋白的作用。在 HOPE 研究中发现，微量尿蛋白可升高心血管疾病的发病率和死亡率，微量蛋白尿组 26.4%，非微量蛋白尿组 15.4%。随着应用 ACEI 雷米普利组血压的进一步降低，有微量蛋白尿者的危险性也大大降低。

无论选择何种药物，尤其是 ACEI 和 ARB，需要密切关注以往未发觉的双侧肾血管病的血压下降，这在渐进性肾损害的患者中占 20%。如果使用三种以上降压药物后，血压控制仍不理想、腹部血管杂音、吸烟史、外周动脉疾病、服用 ACEI 后血清肌酐显著升高，应考虑双侧肾动脉狭窄的可能。

（3）肾移植术后高血压

虽然成功的肾移植治愈了原发性高血压，但一年内约有半数受肾者会出现高血压，从而导致一系列问题出现。这些问题包括吻合处肾动脉硬化、排异反应、大剂量应用肾上腺皮质激素、环孢霉素 A 或他克莫司及保留的病肾分泌的过量肾素。

移植术中的肾脏供者和受者的血压水平与移植术后高血压之间的关系如下：接受肾移植之前有高血压的患者，肾移植术后更有可能发生高血压。术前血压正常的患者，术后高血压的发生率为 14%；术前有高血压的患者，术后高血压发生率为 60%。供肾者原有高血压或糖尿病可中度降低移植物的生存率。没有高血压家族史且血压正常的患者，若接受了有高血压阳性家族史但血压正常的人的肾脏，高血压的发生率增加，而且在急性排斥反应期间血压上升更加明显。原发性高血压患者若接受了血压正常人的肾脏，可能会减轻先前存在的肾衰。

①诊断。肾脏移植后在未服用任何降压药物的情况下反复多次测血压，收缩压＞140 mmHg 和（或）舒张压＞90 mmHg，即可诊断为肾移植后高血压。诊断的目的是要明确某阶段引起高血压的主要病因，以对治疗有指导作用。

②药物治疗。治疗目的在于尽快控制或降低血压，恢复足够的移植肾血流量，保护移植肾的功能。应用降压药物的原则是根据肾脏移植后高血压的病因和发病机制特点用药，以保护移植肾功能为基点。血压应控制在 130/80 mmHg 以下。

钙通道阻滞剂（CCB）：其是肾移植后高血压治疗中最常用的降压药，常作为首选降压药。

CCB 能有效地降低肾移植后的高血压，降低周围血管阻力和肾血管阻力，使肾小球滤过率和有效肾血浆流量升高。长效钙通道阻滞剂通过上述机制，降低了肾小球的灌注压和滤过压，更有效地减少了蛋白尿，有明显保护移植肾功能的作用。

利尿剂：由于皮质类固醇可引起钠水潴留，移植肾功能不良时也会有钠水潴留，应用利尿剂有致高血钾的危险。

ACEI 类和 ARB 类：ACEI 能竞争性地阻断血管紧张素 I 转化为血管紧张素 II，从而降低循环和局部的血管紧张素 II 水平；可增高缓激肽的水平，增加一氧化氢和有血管活性的前列腺素（前列环素和前列腺素 E）的释放；还能阻断血管紧张素 1-7 的降解，使其水平增加，从而通过加强刺激血管紧张素 1-7 受体，进一步起到扩张血管及抗增生的作用。ACEI 能降低肾血管阻力，增加肾脏血流，促进钠和水的排泄。其扩张肾小球出球小动脉的作用超过扩张入球小动脉的作用，因此肾小球滤过率保持不变或者轻度下降。ARB 通过有效阻断肾素—血管紧张素系统（RAS）的 AT1 受体，降低外周血管阻力，抑制反射性交感激活和增强水钠排泄，产生平稳而持久的降压效应；ARB 在长期降压治疗过程中，还具有改善胰岛素抵抗和减少尿蛋白等有益作用，尤其重要的特点是直接与 ARB 有关的不良反应发生极少，ARB 具有良好的治疗持续性，两年时间的治疗持续性达 60% 以上。

长期临床试验 LIFE、RENNAL、PRIME 等已经确立 ARB 降压治疗的循证证据地位。

β 受体阻滞剂：β 受体阻滞剂可以用于那些合并冠心病的患者，交感神经兴奋与冠心病发生、发展关系非常密切，交感激活、心率增快引起外周阻力增加，内皮功能受损，血管壁剪切力增加，促进粥样斑块的形成和发展；并且增加了斑块破裂、形成血栓的危险，促进急性冠状动脉综合征（ACS）的发生，所以 β 受体阻滞剂不仅能降低动脉粥样硬化、急性冠状动脉综合征的发生与发展，还能有效预防、缓解心绞痛的发生，提高生活质量。

新型肾素抑制剂：阿利吉仑（aliskiren）能通过与肾素分子结合，阻断肾素催化活性，使血管紧张素原不能被裂解生成血管紧张素 I。该药降压效果强，作用持久，能 24h 持续降压，对老年人和非老年人的疗效一样；可与 ACEI、ARB、CCB 或利尿剂合用，均能显著增加降压疗效。

6.1.2 肾血管狭窄继发性高血压

肾动脉狭窄（renal artery stenosis，RAS）是由多种病因引起的一种肾血管疾病，临床主要表现为肾血管性高血压和缺血性肾病，除引起高血压外，还可引起严重肾功能受损。随着人口老龄化的来临和血管影像技术的普及，在心血管病临床实践中发现肾动脉狭窄越来越多。所谓的肾动脉狭窄是指单侧或双侧肾动脉及其分支狭窄，直径减少 > 50% 和（或）狭窄两端收缩期峰值压差 > 20 mmHg。肾动脉狭窄按程度分为轻度（< 50%）、中度（50% ~ 70%）、重度（> 70%）。一般情况下轻度狭窄不会引起明显的血流动力学意义，中度狭窄如果合并跨狭窄部位平均动脉压差 > 10 mmHg 或收缩期压差 > 20 mmHg，或者重度狭窄会引起明显的血流动力学意义。

6.1.2.1 诊断

（1）病因诊断。基于国内外对 RAS 病因的研究和临床实践认识，目前推荐以下 RAS

的三个主要病因诊断标准。

①动脉粥样硬化性 RAS 诊断标准。至少具有 1 个动脉粥样硬化的危险因素（肥胖、糖尿病、高脂血症、年龄＞ 40 岁、长期吸烟），至少具有 2 项动脉粥样硬化的影像学表现（肾动脉锥形狭窄或闭塞，偏心性狭窄，不规则斑块，钙化，主要累及肾动脉近段及开口；腹部其他血管动脉粥样硬化的表现）。

②大动脉炎性 RAS。2011 年，中华医学会风湿病学分会曾制定了中国的《大动脉炎诊断及治疗指南》，1990 年美国风湿病学会（ACR）提出的新的大动脉炎的诊断标准，包括六项：发病年龄＜ 40 岁；患肢间歇性运动乏力；一侧或双侧肱动脉搏动减弱；双上肢收缩压差＞ 10 mmHg；锁骨下动脉或主动脉杂音；造影提示主动脉及一级分支或上、下肢近端的大动脉狭窄或闭塞，病变常为局灶或节段性，且不是由动脉粥样硬化、纤维肌性发育不良或其他原因引起。符合上述六项中的三项者可诊断本病。该标准简便实用，易于推广使用，在部分国家一直沿用至今，此标准诊断的敏感性和特异性分别为 90.5% 和 97.8%。

③纤维肌性结构不良（FMD）。FMD 可发生于任何年龄段的所有人群，30 ～ 60 岁女性更为多见。FMD 系原发性、节段性、非动脉粥样硬化性、非炎症性的动脉壁肌性病变所导致的体循环中动脉狭窄，可累及全身动脉，以肾动脉（占 60% ～ 75%）、颈动脉（占 25% ～ 30%）及椎动脉多见，但同时累及多处动脉者不多见。肾动脉 FMD 患者可无症状，仅在常规体检或者其他检查中偶然发现，也可表现为难治性高、血压、缺血性肾病、慢性肾功能不全，亦有肾梗死的报道。病理特点为血管壁的局灶增厚和动脉瘤形成，血管造影可见特征性串珠样改变，一般不引起血管完全阻塞，所以该疾病极少进展至肾缺血或 ESRD。

出现下列情形的高血压患者推荐进行 FMD 相关肾动脉狭窄的筛查：

a. 年龄＜ 30 岁，尤其是女性。

b. 高血压 3 级（＞ 180/110 mmHg），血压快速升高或恶性高血压。

c. 难治性高血压（应用三种方案合理的降压药，包含一种利尿药血压仍不达标）。

d. 无尿路病变的肾缩小。

e. 无明显 AS 而出现腹部杂音。

f. 至少在另外一处血管区域发生 FMD。

肾动脉 FMD 病理上按动脉壁受累的范围分为中膜型、内膜型和全层型，影像上分为多灶型（串珠样）、单灶型（长度＜ 1 cm）和管型（长度＞ 1 cm）。病变大多位于肾动脉主干中远段，可累及一级分支。

严重狭窄远端往往可见侧支血管来自肾动脉主干近端或邻近的腰动脉。因此，青年患者（多数＜ 40 岁）发现上述肾动脉受累的影像学改变，排除动脉粥样硬化、肾动脉痉挛、大动脉炎或者其他血管炎等，可诊断为肾动脉 FMD。

（2）影像学诊断。RAS 的影像学诊断方法随着诊断技术的不断进步，双功能彩色多普勒超声（DUS）和多层 CT 血管成像（computed tomography angiography，CTA）、磁共振血管成像（magnetic resonance angiography，MRA）、肾动态显像及卡托普利介入试验和经皮肾动脉造影或者数字减影血管造影（DSA）在肾动脉狭窄的诊断中起到了越来越重要的作用。影像学诊断在于阐明狭窄的解剖特征，有助于血管重建方法的选择。如果一个肾有两支或以上肾动脉供血，一般对称粗大、进入肾门的一支为主肾动脉，其他的为副肾动脉，副肾动脉的发生率约为 30%。

① DUS。灰阶超声用于显示肾实质、肾盂及肾血管二维切面，可观察肾大小、形状、皮质厚度等，有助于发现肾动脉起始部和主干狭窄，对肾动脉分支及副肾动脉狭窄的诊断价值有限。彩色多普勒超声检查安全、无创及价廉，目前已成为诊断肾动脉狭窄的首选影像学检查方法，但易受患者自身条件、检查者水平及检查仪器设备等影响，容易导致漏诊和误诊。彩色多普勒超声可检测肾动脉及分支血流信号，目前的 DUS 既能评估肾动脉的解剖结构，也能显示血流变化，并且 PSV 的升高和肾动脉狭窄程度有一定的关系。一般认为，PSV ＞ 180 cm/s 提示肾动脉狭窄＞ 60%，PSV ＞ 220 cm/s 则提示狭窄超过 75%。超声诊断肾动脉狭窄的灵敏性为 71% ~ 98%，特异性为 62% ~ 98%。

② CTA。CTA 指高分辨率的 CTA（64 排或以上），该技术扫描速度快并能进行血管的三维重建，图像清晰。CTA 创伤小，相关并发症少，应用操作简单，价格相对肾动脉造影低，可用于 RAS 的筛选和诊断。CTA 检查肾动脉分支和远端狭窄优于 MRA，适用于 FMD。对于动脉粥样硬化引起动脉狭窄的患者还可以清晰显示血管壁的钙化和肾动脉钙化部位、肾实质及肾动脉支架，也可显示夹层、斑块及出血，并根据肾实质显影时间及程度对肾功能进行大致评估。但注意 CTA 需要使用含碘的造影剂，造影剂可能产生过敏反应和肾毒性，有造影剂过敏史或肾功异常者慎用，肌酐＞ 3.0 mg/dl 时不建议使用。另外，严重心功能不全或主动脉瓣反流患者，流经肾动脉的造影剂很慢或不均匀，可导致 CTA 结果假阳性。

③ MRA。采用三维对比成像的方法可从不同角度显示肾动脉的解剖结构，图像质量好，对 RAS 的诊断敏感性及特异性可达 90% 以上，其造影剂钆对肾无毒性作用，适用于中度肾衰竭及碘造影剂过敏患者。但 EGFR ＜ 30 ml/min 的慢性肾疾病患者相对禁忌。并注意造影剂钆使用后肾源性的系统性纤维化风险。该检查对肾动脉起始部、主干狭窄诊断准确性高，可作为动脉粥样硬化 RAS 患者的首选；缺点是对肾动脉小分支及远端血管病变图像显示不佳，不适用于 FMD 患者。此外，MRA 有高估肾动脉狭窄程度（40% ~ 69%）

的倾向。

④肾动态显像及卡托普利介入试验。其是无创性筛查肾血管性高血压的成熟方法，目的在于能确定肾动脉狭窄是否是引起高血压的病因，从而预测患者在血管成形术后血压恢复正常的可能性。卡托普利作为血管紧张素转换酶抑制药，可以阻断 RAAS 激活，打破原有的代偿机制，降低肾小球毛细血管滤过压，使 GFR 降低。美国核医学会肾血管性高血压的诊断指南中提出基于肾动态显像和卡托普利介入试验结果的诊断标准：若介入试验后显像结果正常，肾血管性高血压为低度可能性（＜10%）；若患侧肾显影延迟，肾功能异常明显加剧，则为高度可能性（＞90%）（在临床高度怀疑继发性高血压患者人群中，介入试验诊断的灵敏度及特异度可达 90% 以上，而对于血管成形术的疗效阳性预测值平均可达 92%）。

⑤经皮肾动脉造影或者数字减影血管造影（DSA）。这是目前肾动脉狭窄的"金标准"诊断方法，能清晰显示肾动脉狭窄的部位、范围、程度、远端分支、侧支循环形成及肾萎缩等，对狭窄 50%～60% 难以准确判定是否进行介入治疗的患者可以术中测量狭窄两端的压力阶差，超过 20 mmHg 则具有介入治疗意义，因此 DSA 能为介入或手术治疗提供可靠的依据。该方法的缺点是有创，也有含碘造影剂本身带来的风险，因此适合于计划进行肾动脉介入治疗的患者。术后并发症多，包括可引起造影剂过敏、胆固醇栓塞形成综合征、造影剂相关肾病，可引起 RAS 患者动脉粥样斑块的脱落，导致栓塞等严重并发症而可引起不可逆的肾功能不全，造影剂相关肾病在老年及慢性肾功能不全患者中更易发生。

上述方法在临床使用广泛，目前卡托普利试验肾显像临床使用较少，但在明确肾动脉狭窄的功能意义和指导血供重建治疗方面仍有优势，临床上可根据情况适当选用。

6.1.2.2　治疗

RAS 的治疗主要包括药物治疗，经皮肾血管腔内成形术（percutaneous transluminal renal angioplasty，PTRA）和外科手术治疗，治疗方案的选择决定于肾动脉狭窄的病因、解剖结构和患者的一般状态，目的是控制高血压，防止或延缓进入缺血性肾病，避免演变为终末期肾病。基于国际上已有的推荐和我国的肾动脉狭窄诊断和治疗中国专家共识的推荐，推荐 RAS 处理流程（图 6-1）。

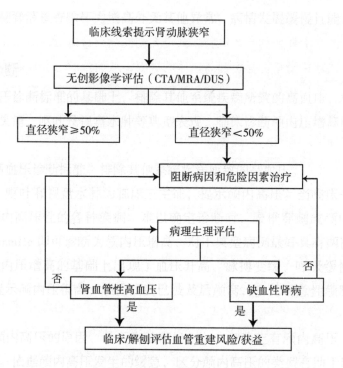

图 6-1　肾动脉狭窄的处理流程

注：CTA 为计算机断层血管成像，MRA 为磁共振血管成像，DUS 为双功能超声

（1）药物治疗

①降压药物。RAS 首选的药物治疗是积极控制血压，预防肾功能恶化，可选用的药物有 ACEI/ARB、钙通道阻滞药、β 受体阻滞药等。ACEI/ARB 是最有针对性的降压药物，对大部分患者推荐使用。由于这类药物有可能使单功能肾或双侧 RAS 患者的肾功能恶化，因此 ACEI/ARB 可用于单侧 RAS，而单功能肾或双侧 RAS 慎用，开始使用时需要密切监测尿量和肾功能，此类药物可降低狭窄侧肾血流量，如服药后尿量锐减或血清肌酐快速上升超过 0.5 mg/dl，表明已发生急性肾功能不全，应立刻减量或停药，一般肾功能均能恢复钙通道阻滞药（CCB）是治疗 RAS 的安全有效药物，其降压作用为扩张血管，对双侧 RAS 者，不会引起肾功能恶化。β 受体阻滞药由于对 RAS 高血压降压疗效欠佳，应采用联合用药治疗。利尿药在单侧 RAS 引起的高血压，主要原因是高肾素，而不是容量增多，这时使用利尿药常会使血浆容量减少、血浆肾素活性升高、交感神经活性增强，不仅不降低血压，反而升高血压，因此单侧肾动脉狭窄不使用利尿药。在双侧 RAS 或者高血压特征性表现为水钠潴留、容量扩张、肺水肿或心力衰竭，使用利尿药可以降低血压。α 受体阻滞药、非特异性血管扩张药及中枢性降压药也可考虑适当合用。

需要注意的是无论用何种降压药，如降压过度，均有可能导致患肾功能的严重损害，尤其是动脉粥样硬化 RAS 患者有可能发生患肾梗死。因此，药物降压时宜保持血压在适当水平，以保证一定的患肾血流灌注，切忌一味追求血压正常。另外，控制血压还包括戒烟、降脂、抗血小板和降糖治疗等多重危险因素的控制。

②降脂治疗。动脉粥样硬化疾病是一种全身性疾病，故管理动脉粥样硬化性 RAS 的一个重要延缓血管病变进展风险的治疗是降脂治疗。依据《中国成人血脂异常防治指南（2016 年修订版）》，RAS 已导致肾血管性高血压和（或）缺血性肾病，应归属为极高危人群，建议强化降脂，目标为低密度脂蛋白胆固醇 < 1.80 mmol/L。有研究表明，动脉粥样硬化性 RAS 支架术后强化降脂较常规降脂对肾功能更有益，其他危险因素的防治应遵循相应的最新国内外指南。

③大动脉炎的治疗。其主要针对血管壁非特异性炎症。如果临床上处于活动期，尤其是在急性期，多数指南推荐初始治疗为糖皮质激素。激素的使用可以遵循 2011 年中华医学会风湿病学会制定的《大动脉炎诊断及治疗指南》，活动期一般泼尼松每日 1 mg/kg，维持 3 ～ 4 周后逐渐减量，每 10 ～ 15 d 减总量的 5% ～ 10%，通常以血沉（ESR）和 C 反应蛋白（CRP）下降趋于正常为减量的指标，剂量减至每日 5 ～ 10 mg 时应长期维持一段时间。长期泼尼松治疗可能稳定甚至逆转 RAS，阻止炎症对肾血管的进一步损伤，有助于改善肾功能，减轻肾血管性高血压。非活动期治疗争议较大，并且大动脉炎患者肾动脉介入治疗时球囊扩张反应差，较难恢复有效的血管内径，术中往往需要多次使用不同大小的球囊扩张，甚至使用切割球囊才能达到治疗效果。

④纤维肌性结构发育不良引起的肾血管性高血压。在降压药物的使用方面同前，因为该病本质上是一种非动脉粥样硬化性、非炎症性动脉壁结构疾病，他汀药物使用需要根据患者的血脂水平而定，而糖皮质激素目前尚无使用的证据，对于拟行介入治疗的患者可给予阿司匹林———一种抗血小板药物治疗。

（2）血管重建治疗

血管重建治疗主要包括经皮肾血管腔内成形术（percutaneous transluminal renal angioplasty，PTRA）和外科手术血管重建术。

ASTRAL 研究入选了动脉粥样硬化性 RAS 患者 806 例，随机分成单纯药物治疗组与药物治疗加肾动脉支架治疗组，结果显示在随访的 5 年期间，两组之间的血压控制无差别，两组肾功能均有轻度下降，支架治疗组较单纯药物治疗组下降速率轻度减低，但差异无统计学意义。研究者认为 RAS 再血管化治疗存在不小的风险，却并未带来临床获益，虽然已经摸索了十几年，已有多个临床观察与荟萃分析对比了药物治疗与 PTRA 的疗效，结果多数认为两者在控制血压、提高患者生存率上差异无统计学意义。因而主张在治疗肾血管性高血压方面，只有对药物治疗抵抗或不能耐受的严重高血压患者才行 PTRA，针对缺血性肾病的治疗，现有的资料主要来自动脉粥样硬化性 RAS。为防止患者肾功能进一步损害，一般主张结合临床情况影像资料综合考虑，适时进行 PTRA 并放置支架是很重要的。国内外已将 PTRA 和支架术（PTRA/S）作为 RAS 的首选治疗，研究显示 PTRA/S 对治疗 RAS 所致的肾功能损害有益，能提高患者的生活质量。

有文献认为，符合下列条件的患者可以施行 PTRA：①影像学检查显示肾长径 > 9 cm。②核素肾显像检查证实病肾仍有部分肾功能。③肾动脉造影显示堵塞血管远端已建立侧支循环并恢复血供。④有明显的血流动力学改变的 RAS；中等程度的 RAS（直径狭窄率 50% ~ 69%），同时跨狭窄段平均压差 > 10 mmHg 或跨狭窄段收缩压差 > 20 mmHg 或严重的 RAS，直径狭窄率 > 70%，有条件者要进一步做肾功能评估，如卡托普利激发的肾动态显像或分肾肾小球滤过率、分肾血流量等，如果功能评估表明患肾较对照侧肾功能或血流量下降 > 25%。高血压：急进性高血压、顽固性高血压、恶性高血压、高血压伴侧肾萎缩、不能耐受降压药物。挽救肾功能：肾功能不全无法用其他原因解释；使用降压药，尤其是血管紧张素转换酶抑制药或血管紧张素 II 受体拮抗药后肾功能恶化。伴随的心脏问题有不稳定性心绞痛、反复发作的急性肺水肿与左心室收缩功能不匹配。

但若患者具有如下情况，则血管重建治疗对挽救肾功能已无意义：①血肌酐 > 265 mmol/L；②肾长径 < 7 cm；③彩色多普勒超声检测肾内血流阻力指数 > 0.8；④检查证实患肾已无肾功能。药物治疗虽可以控制血压至满意水平，但对制止 RAS 与缺血性肾病的进展则无效，因此，对缺血性肾病而言，只有在失去 PTRA 治疗机会时才单独应用药物对症处理。外科血管重建的主要适应证为 PTRA 禁忌（如合并动脉瘤、主髂动脉闭塞病），估计 PTRA 疗效不好（如严重肾动脉开口处狭窄）及 PTRA 治疗失败（如发生再狭窄），对比剂严重过敏，服用抗血小板药物有禁忌等。介入治疗相对禁忌证包括：①大动脉炎活动期；② RAS 病变处弹性差，肾动脉球囊扩张（PTRA）不足 50%，不能植入支架；③肾动脉正常段管径不足 4 mm；④ RAS 位于肾内分支，不应植入支架。

一般情况下，动脉粥样硬化 RAS 患者采取球囊扩张成形 + 支架置入治疗；大动脉炎累及肾动脉的患者，在炎症不活动且稳定 2 个月以上，可给予球囊扩张成形治疗，尽量不使用支架置入，除非合并肾动脉夹层或者难以恢复有效血流；而肾动脉纤维肌性结构发育不良的介入治疗也是以球囊扩张成形为主，尽量不置入支架。

（3）介入治疗围术期处理

在严格把握肾动脉介入的适应证后，防范介入对肾的直接损害，提高手术成功率，是保证肾动脉介入术疗效的核心。肾动脉介入术后急性肾功能损害的主要原因有：①介入操作过程中发生的肾动脉栓塞及其他损伤；②对比剂诱发的肾毒性；③血容量不足导致的肾灌注不足。主要严重并发症有肾动脉破裂、穿孔、夹层、闭塞、胆固醇栓塞、急性肾衰竭等。RAS 介入围术期也要注意并发症的识别与处理。

这些潜在的并发症，尤其对已存在肾功能不全的患者明显有害。通过严格规范肾动脉介入术者的准入制度，提高团队的围术期治疗经验，有可能克服这些不利因素，提高介入的疗效和安全性。需要强调的是，动脉粥样硬化性 RAS 是全身动脉粥样硬化的一部分，肾动脉支架术成功并不意味着动脉粥样硬化进程的终止，积极控制危险因素，如降脂治疗、降糖治疗、降压治疗及抗血小板治疗等对防止动脉粥样硬化发展有深远的影响，对预防心血管并发症具有重大意义。

（4）肾血管重建疗效判断

肾动脉狭窄的诊断和处理中国专家共识提出，RAS 介入治疗成功的指标包括以下几项：①PTRA 后病变肾动脉直径残余狭窄 < 50%，或支架术后残余狭窄 < 30%；②血流动力学成功，狭窄前后跨病变压差收缩压 < 20 mmHg，平均压 < 10 mmHg；③临床成功，疗效至少维持 6 个月后才能做出临床评估；④血压标准：治愈，不用降压药，血压 < 140/90 mmHg；⑤改善：需保持手术前的降压药或减少降压药种类和剂量后，血压较术前下降 > 10%；⑥无效：血压无变化或下降但未达到上述目标；⑦肾功能标准：GFR 提高、稳定或下降速度明显减慢；⑧心血管结局标准：心脑血管事件风险下降。

6.2　肾上腺及类肾上腺疾病继发的高血压

6.2.1　原发性醛固酮增多症

原发性醛固酮增多症（简称原醛症），是由于肾上腺的皮质肿瘤或增生导致的醛固酮分泌增多所致。原醛症是一种继发性高血压，占高血压的 0.4% ~ 2%。发病年龄高峰为 30 ~ 50 岁，女性较男性多见。最常见的原因为醛固酮瘤，占原醛症的 60% ~ 85%，大多数为单个腺瘤，左侧多见。其次有双侧肾上腺皮质增生，又称为特发性醛固酮增多症（简称特醛症），占 20% ~ 30%。少见原因有地塞米松可抑制性醛固酮增多症，醛固酮癌、异位分泌醛固酮的肿瘤。

6.2.1.1　诊断检查

（1）血、尿生化检查。低血钾，大多数患者血钾低于正常，一般在 2 ~ 3 mmol/L，严重者更低，低血钾往往呈持续性，也可为波动性，少数患者血钾正常。高血钠，血钠一般在正常高限或者略高于正常。尿钾高，在低血钾条件（ < 3.5 mmol/L）每日尿钾应在 25 mmol 以上、尿钠排出量较摄入量较少或接近平衡。

（2）尿液检查。尿 pH 为中性或偏碱性，尿常规检查可有少量蛋白质，尿密度较固定而减低，往往为 1.010 ~ 1.018，少数患者呈低密度尿。

（3）醛固酮测定。尿醛固酮排量，正常人在普通饮食条件下，均值为 21.4 nmol/24 h，范围 9.4 ~ 35.2 nmol 放免法，本症中高于正常；血浆醛固酮，正常人普通饮食条件（含

Na^+160 mmol，K^+60 mmol/d），平衡 7 d 后，上午 8 时血浆醛固酮为（413.3 ± 180.3） pmol/L，患者明显升高。

醛固酮分泌多少与血钾的关系：当血钾甚低时，醛固酮增高常不明显，此因低血钾对醛固酮的分泌有抑制作用，另一特征是血浆肾素—血管紧张素活性，肾素活性降低，而且在用利尿剂和直立体位兴奋后也不能显著升高，若为继发性醛固酮增多症，则以肾素—血管紧张素活性高于正常为特征。

（4）肾素、血管紧张素测定。患者血浆肾素、血管紧张素 II 基础值降低，有时在可测范围之下正常参考值前者为（0.55 ± 0.09）μg/（ml·h）、后者为（26.0 ± 1.9）μg/ml，经肌内注射呋塞米（0.7 mg/kg）并在取立位 2 h 后，正常人血浆肾素、血管紧张素 II 较基础值增加数倍，兴奋参考值分别为（3.48 ± 0.52）μg/（ml·h）及（45.0 ± 6.2）μg/ml，原醛症患者兴奋值较基础值只有轻微增加或无反应，醛固酮瘤中肾素、血管紧张素受抑制程度较特发性原醛症更显著。醛固酮高而肾素、血管紧张素 II 低为原醛症的特点，如二者皆高，则应考虑继发性醛固酮增多症。

（5）醛固酮 / 肾素（PA/PRA）比率。比值 > 30 提示原发性醛固酮增多症，比值 > 50 具有诊断意义。如 PA/PRA 比值 > 20，诊断敏感性高达 100%，但特异性仅为 80%；如 PA/PRA 比值 > 30，则敏感性为 90%，特异性为 91%，但必须排除药物影响，须停 ACEI、CCB 和利尿剂至少 2 周，停螺内酯 6 周。α 阻滞剂不干扰 PA/PRA 比值。用醛固酮 / 肾素比率测定法来筛选所有高血压患者的前景乐观，但这种方法还是有很多局限性。比率升高完全可能仅为低肾素，而不能简单地认为高血浆醛固酮水平 > 15ng/dl 和低肾素水平。以下有高度可能患原发性醛固酮增多症的高血压患者可进行筛查试验：①没有原因难以解释的低钾；②由利尿剂引发的低钾但对保钾药物有抵抗；③有原发性醛固酮增多症的家族史；④对合适的治疗有抵抗，而这种抵抗又难以解释。

（6）螺内酯试验。螺内酯拮抗醛固酮对肾小管的作用，每日 320 ~ 400 mg，分 3 ~ 4 次口服，历时 1 ~ 2 周，可使本症患者的电解质紊乱得到纠正，血压往往有不同程度的下降。如低血钾和高血压是由肾病患者所引起，螺内酯往往不起作用，此试验有助于证实高血压、低血钾是由于醛固酮过多所致，但不能据之鉴别为原发性或继发性。

（7）低钠、高钠试验。对疑有肾脏病变的患者可做低钠试验，每日钠摄入限制在 20 mmol。原醛症患者在数日尿钠下降到接近摄入量，同时低血钾、高血压减轻，而肾脏患者因不能有效地潴钠，可出现失钠、脱水，低血钾、高血压则不易纠正。对病情轻、血钾低不明显的疑似本症患者，可做高钠试验，每日摄入钠 240 mmol，如为轻型原发性醛固酮增多症，则低血钾变得更明显，对血钾已明显降低的本症患者不宜行此试验。诊断对同时有高血压和低血钾者要考虑本症。如具备典型的血、尿生化改变，螺内酯能纠正代谢紊乱和降低高血压，则诊断可初步成立，如能证实醛固酮分泌增高和血浆肾素—

血管紧张素活性降低，则可确诊。

在确定治疗方案前，还要尽可能鉴别是腺瘤还是增生及腺瘤的定位，可用以下方法：上午直立位前后血浆醛固酮浓度变化，正常人在隔夜卧床、上午 8 时测血浆醛固酮值为 110 ~ 330 pmol/L，保持卧位到中午 12 时，血浆醛固酮浓度下降，和血浆 ACTH、皮质醇浓度的下降相一致；如取立位时则血浆醛固酮上升，说明体位的作用超过 ACTH 的影响，造成本症患者在上午 8 ~ 12 时取立位时血浆醛固酮上升，明显超过正常人。这是因为这些患者在站立后血浆肾素有轻度升高，并对血管紧张素敏感性增强。腺瘤患者在此条件下血浆醛固酮不上升，反而下降，这时因为醛固酮瘤患者肾素—血管紧张素系统受抑制更重，即使取立位 4 h，也不能使血浆肾素有所增高，至于血浆固酮反而下降的原因则与此时血浆 ACTH 按昼夜节律而下降有关，少数醛固酮患者则站立后血浆醛固酮呈上升反应，但反应稍弱，增加不到一倍。

（8）血浆去氧皮质酮。皮质酮及 18- 羟皮质酮测定，醛固酮增多患者上午 8 时血浆去氧皮质酮，皮质酮和 18- 羟皮质酮常升高，以 18- 羟皮质酮升高最为恒定和显著，常在 100 ng/dl 以上。正常人普食条件下，上午 8 时、卧位、血浆 18- 羟皮质酮（10.1 ± 6.5）ng/dl，而特醛症患者上述类固醇明显升高的部分原因为严重缺钾，使醛固酮合成的最后步骤，18- 羟皮质酮经脱氧转变为醛固酮的速度减慢，而特醛症中缺钾相对较轻，故上述影响较小。

（9）赛庚啶对血浆醛固酮的影响。血清素具有兴奋醛固酮分泌的作用，可能为特醛症发病因素之一。赛庚啶为血清素阻滞剂，口服 8 mg 赛庚啶前及服后每半小时抽血，共 2 h，测血浆醛固酮。

大多数特醛症患者血浆醛固酮下降明显（100 pmol/L），平均下降约 50%，醛固酮瘤患者血浆醛固酮无变化。

（10）放射性硬化胆固醇肾上腺扫描或照相。根据 1311 标记的胆固醇在肾上腺转化为皮质激素的原理，用扫描法显示腺瘤及增生组织中 1311 浓集的部位；如一侧肾上腺有放射性浓集，表示该侧有腺瘤。一般腺瘤直径在 1 cm 以上者，大多（80% ~ 90%）能做出正确定位，如两侧皆有放射性浓集，提示为双侧增生。此法对双侧肾上腺肾增生的诊断价值不及对醛固酮瘤的定位，诊断符合率为 60% ~ 70%，增生病例有时两侧肾上腺放射性可以不对称，一浓、一淡，可误诊为腺瘤，必要时可在地塞米松抑制后再做扫描或照相，如一侧显像表示腺瘤，双侧显像则表示为增生。

（11）超声显像。为今后应用临床的一项无创伤性检查，对于直径 > 1.3 cm 以上的醛固酮瘤可显示出来，小腺瘤则难以和特发性醛固酮增多症相鉴别。

（12）肾上腺 CT。此法优点为非侵入性，无组织损伤，放射性少，诊断所需要的时间短，可检出小至直径 5 mm 的肿瘤，需注意肾上腺增生伴有大结节者也可被误诊为肿瘤。

特醛症在 CT 扫描时表现为正常或双侧弥漫性增大，排 CT 检查可提高阳性率，且显像更加清晰。

（13）肾上腺磁共振成像。肾上腺可显示为一轮廓清晰、均匀低的结构，醛固酮瘤的强度较正常肾上腺为甚。

（14）肾上腺静脉血激素测定。如上述皆不能确定病因，可做肾上腺静脉导管术采双肾上腺静脉血测定醛固酮 / 皮质醇比值，腺瘤则比值常大于 10：1。

经股静脉插管分别从左右肾上腺静脉及下腔静脉取血测醛固酮和皮质醇。为评价导管放置正确与否，可在 ACTH 刺激后测肾上腺静脉与下腔静脉血皮质醇比值来判断，正常比值 > 10。静注 ACTH 250μg，分别收集刺激前（基础值）和刺激后 15 min 的血标本，测相应的醛固酮和皮质醇（计算 A/C 比值）。绝大多数单侧腺瘤患者两侧醛固酮比率 > 4，如 < 3 提示增生，3 ~ 4 不易鉴别。

（15）地塞米松抑制试验。对于肾上腺形态学检查未能发现肿瘤，上午直立位时血浆醛固酮下降的患者要行本试验。地塞米松每日总量 2 mg，分次服，若是地塞米松可抑制性醛固酮增多症，在 3 周后血钾、血尿醛固酮、血压可恢复正常。长期应用小剂量地塞米松 0.5 mg/d 可，使患者维持正常状态。

6.2.1.2 诊断方法

判断依据：（1）高血压、低血钾、碱中毒：如果患者的血钾 < 3.5 mmol/L、尿钾 > 25 mmol/d 时，表明有尿失钾现象，支持本病的诊断；（2）低肾素、高醛固酮血症：原发性醛固酮增多症患者血醛固酮水平升高，肾素活性受抑制，后者在立位加呋塞米（速尿）注射后仍低，此结果对本病的诊断很有意义；（3）功能试验：可采用低钠或高钠试验，患者低钠饮食时血钾升高、尿钾减少，但肾素活性仍受抑制；高钠试验则可出现明显的低血钾或使病情加重。螺内酯试验中，如口服（螺内酯）300 mg/d 共 7 d，患者高血压及电解质紊乱可在一定程度上被纠正，则支持醛固酮增多症的诊断，但无法鉴别为原发或继发的；（4）定位检查：肾上腺 B 超、CT 或磁共振成像（MRI），以及放射性碘化胆固醇肾上腺显像有助于肿瘤的定位检查。对于直径 < 1cm 的肿瘤，有时需要行下腔静脉插管，于两侧肾上腺静脉取血测定醛固酮来加以定位。

6.2.1.3 治疗方案

治疗原则：治疗方案取决于原醛症的病因和患者对药物的反应。原醛症的治疗有手术和药物两种方法。PA 诊疗流程如图 6-2 所示。

醛固酮瘤及单侧肾上腺增生首选手术治疗，如患者不愿手术或不能手术，可予以药物治疗。而特发性醛固酮增多症及 GRA 首选药物治疗。分泌醛固酮的肾上腺皮质癌发展迅速，转移较早，应尽早切除原发肿瘤；如已有局部转移，应尽可能切除原发病灶和转移灶，术后加用米托坦治疗。醛固酮瘤或单侧肾上腺增生行单侧肾上腺切除的患者在术后早期，由于对侧肾上腺抑制作用尚未解除，建议高钠饮食；如有明显低醛固酮血症表现，需暂时服用氟氢可的松行替代治疗。对于药物治疗患者，需定期复查肾功能、电解质并检测血压，根据血钾、血压等指标调整药物剂量。

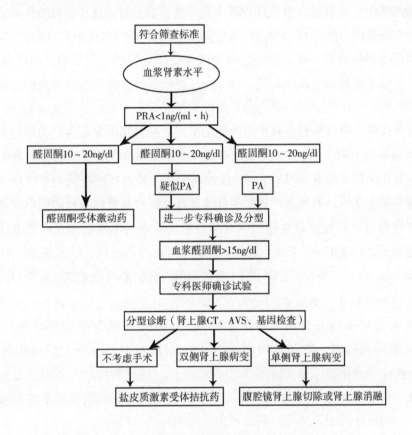

图 6-2 PA 诊疗流程

（1）手术治疗。推荐确诊醛固酮瘤或单侧肾上腺增生患者行腹腔镜下单侧肾上腺切除术（ASS），如果患者存在手术禁忌或不愿手术，推荐使用醛固酮受体拮抗药治疗。

①腹腔镜下单侧肾上腺切除。目前腹腔镜手术已广泛用于 PA 治疗，与传统开放手术相比，其具有手术时间短、创伤小、术后恢复时间快、手术并发症少等特点。确诊为醛固酮瘤或单侧肾上腺增生患者，选择单侧肾上腺全切术或行保留部分肾上腺组织的 ASS 尚存在争议，ASS 包括肾上腺肿瘤切除术、肾上腺肿瘤切除术、肾上腺部分切除术。PA 患者病侧肾上腺往往存在多发性病灶，而单纯肿瘤切除可能存在遗留肿瘤部分包膜，导致术后复发。若在手术过程中高度怀疑多发性醛固酮瘤或伴有结节样增生可能，应尽量行患侧肾上腺全切除术。

②术前准备。纠正高血压、低血钾。如患者低血钾严重，在服用螺内酯同时，可口服

或静脉补钾。一般术前准备时间为 2 ~ 4 周，对于血压控制不理想者，可联合其他降压药物。

③术后随访。术后第 1 天即可停用螺内酯，同时减少其他降压药剂量。静脉补液无须加入氯化钾，除非患者血钾 < 3.0 mmol/L。术后前几周，由于对侧肾上腺抑制作用尚未解除，应提高钠盐摄入，如有明显低醛固酮血症表现，需暂时服用氢化可的松行替代治疗。

（2）药物治疗。推荐特发性醛固酮增多症首选药物治疗。建议螺内酯作为一线用药，依普利酮为二线药物。推荐 GRA 选用小剂量糖皮质激素作为首选治疗方案。

①醛固酮受体拮抗药。螺内酯是一种醛固酮受体拮抗药，起始治疗剂量为 20 mg/d，如病情需要，可逐渐增加至最大剂量 100 mg/d。开始服药后每周需监测血钾，根据血钾水平调整螺内酯剂量。注意事项：螺内酯导致的男性乳房发育成明显剂量相关性，必要时可同时加用氨苯蝶啶、阿米洛利等减少螺内酯剂量，以减轻其不良反应。为避免高钾血症的发生，肾功能不全 CKD3 期 [GFR < 60 ml/（min·1.73 m^2）] 患者慎用，肾功能不全 4 期及 4 期以上禁止服用（GFR < 30 ml）。依普利酮是一种选择性醛固酮受体拮抗药，不拮抗雄激素和孕激素受体，不导致严重的内分泌紊乱。研究报道特发性醛固酮增多症患者长期使用依普利酮可在有效控制血压的同时尽可能避免诸如男性乳房发育等不良反应，依普利酮起始剂量 25 mg/d，由于其半衰期短，建议 1 d 给药 2 次。注意事项：肾功能不全 CKD3 期 [GFR < 60 ml/（min·1.73 m^2）] 患者慎用，肾功能不全 4 期及 4 期以上禁止服用 [GFR < 30 ml/（min·1.73 m^2）]。

②糖皮质激素。其主要通过抑制垂体 ACTH 分泌以减少醛固酮作用，建议服用长效或中效糖皮质激素，地塞米松起始剂量为 0.125 ~ 0.25 mg/d；泼尼松起始剂量为 2.5 ~ 5.0 mg/d，两种药物均在睡前服用。注意事项：过量糖皮质激素治疗会导致医源性库欣综合征，影响儿童生长发育，建议使用最小剂量糖皮质激素使患者血压或血钾维持在正常范围，如血压控制不佳，可联合使用醛固酮受体拮抗药。

③其他降压药物。醛固酮主要通过上调肾小管远曲小管上皮钠通道活性，从而促进钠钾交换。对上皮细胞钠通道有阻断作用的药物，如阿米洛利、氨苯蝶啶等对 PA 都有一定的治疗效果，作为保钾利尿药，它们能缓解 PA 患者的高血压、低血钾症状，而不存在螺内酯所致的激素相关性不良反应。但由于其作用相对较弱，且无上皮保护作用，并不作为一线用药。ACEI、ARB 可能对部分血管紧张素 I 敏感的特醛症有一定的治疗效果，而 CCB 主要用于降低血压，对醛固酮分泌并无明显抑制作用。如患者单用螺内酯治疗血压控制不佳时，可联合使用多种不同作用机制的降压药。

6.2.2 库欣综合征

库欣综合征又称为皮质醇增多症（Cushing's syndrome, CS），是一组因下丘脑—垂体—肾上腺（HPA）轴调控失常，肾上腺皮质分泌过多糖皮质激素而导致的以向心性肥胖、满月脸、多血质外貌、紫纹、高血压、继发性糖尿病和骨质疏松等症状为表现的临床综合征，包括垂体或者垂体外分泌 ACTH 的肿瘤，肾上腺皮质肿瘤或者结节。

长期应用外源性肾上腺糖皮质激素或饮用大量酒精饮料引起的类似库欣综合征的临床表现，称为外源性、药源性或类库欣综合征。

6.2.2.1　库欣综合征的诊断

（1）诊断依据。对向心性肥胖、皮肤薄、肌肉萎缩及骨质疏松的患者高度怀疑库欣综合征，如果临床特征符合，则通过测定 24 h 尿游离皮质醇或单次夜间地塞米松抑制试验来排除或确立诊断。

正常人中，临睡前服用 1 mg 地塞米松后次日早晨 8 点其血浆皮质醇浓度应低于 2 μg/100 ml；如果高于这一水平，则需进一步检查以明确诊断皮质醇增多症及其病理类型，抑郁或酒精成瘾者会缺乏抑制调节。

（2）大剂量地塞米松抑制试验。每 6 h 口服 2 mg 地塞米松，共服 2 d，然后测定尿液游离皮质醇和血浆皮质醇水平。肾上腺性库欣综合征，不能抑制至对照值的 50% 以下；垂体性库欣综合征，80% 可被抑制至对照值的 50% 以下；异位 ACTH 综合征，大多数不被抑制。

（3）ACTH 测定。血浆 ACTH 测定有助于区分垂体性 ACTH 增多症和异位性 ACTH 增多症。

垂体性 Cushing 病，血浆 ACTH 清晨略高于正常，晚上不像正常那样下降；异位性 ACTH 综合征，血浆 ACTH 明显增高，低度恶性者可轻度增高。

（4）库欣综合征的定位诊断。B 超、CT、MRI 检查都能发现肾上腺是否有占位性病变，其中 CT、MRI 分辨率更好些。B 超检查对肾上腺 1 cm 以上肿瘤检出率达 90% 以上；CT 对肾上腺腺瘤、癌和增生的诊断正确率达 99% 以上。肾上腺腺瘤较易发现，双侧肾上腺大结节增生也容易发现。

MRI 是发现垂体瘤的重要手段，垂体 ACTH 大腺瘤（直径 > 1 cm）大约不到 10%，90% 以上是微腺瘤，直径 < 5 mm 的占多数，有些直径仅 1 ~ 2 mm。动态强化 MRI 可提高分辨率。

6.2.2.2　库欣综合征的治疗

库欣综合征高血压的治疗是棘手的问题，降压药物治疗效果不佳，血压难以有效控制，多数患者需要 2 ~ 3 种降压药物联合应用，采用药物为钙通道阻滞药、血管紧张素转换酶抑制药、血管紧张素受体拮抗药、利尿药、肾上腺素能受体阻滞药等。还有报道单用肾上腺类固醇激素合成抑制药或皮质醇拮抗药可使血压控制正常，这些药物对等待手术或不能手术治疗的患者可试用。目前外科手术治疗，纠正皮质醇的异常分泌，是确切控制库欣综合征高血压的有效方法。

治疗库欣综合征的治疗策略取决于其病因，ACTH 依赖的皮质醇增多症（库欣病）首选经蝶垂体腺瘤切除术，不能手术或手术失败者行垂体放疗、双侧肾上腺切除术或药物治疗。原发性肾上腺增生、腺瘤或癌肿则首选肾上腺病变切除，无法切除者予以药物治疗，库欣综合征定位诊断及治疗流程如图 6-3 所示。

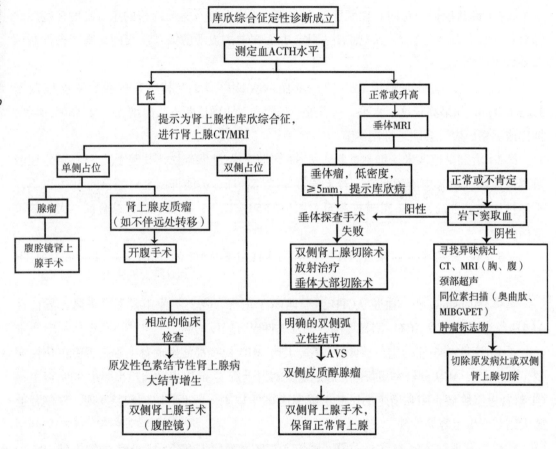

图 6-3　库欣综合征定位诊断及治疗流程图

6.3　血管疾病继发的高血压

6.3.1　肾血管性高血压

肾血管性高血压（renal vascular hypertension），是单侧或双侧肾动脉主干或分支狭窄引起的高血压。目前学者们普遍认为，当肾动脉管腔局限性狭窄＞50% 时才具有临床意义。

常见病因有多发性大动脉炎、肾动脉纤维肌性发育不良和动脉粥样硬化，前两者主要见于青少年，后者则见于老年人。肾血管性高血压的发生是由于肾血管狭窄导致肾实质缺血，激活肾素—血管紧张素—醛固酮系统、激肽释放酶—激肽—前列腺素系统引起机体升压和降压系统的失衡，从而引起高血压。

6.3.1.1　诊断

大动脉炎引起的肾血管性高血压患者，大多不到 30 岁发病，女性较男性多发，大多无高血压家族史；高血压病程短、进展快，呈恶性高血压表现；一般降压治疗效果差；腹部及腰部可闻及血管杂音；眼底呈缺血性改变。

动脉粥样硬化所致的肾血管性高血压患者多为 55 岁以后发病，常无高血压家族史，易发生急进性高血压、顽固性高血压和恶性高血压，或既往控制良好的高血压突然加重并持续恶化；或经血管紧张素转换酶抑制药（angiotensin converting enzyme inhibitors，ACEI）或血管紧张素受体拮抗药（angiotensin receptor antagonists，ARB）治疗后，发生肾功能恶化（特别是血肌酐升高幅度＞30%），或出现无法解释的肾脏萎缩或双肾长径相差＞1.5cm，或出现无法解释的突然加重和（或）难治性肺水肿，或伴有冠状动脉多支病变、脑血管病或周围动脉粥样硬化性疾病。

目前，临床诊断肾血管性高血压的辅助检查包括功能学和影像学两个方面。

（1）功能学测定

①分侧深静脉肾素活性测定。若患侧肾素活性较健侧高出 50%，则具有诊断意义。

②卡托普利后的血浆肾素活性。口服卡托普利 25 ～ 50 mg 后 6 h，下腔静脉远端血浆肾素活性增加，每小时＞10 ng/ml 或超出基数 1.5 倍为阳性。

（2）影像学检测

①彩色多普勒超声检查。其是目前广泛应用的肾动脉狭窄的筛查方法，主要基于肾动脉血流动力学的改变，采用肾动脉收缩期峰值流速（peak systolic velocity，PSV）、肾动脉峰值流速与肾动脉水平腹主动脉峰值流速比值（renal aortic ratio，RAR）及肾内动脉收缩早期加速时间（acceleration time，AT）相结合的方法判断肾动脉狭窄程度。当 PSV＞180cm/s，RAR＞3.0 ～ 3.5，表明肾动脉狭窄程度＞60%。

AT＞0.07s 常表示肾动脉狭窄程度已超过 70%，敏感性达 93%，特异性达 100%。彩色多普勒超声对副肾动脉和侧支循环的显示较差、耗时较长，诊断准确性受肾动脉狭窄程度、患者肥胖、肠道气体、呼吸配合及操作者的经验、仪器品质等多种主、客观方面的因素影响。

②磁共振血管造影（magnetic resonance angiography，MRA）。MRA 诊断肾动脉狭窄的敏感性和特异性均较高，使用含钆对比剂进行动态扫描使诊断的敏感性和特异性高达 97%

和 93%，有助于显示肾动脉分支狭窄和副肾动脉、侧支循环的情况，并有助于评估肾实质受损情况。但 MRA 检查费用昂贵且不适于植入心脏起搏器的患者。此外，在肾小球滤过率（glomerular filtration rate，GFR）< 30ml/min 的慢性肾疾病患者，尤其是透析患者中，含钆对比剂有可能引起致残性肾源性系统性纤维化，故一般不推荐使用。另外，MRA 可能会高估肾动脉狭窄的程度。

③ CT 血管成像（computed tomography angiography，CTA）。CTA 诊断肾动脉狭窄的敏感性和特异性均较高，易识别血管钙化，还可以使金属支架显像，并检出支架再狭窄。其弊端在于患者须接受较大剂量的放射线及碘对比剂，易导致对比剂肾病，且禁用于硬过敏患者。

④肾动脉造影。肾动脉造影是诊断肾动脉狭窄的"金标准"，不仅能确定是否存在肾动脉狭窄和闭塞，还可判断血管狭窄的程度，并有助于明确部分病因，评估血运重建术的可行性。但是含碘对比剂具有肾毒性，检查时可能诱发胆固醇结晶栓塞。因此，只有在考虑需要行介入治疗的患者，才推荐进行肾动脉造影。在操作过程中，应充分考虑患者的肾功能、有效血容量及是否伴有糖尿病等并存疾病，在纠正相关危险因素后结合患者肾功能选择适宜的对比剂类型，并尽可能减少对比剂用量；对于已有肾功能不全的患者，2 次造影（包括 CTA 增强扫描检查）的间隔最好在 2 周以上。

6.3.1.2　治疗

肾血管性高血压的主要治疗目标是保护肾功能、控制血压，目前主要的治疗方法包括药物治疗、介入治疗和外科手术。对于老年肾血管性高血压患者的介入治疗在安全性、能否保护肾功能、能否有效降低血压等方面尚存在较大争议。

（1）药物治疗。主要目的是控制血压、防止肾功能恶化，降低心、脑血管终点事件的发生率。药物治疗对血管严重狭窄或闭塞无明显疗效。降压目标是 140/90 mmHg 以下，如果患者合并糖尿病、蛋白尿或心、脑血管疾病，血压应控制在 130/80 mmHg 以下。对于单侧肾动脉狭窄患者，ACEI、ARB、长效二氢吡啶类钙拮抗药、β 受体阻滞药和小剂量利尿药等均可以单独或联合使用。对双侧肾动脉狭窄、孤立肾的肾动脉狭窄或伴有失代偿性慢性心力衰竭的患者，使用 ACEI 或 ARB 类药物有可能导致急性肾损伤，故采用长效二氢吡啶类钙拮抗药更为安全、有效。

对于肾动脉粥样硬化性狭窄患者，可应用他汀类药物降脂、稳定斑块，治疗目标是将低密度脂蛋白胆固醇（lowdensity lipoprotein cholesterol，LDL-C）控制在 2.6 mmol/L 以下并严格控制血糖，采用阿司匹林等抗血小板治疗，建议患者戒烟。即使在成功进行肾动脉成形术后，患者仍需继续接受 ACEI 或 ARB、他汀及抗血小板药物等综合治疗。对于此类患者，诊疗过程中应尽量避免肾损伤，如不使用肾毒性药物、及时纠正有效血容量不足和低血压等以积极纠正心功能衰竭。

（2）介入治疗。肾动脉血供重建的目的是通过解除肾动脉狭窄，恢复肾血流量。目前最常用的是经皮肾动脉球囊扩张成形术（percutaneous transluminal renal angioplasty，PTRA）和支架置入术（percutaneous renal artery stent implantation，PTRAS）。介入治疗仅能使部分患者的血压得到改善，即便如此，近年来接受经皮介入治疗的肾动脉狭窄患者迅速增多。

①介入治疗的适应证。通常当双侧或单侧功能性肾动脉直径狭窄＞70% 且伴随如下 1种以上的临床情况时，应考虑介入治疗：高血压 3 级；难以解释的突发或进行性的肾功能恶化；短期内患侧肾脏出现萎缩；使用降压药，尤其是 ACEI 或 ARB 类药物后出现肾功能恶化；伴有不稳定型心绞痛；反复发作的急性肺水肿与左心收缩功能不匹配。

②介入治疗的禁忌证。当患者出现下列情况时，介入治疗通常难以使其获益，因此不再推荐。患侧肾明显萎缩，长径＜ 7.0 cm 和（或）肾内段动脉阻力指数＞ 8.0；患者有明确的对比剂过敏史或胆固醇栓塞病史；合并严重疾病，预期寿命有限或无法耐受经皮介入治疗；病变肾动脉的解剖结构不适于经皮介入治疗；病变肾动脉的解剖结构虽然适合介入治疗，但支架置入可能会严重影响其他重要的后续治疗。

（3）外科手术。外科手术治疗肾动脉狭窄已有 50 余年的历史，但存在创伤大、术后恢复慢、并发症多等不利情况，同时对患者心、脑血管及其他重要脏器的功能要求也较高，因此目前不再作为治疗肾动脉狭窄的首选方案。外科手术治疗主要分为动脉重建术和肾切除。自体或人工血管旁路移植、肾动脉直接再植、肾动脉内膜剥脱、肾自体移植等均属于肾动脉重建术，适用于肾动脉狭窄严重但解剖学特征不适合介入治疗者；介入治疗失败或产生严重并发症者；肾动脉狭窄伴发腹主动脉病变，需进行开放手术治疗者。

6.3.2　主动脉缩窄

主动脉缩窄（coarctation of aorta，CoA）多数为先天性，少数是多发性大动脉炎所致。男女患病比例为 411 ： 511，根据先天性主动脉缩窄的部位与动脉导管的关系，可分为导管后型和导管前型。

导管后型缩窄多位于动脉导管交界处的远端，通常动脉导管已闭合，大多不伴有其他先天性心脏畸形，患者可以长至成人。导管前型缩窄则位于左锁骨下动脉至动脉导管的入口之间，一般较长，占主动脉的后 1/2 或后 1/3，通常动脉导管未闭合，开口在缩窄部位以远，多合并其他先天性心脏畸形，如室间隔缺损、大动脉错位等，患者多在幼儿期死亡。

6.3.2.1　诊断

如果病变的直径狭窄＞ 50%，且病变远近端收缩压差＞ 20 mmHg，则具有血流动力学意义。主动脉缩窄部位以上供血增多，颈部及上肢血压升高，表现为头痛、头晕、耳鸣、失眠、鼻出血等，严重者可有脑血管意外和心力衰竭。主动脉缩窄以下供血不足，表现为下肢无力、发冷、酸痛、麻木，甚至出现间歇性跛行。因侧支循环而增粗的动脉压迫邻近脏器而产生相应症状，如压迫脊髓可引起下肢瘫痪，压迫臂丛神经则引起上肢麻木与痛疾等，查体可于肩胛间区、胸骨旁、腋下闻及收缩期吹风样杂音，上肢血压高于下肢血压。心电图可表现为左心室肥大及劳损。胸部 X 线可见左心室增大、升主动脉增宽，缩窄上下血管扩张使主动脉弓呈"3"字征，后肋下缘近心端可见肋间动脉侵蚀而引起"切迹"样改变，这是侧支循环形成的间接征象。超声心动图显示左心室肥厚，升主动脉增宽。二维超声可直接探及主动脉缩窄征象，多普勒超声于缩窄部位可见高速喷射的湍流，MRA 或 CTA 可见升主动脉扩张、左室肥大，并于左前斜位可见缩窄的主动脉影和缩窄后主动脉段的扩大。心导管检查显示缩窄段的近端管腔压力增高，远端压力降低。选择性主动脉造影可显示缩窄段的部位、长度、程度及其近、远端的扩张。该疾病需与原发性高血压或其他继发性高血压进行鉴别，特别是后天炎症导致的多发性大动脉炎；多发性大动脉炎常累及多个动脉，狭窄段往往较长，可助鉴别。

6.3.2.2　治疗

（1）内科治疗。内科治疗主要包括预防和控制感染性心内膜炎，纠正心力衰竭，预防感染和血压突然升高。

（2）手术治疗。该疾病预后不良。缩窄段压差 > 20 mmHg 或脉压 < 20 mmHg，但存在上肢血压高、左心功能不全、进行性左室肥厚是主动脉缩窄患者需要进行手术和介入治疗的指征。治疗方式的选择取决于患者年龄、缩窄类型、缩窄范围及合并畸形的情况。外科手术是主动脉缩窄合并心血管畸形最有效的治疗。

常用手术方法有如下几种：

①广泛端端吻合术。端端吻合术（end-to-end anastomosis，EEEA）即切除狭窄段行端端吻合，该术式将主动脉弓下缘与降主动脉远端吻合，广泛切除了狭窄段及动脉导管，术后再狭窄率较低，但该术式吻合口张力过高，有出血风险，术后易形成环吻合口瘢痕，故适用于缩窄段较局限的新生儿和小婴儿，是新生儿 CoA 的首选术式。

②补片主动脉成形术。补片主动脉成形术（patch aortoplasty，PA）适用于缩窄段较长、吻合口张力过大，合并主动脉弓横部发育不良的主动脉缩窄患者，该术式将主动脉缩窄段纵向切开，剔除管腔内导管组织，与补片进行连续物合。补片主要分为人工补片和肺动脉自体补片，肺动脉自体补片具有良好的生物活性和生长潜能，且吻合口张力小，再缩窄率和形成动脉瘤的可能性均极低，可用自体心包修补肺动脉缺损。

③人工血管转流术。人工血管转流术（bypass graft，BG）采用人工血管将缩窄段近心端和远心端进行吻合，行升主动脉—降主动脉、升主动脉—腹主动脉或升主动脉—左右股动脉转流。BG 适用于缩窄范围广、合并主动脉瘤、不宜行 EEEA 及 PA 的复杂型 CoA。报道显示与 EEEA 及 PA 相比，BG 远期并发症及再缩窄发生率均较低；但患儿正常的生

长发育易使人工血管破裂，故此类手术适合年龄较大的患儿或者成人。

④左锁骨下动脉翻转补片成形术。左锁骨下动脉翻转补片成形术（subclavian flap approach，SFA）采用具有潜在生长能力的自体血管补片；但因左锁骨下动脉垂片较短，该术式仅适用于缩窄范围中等的 CoA。因 SFA 中断了左上肢的主要血液供应，可能影响左上肢的发育，甚至造成左上肢坏死，导致晚期发生锁骨下动脉盗血综合征。

⑤主动脉弓滑动成形术。该手术方法为斜行横断弓横部，纵向切开两段血管，斜向滑动使两段血管瓣嵌入对方切口，切除动脉导管组织，将主动脉与锁骨下动脉远端切口行扩大端端物合。该术式利用自体血管进行修补，保留了完整的血管内皮、正常管壁弹性及血管的生长活性，可预防术后心内膜炎、术后再狭窄、动脉瘤、术后持续高血压等的发生。然而，该术式需要大范围分离血管并做较远距离的滑动，不适用于新生儿。

（3）最新研究进展。随着生长支架、覆膜支架、生物可降解支架等新型支架材料的研发和支架植入术安全性的提高，介入治疗越来越多地应用于青少年及成人。

①球囊血管成形术：球囊血管成形术（balloon angioplasty，BA）适用于儿童术后再狭窄及成人单纯型 CoA，不推荐用于对新生儿及峡部发育不良和主动脉弓弥漫性狭窄的患者。此术式虽可立即减轻缩窄，并降低缩窄两端的压力阶差，但可能损伤动脉内膜和中层，日后甚至可能形成动脉瘤。

②支架植入术：支架植入术（stent implantation，SI）指应用支架扩张主动脉内径，降低缩窄处压差、防止血管弹性回缩，与 BA 相比，可减少主动脉、股动脉壁损伤等并发症。但支架无法随患儿年龄的增大而适应性增长，故临床上常用于主动脉血管发育成熟的儿童（年龄 > 10 岁）和成人。覆膜铂金（cheatham-platinum，CP）支架是目前介入治疗 CoA 的一线方法，其材料为铂金，延展性好，表面覆盖聚生物膜性材料，适用于管状缩窄合并主动脉弓发育不良、外科术后再缩窄及存在主动脉瘤的患者。随着患者年龄增长，主动脉直径增大造成支架处血管相对性缩窄时，可通过球囊扩张使 CP 支架直径再次扩大。

6.4　神经及心理疾病继发的高血压

6.4.1　颅内压增高与高血压

颅内压是指颅腔内容物对颅腔内壁的压力，正常成人在身体松弛状态下侧卧时的腰穿或平卧时测脑室内的压力为 80 ～ 180 mmHg。平卧时成人颅内压持续 > 200 mmHg，即为颅内高压。颅脑损伤、肿瘤、血管病、脑积水、炎症等多种疾病可通过颅内压增高进而导致高血压的发生，特发性颅内压增高症是指颅内压持续 > 200 mmHg，但影像学检查无颅内占位性病变，脑脊液检查除压力增高外无其他异常，病情发展缓慢且能自行缓解的颅内压增高综合征。

6.4.1.1 诊断

在符合高血压诊断标准的基础上，排除其他系统疾病所致的高血压，根据病史、高血压的发病特点及头痛、呕吐及视盘水肿等典型表现，临床诊断颅内压增高所致的高血压并不难。

（1）符合高血压诊断标准，排除其他系统疾病所致的高血压。

（2）头痛、呕吐和视盘水肿为临床三主征，提示颅内高压。当临床表现不典型时，首先应除外非颅内高压性的各种疾病。难以确定诊断时，腰椎穿刺或颅内压监测脑脊液压力持续 > 200 mmHg 即可诊断为颅内压增高，对不典型病例最好具有两次以上腰穿测压的结果。若在颅内压增高的基础上出现了血压升高、脉搏变缓、呼吸缓慢，则考虑诊断 Cushing 反应，提示颅内压很高，颅内病变已波及后颅窝，多见于急性颅脑损伤或急性颅内压增高患者。

（3）确定颅内高压的原因、是否有脑疝发生。一旦确定有颅内高压，寻找颅内高压的原因至关重要。依据颅内高压发生的缓急，区分颅内高压的类型有助于确定病因，但颅内高压类型的区分是相对的。颅脑 CT 和磁共振（MRI）检查对确定颅内高压患者的病变部位、性质和严重程度、有无脑疝形成及何种脑疝具有重要意义，因此，有条件者应优先选择颅脑 CT 或 MRI 检查。慢性颅内高压患者头颅正、侧位 X 线平片可见脑回压迹增多，蝶鞍扩大，前后床突骨质吸收或破坏，儿童可见骨缝分离，但一般不单独使用 X 线平片诊断颅内高压。数字剪影血管造影（DSA）对脑血管病有重要的诊断价值。腰穿脑脊液检查也有助于病因诊断，但中重度颅高压患者行腰穿易诱发脑疝。如果患者出现临床症状加重、瞳孔大小发生变化，常提示脑疝的发生及进展。

（4）综合分析颅内压增高与高血压的关系。结合既往史、病史、体征、辅助检查等综合分析患者颅高压与高血压发病之间是否存在时间先后、因果相关。

6.4.1.2 治疗

颅内原发疾病的治疗是解除颅内高压所致高血压的根本，降颅压治疗是降低颅内高压所致高血压的直接手段。多数情况下随着颅内压的降低，血压恢复或接近正常，所以对血压的调控应持谨慎态度。

具体措施如下：

（1）一般治疗。卧床休息、床头抬高 15° ~ 30°；保持大便通畅；严密观察生命体征、瞳孔的变化；处理各种并发症，如躁动、焦虑、抽搐及呼吸循环功能障碍、肾衰竭和水电解质紊乱等。

（2）颅高压非手术治疗。常用药物有甘露醇、髓袢利尿药、甘油果糖、乙酰苯胺、人血白蛋白、糖皮质激素等，其他如亚低温冬眠疗法、巴比妥治疗、高渗盐水治疗等仅适用于常规治疗方法无效的情况下或神经外科手术过程中可考虑使用。

（3）颅高压的手术治疗。①减少脑脊液。可使用脑脊液外引流、脑脊液分流术，如侧脑室—枕大池分流术、侧脑室右心房反流术、侧脑室—腹腔引流术、腰椎蛛网膜下隙—腹腔分流术等。目前临床最常用的是侧脑室—腹腔引流术。②颅高压的病因治疗。颅内占位病变，如肿瘤、脑脓肿等疾病应手术切除，若不能切除可考虑行脑室引流或颅骨切开去骨瓣减压。③去大骨瓣减压术。其能使脑组织向减压窗方向膨出，以减轻颅内高压对脑干和下丘脑等重要脑结构的压迫，但越来越多的临床实践证明，去大骨瓣减压术没有降低重型颅脑损伤患者的死残率。

（4）调控血压。血压、颅内压与脑灌注压三者间有密切的相关性。调控血压的目的在于颅内压增高的情况下合理维持脑灌注压。当脑灌注压 > 120 mmHg、颅内压 > 20 mmHg 时，推荐短效降压药，通过降低血压使脑灌注压维持在 120mmHg 以下；应避免使脑灌注压 < 70 mmHg，因为此时易引起脑缺氧、反射性脑血管扩张。慢性颅内压增高伴高血压的患者阈值更高。拉贝洛尔和尼卡地平是颅内高压患者常用的两种降压药物。硝普钠可诱导脑血管扩张而进一步升高颅内压，应慎用。

6.4.2　自主神经功能障碍与高血压

自主神经系统具有调节心肌、平滑肌和腺体活动的功能。血管运动中枢位于脑干，它通过胸腰段交感神经元及第Ⅸ、Ⅹ对颅神经（副交感神经）对主动脉弓、窦房结、颈动脉压力感受器的控制，调节和维持交感神经和副交感神经的相对平衡，从而保持心血管系统的稳定性。因此，凡累及自主神经系统的病变大多可引起血压的变化。

6.4.2.1　自主神经反射不良

自主神经反射不良（autonomic dysreflexia，AD）或称为自主神经反射亢进（autonomic hyperreflexia），是指脊髓 T6 或以上平面的脊髓损伤（spinal cord injury，SCI）导致的以血压阵发性骤然升高为特征的一组临床综合征。AD 是 SCI 后一种威胁患者生命的严重并发症，需紧急处理。

（1）诊断标准。AD 的诊断标准尚存争议，目前应用较为普遍的标准如下：
①收缩压或舒张压上升大于基线水平的 20%。
②至少伴有出汗、寒战、头痛、面部充血、发冷这五种症状当中的一种。
（2）治疗。AD 的发生一般均有明确的诱发因素，去除诱因可有效地预防 AD 的发生。AD 可引起急性血管事件，故治疗必须及时有效。
① AD 发作时将患者直位坐起，使血压降低，防止血压继续上升。

②依照诱发因素迅速检查一切可能引起自主神经反射不良的原因，若发现膀胱涨满，应立即导尿或疏通；若为粪便嵌塞，立即进行直肠排空。

③每隔 2 ~ 5 min 测一次血压和脉搏，如果经上述处理患者血压在 1min 后仍不下降，或未能发现诱发因素，在监测血压的情况下应予以降压药物干预。首选钙阻断药（如硝苯地平舌下含服）治疗。

④对非手术治疗无效的极少数患者，可选用交感神经节切除、骶神经根切断、后根神经节切除等手术治疗。

6.4.2.2 致死性家族性失眠症

致死性家族性失眠症（fatal familial insomnia，FFI）是一种常染色体显性的遗传性朊蛋白疾病。FFI 由于自主神经功能失调可表现出高血压征象，同时可因严重睡眠障碍导致血压昼夜节律异常。

（1）临床表现

FFI 的主要临床表现包括顽固性失眠、随意运动障碍、认知功能障碍、自主神经功能障碍，晚期呈缄默、极度消瘦和衰竭，甚至昏迷状态。自主神经功能紊乱是 FFI 早期表现之一，包括发热、多汗、流泪、流涎、高血压和心动过速等症状。FFI 患者内分泌功能紊乱，引起皮质醇和儿茶酚胺水平增高也可导致高血压。

（2）诊断标准

①可能的 FFI 诊断标准。躯体睡眠相关障碍（A 组症状）+ 一项或两项其他核心特征（B/C 组症状）。躯体相关睡眠障碍：失眠、深睡眠丧失、片段睡眠及 REM 睡眠减少或丧失、喉部喘鸣、睡眠呼吸紊乱，以及不自主运动。快速进展性痴呆：伴有或不伴有共济失调、锥体束征或锥体外系症状 / 体征及精神症状。进展性交感神经性症状：高血压、出汗、心动过速、呼吸不规律。

②很可能的 FFI 诊断标准。如果以下提示性特征中出现一项或多项且出现以上两项或以上核心特征，则可诊断为很可能的 FFI。这些提示性特征包括快速进展性痴呆及失眠的阳性家族史；躯体性失眠，睡眠相关呼吸困难，喉喘鸣及由多导睡眠图证实的不自主运动；SPECT 或 PET 成像显示丘脑葡萄糖摄取减低。

③确诊的 FFI 诊断标准。如果朊蛋白基因（PRNP）检测结果为阳性，则可确诊 FFI。PRNP 检测结果显示 D178N 基因突变，且伴有 129 密码子蛋氨酸多态性。确诊 FFI 的患者若出现血压升高，应该进行自主神经功能的相关检查并进行血压监测与控制。

（3）治疗

本病死亡率 100%。针对血压的控制，由于目前尚无大规模临床研究证据，仍采用对症处理。

6.4.3　心理障碍与高血压

心理障碍继发的高血压在临床中很常见，以前因为认识不足，故诊断的病例数较少。随着生物—心理—社会医学模式的发展，人们逐渐认识到血压的升高及波动与情绪、心理密切相关。除躯体本身因素外，长期的压抑心理、急剧而强烈的精神创伤也是高血压重要的致病因素。研究证实，抑郁和焦虑等负性情绪不仅是高血压发生、发展的重要因素，还影响了高血压的转归、预后和药物疗效。对高血压合并焦虑、抑郁等心理障碍应予以重视，及早发现、及早治疗，对于进一步提高高血压的防治水平、改善预后具有重要意义。

6.4.3.1　诊断

当患者明确有高血压时应逐一排查造成高血压的病因，在诊断思路上应考虑到心理障碍继发高血压的可能性。典型心理障碍主要应根据病史、临床症状、病程及体格检查和实验室检查做出诊断，一般不困难。

（1）DSM-5 诊断标准

①广泛性焦虑。在至少 6 个月的多数日子里，对于诸多事件或活动（如工作或学校表现）表现出过分的焦虑和担心（焦虑性期待）；个体难以控制这种担心；这种焦虑和担心与下列六种症状中至少三种有关（在过去 6 个月中，至少一些症状在多数日子里存在）；这种焦虑、担心或躯体症状引起有临床意义的痛苦，或导致社交、职业及其他重要功能方面的损害。

②抑郁症。在同一个 2 周时期内，出现与以往功能不同的明显改变，表现为下列五项以上，其中至少一项是心境抑郁或丧失兴趣或乐趣（注：每天大多数时间存在心境抑郁，明显丧失兴趣或乐趣，显著的体重下降或增加，失眠或嗜睡，精神躁动或迟滞，虚弱或精力不足，感觉没有价值或过度自责，思考能力减弱，反复想到死亡）。这些症状产生了临床上明显的痛苦烦恼，或在社交、职业及其他重要方面的功能缺损。这些症状并非由于某种物质或由于一般躯体性疾病所导致的生理效应，此抑郁发作不能归于分裂情感性障碍、精神分裂症、精神分裂障碍、妄想性精神障碍，或者其他注明的或未注明的精神分裂症谱系及其他精神病性障碍。

（2）诊断流程

在血压符合高血压诊断标准的前提下应合并明显的躯体症状，如心慌、心悸、胸闷、出汗、头晕、全身麻木、乏力等，同时躯体症状的出现与心理社会因素有较明确的时间关系。

①病史采集。应重视患者病史的询问，尤其是看似与病情毫无关联的情绪与心情方面的病史，有时患者认为与病情无关不会主动诉说这方面的情况，问诊应掌握技巧性，有时患者会回避或隐瞒隐私的问题。采集病史后分析患者心理社会方面的有关资料，如个体心理发展情况、个性行为特点、社会生活事件及人际关系状况、家庭或者社会支持资源、个

体的认知评价模式等资料，分析这些心理社会因素与心身疾病发生与发展的相互关系。

②体格检查。与临床各科体格检查相同，但要注意体格检查时患者的心理行为反应方式，有时可以观察患者对待体检和治疗的特殊反应方式，恰当地判断患者心理素质上的某些特点，如是否过分敏感、拘谨等，以及不遵守医嘱或强烈的情绪反应。

③心理行为检查。对于可能存在精神心理相关因素的患者，应结合病史材料，采用晤谈、行为观察、心理测量或必要的心理生物学检查方法。所选取的心理测验着重于患者情绪障碍，常用的测验包括 SDS 和 SAS，还可以采用适当手段评估心理应激源、应对能力、社会支持等。评估结果有助于对患者进行较系统的医学心理学检查，确定心理社会因素的性质、内容，评估它们在疾病发生、发展、好转和恶化中的作用。

④综合分析。根据以上程序中收集的材料，结合心身疾病的基本理论，对是否存在精神心理因素的影响、影响程度的大小、由哪些心理社会因素起主要作用、可能的作用机制等问题做出恰当的估计。

6.4.3.2 治疗

心理障碍继发的高血压单独依靠降压药物不能将患者的血压控制于目标水平，必须结合抗焦虑抑郁药物或心理治疗，才能有效地控制患者的血压和一系列躯体化症状。

（1）抗焦虑抑郁症药物的选择。对于抑郁症的患者，临床中主要依靠抗抑郁药，能有效解除抑郁心境及伴随的焦虑、紧张和躯体症状，有效率为 60% ~ 80%。常见的抗抑郁药物包括选择性 5-HT 再摄取抑制药（SSRIs）、去甲肾上腺素（NE）与 5-HT 双重摄取抑制药（SNRIs）、三环类及四环类抗抑郁药及单胺氧化酶抑制药（MAOID）。虽然抗抑郁药的维持用药在一定程度上预防抑郁症的复发，但不能防止转向躁狂发作，甚至可能促发躁狂的发作，当使用抗抑郁药物出现躁狂发作时即应按照双相障碍治疗。对焦虑程度严重者可积极给予药物治疗，包括苯二氮䓬类（BZ）、SSRI、SNRI 及三环类抗抑郁药物等，对改善焦虑、降低血压均有效。注意部分抗抑郁药物（如文拉法辛）的不良反应可使血压升高，如无特殊适应证或已有血压高迹象时应慎用。

（2）降压药物的选择。当前应用广泛的五大类降压药物，除 β 肾上腺素能受体阻滞药外，均可安全地应用于抑郁症导致的高血压。焦虑症导致的高血压应用常规降压药治疗效果差，内科医师在遇到对多种降压药物依从性差的患者时应该认识到患者的心理方面的因素，积极抗焦虑治疗，可配合 β 受体阻断药如美托洛尔片，对于减轻焦虑症患者自主神经功能亢进所致的躯体症状（如心悸、心动过速、震颤、多汗、气促等）有较好疗效。

（3）心理干预。对有明显心理社会因素作用的焦虑抑郁症患者，在药物治疗的同时常需合并心理治疗，如心理疏导、松弛训练、生物反馈治疗去转移或者化解精神压力。

总之，注意重视高血压患者伴发的心理问题，在药物治疗的同时积极进行心理干预，使患者消除负面心理、提高治疗依从性，从而达到有效治疗、促进康复、提高生活质量的目的。

6.5 甲状腺及甲状旁腺疾病继发的高血压

6.5.1 甲状腺疾病继发的高血压

6.5.1.1 甲状腺功能亢进症继发的高血压

（1）诊断

典型的甲状腺功能亢进症有高代谢症状、甲状腺肿大、眼病等症状。实验室检查需测定甲状腺功能血清总甲状腺素（TT4）和总三碘甲状腺原氨酸（TT3）升高或仅有 TT3 升高，游离三碘甲状腺原氨酸（FT3）升高和血清游离甲状腺素（FT3）正常或 FT3 升高，血清促甲状腺激素（TSH）多是降低的，促甲状腺激素释放激素（TRH）兴奋试验无反应、T4抑制试验不被抑制、甲状腺摄碘率增加且高峰前移。此外，甲状腺 B 超、甲状腺同位素扫描可确定甲状腺的位置、外形、大小及有无结节。穿刺细胞学检查可以明确病理类型。此外，可测定甲状腺球蛋白抗体（TGAb）、抗甲状腺过氧化物酶抗体（TPOAb）和促甲状腺激素受体抗体（TRAb）。

（2）治疗

①甲亢的治疗。目的在于降低血中甲状腺激素的浓度，重新建立机体正常的代谢状态。目前有三种治疗方法，抗甲状腺药物（ATD）、同位素 131I 治疗和手术治疗。ATD 的作用是抑制甲状腺合成甲状腺激素，131I 和手术治疗则是通过破坏甲状腺组织、减少甲状腺激素的产生来达到治疗目的。一旦甲亢诊断确立，医师应当和患者就治疗选择进行讨论，内容包括治疗方法的易行性、可能获益、疾病恢复的速度、方法存在的缺点及可能的不良反应、治疗的费用等。医师的临床判断和患者的个人偏好均可能影响治疗策略的选择。

ATD 治疗目前在国内应用最为广泛，2016 版美国甲状腺协会《甲状腺功能亢进症和其他原因所致甲状腺毒症诊治指南》仍推荐首选甲巯咪唑而非丙硫氧嘧啶，但以下情况例外：妊娠早期（前 3 个月），甲状腺危象，患者对甲巯咪唑反应差但拒绝同位素 I 治疗或外科手术。从临床评估角度更合适 ATD 治疗的情况如下：甲亢缓解可能性较大（尤其是病情较轻的女性患者、甲状腺体积较小和 TRAb 阴性或低滴度）；妊娠妇女；老年患者因并发症致手术风险增加或预期寿命有限；居住在养老院或其他卫生机构的预期寿命有限且不能遵循放射安全规则的患者；既往经历颈部手术或外照射治疗者；无法行甲状腺大部分切除术者；中到重度活动性 Graves 眼病者；需要更快控制病情者。从患者偏好角度，当其更看重药物可能有效缓解 Graves 眼病且能够避免终身 T4 替代治疗，以及避免手术和辐射暴露风险的特点时，可能更适合 ATD 治疗。

药物治疗的优点在于剂量调整方便，治疗后甲减发生率低；缺点为疗程较长，停药后复发率高，有时可发生较严重的药物不良反应。同位素 131I 治疗在西方国家已成为治疗甲亢的主要方法，此方法是一种不开刀的手术，简单、安全、疗效好、复发率低，但易引发甲减。手术治疗治愈率高，但有一定的风险和手术并发症。

②甲亢继发高血压的治疗。首选 β 受体阻滞药，不仅降压效果佳，而且可使心率减慢，甲亢症状改善。若患者血压较高，可加用钙通道阻滞药、血管紧张素抑制药（ACEI）或血管紧张素受体拮抗药（ARB）以有效地控制血压。

6.5.1.2　甲状腺功能减退症继发的高血压

（1）诊断

临床有甲状腺功能减退症的典型表现，结合实验室检查可诊断。但部分患者仅表现为高血压，通过甲状腺功能检查才发现病因。对于舒张性高血压，尤其是老年人舒张性高血压，要注意检查甲状腺功能。TSH 升高，TT3、TT4、FT3、FT4、RT3 均下降，甲状腺摄 131I 率降低。原发性甲减 TSH 兴奋试验甲状腺摄 131I 率不升高，TRH 兴奋试验 TSH 在原已增加的基础上进一步升高；垂体性甲状腺功能减退症 TSH 兴奋试验甲状腺摄 131I 率明显升高，TRH 兴奋试验无反应；下丘脑性甲状腺功能减退症 TSH 兴奋试验甲状腺摄 131I 率明显升高，TRH 兴奋试验 TSH 延迟升高。自身免疫有关的甲状腺功能减退症可测定 TGAb、TPOAb 和 TRAb。

（2）治疗

①甲状腺功能减退症的治疗。无论其原因如何，在针对病因治疗的同时需要应用甲状腺激素终身替代治疗。治疗目标是将血清 TSH 和甲状腺激素水平恢复到正常范围内，年轻或病情较轻的甲状腺功能减退症患者可以直接服用足量甲状腺激素，但是对于老年或重症或有心脏疾患的甲状腺功能减退症患者，剂量宜从小剂量开始逐渐增加剂量，如果患者有心悸或心前区疼痛，剂量可以减少或者同时添加 β 受体阻滞药。

甲状腺激素替代治疗一般用左甲状腺素（L-T4），其半衰期约 7 d，作用较慢且持久，是目前治疗甲状腺功能减退症较理想的制剂。一般先从每日 25 ~ 50 μg 开始服用，以后根据具体病情调整药量，一般用量在每日 50 ~ 150 μg，治疗后使血 T4 及 TSH 恢复正常。对已有心脏病的老年患者，可从小剂量开始服用。干甲状腺片是由家畜甲状腺的干燥粉末加工而成，其中含有的 T4 为 T3 的 2.5 倍（猪）或 4 倍（牛），优点是价格低廉、供应量足；缺点是需先水解，且 T4 偏少、T3 偏多，常导致高 T3 血症。初始剂量从每日 10 ~ 20 mg 开始，以后每隔 1 ~ 2 周逐渐增加药量，1 ~ 2 个月或更长时间增加至每日 60 ~ 120 mg。L 型三碘甲腺原氨酸（甲碘胺）作用较快，且药效维持时间较短，适用于黏液性水肿昏迷患者的抢救。有些患者药量过大时可产生甲状腺功能亢进的表现，应及时减量，在应激、气候寒冷时应适当增加药量，在妊娠期也不可盲目停药。

②甲状腺功能减退症继发高血压的治疗。甲状腺功能减退症继发高血压经过甲状腺激素治疗后多数自行缓解，并不需要特殊处理。如甲状腺功能减退症治愈后血压仍高，提示甲状腺功能减退症导致大动脉僵硬度增加，合并存在原发性高血压，可给予抗高血压药物治疗。有报道显示，对此类患者积极应用钙通道阻滞药可逆转主动脉的僵硬度，从而使血压得到控制。

6.5.2　甲状旁腺功能亢进症继发的高血压

甲状旁腺功能亢进症是由于甲状旁腺本身或其他病变（如肾功能不全、骨质软化症、小肠吸收不良等疾病）导致甲状旁腺激素（parathyroidhormone，PTH）合成、分泌过多而引起的钙、磷和骨代谢紊乱的一种全身性疾病，临床上表现为骨吸收增加的骨骼病变、肾石病、高钙血症和低磷血症等。有研究表明，高血压时甲状旁腺功能处于活跃状态，血中PTH 水平较正常人增高一倍多。高血压与交感神经活性增强和（或）甲状旁腺功能自发性增强有关。

6.5.2.1　甲状旁腺功能亢进症继发高血压的诊断

根据病史、骨骼病变、泌尿系统结石和高血钙的临床表现，以及高钙血症和高 PTH 血症并存可做出定性诊断（血钙正常的原发性甲状旁腺功能亢进症例外）。此外，血碱性磷酸酶水平升高，低磷血症的尿钙和尿磷排出增多，X 线影像的特异性改变等均支持原发性甲状旁腺功能亢进症的诊断。定性诊断明确后，可通过超声、放射性核素扫描等有关定位检查了解甲状旁腺病变的部位完成定位诊断。

6.5.2.2　甲状旁腺功能亢进症继发高血压的治疗

（1）甲状旁腺功能亢进症的治疗。其包括一般治疗、病因治疗、药物治疗、血液净化治疗、手术治疗等。

手术是原发性甲状旁腺功能亢进症的首选治疗方法。手术治疗主要有三种术式：甲状旁腺次全切除术、甲状旁腺全切除与甲状旁腺自体移植术和甲状旁腺全切除术。手术指征包括：①有症状的 PHPT 患者。②无症状的 PHPT 患者合并以下任一情况：高钙血症，血钙高于正常上限 0.25 mmol/L（1 mg/dl）；肾损害，肌酐清除率＜ 60 ml/min；任何部位骨密度值低于峰值骨量 2.5 个标准差（T 值＜ –2.5），和（或）出现脆性骨折；年龄＜ 50 岁；患者不能接受常规随访。③无手术禁忌证，病变定位明确者。

原发性甲状旁腺功能亢进症患者如出现严重高钙血症甚至高钙危象时需及时处理，对于不能手术或拒绝手术的患者可考虑药物治疗及长期随访。治疗高钙血症最根本的办法是去除病因，即行病变甲状旁腺切除术。由于高钙血症造成的各系统功能紊乱会影响病因治疗，严重时高钙危象可危及生命，短期治疗通常能有效地缓解急性症状、避免高钙危象造成的死亡，争取时间确定和去除病因。对高钙血症的治疗取决于血钙水平和临床症状，通常对轻度高钙血症患者和无临床症状的患者，暂无须特殊处理；对出现症状和体征的中度高钙血症患者，需积极治疗。当血钙 > 3.5 mmol/L 时无论有无临床症状，均须立即采取有效措施降低血钙水平。治疗原则包括扩容、促进尿钙排泄、抑制骨吸收（双膦酸盐、降钙素）等。长期治疗：对不能手术或不接受手术的 PHPT 患者的治疗旨在控制高钙血症、减少甲状旁腺功能亢进症的相关并发症，应适当多饮水，避免高钙饮食，尽量避免使用锂剂、噻嗪类利尿药。药物治疗适用于不能手术治疗、无症状 PHPT 患者，包括双膦酸盐、雌激素替代治疗（HRT）、选择性雌激素受体调节药（SERM）及拟钙化合物。

而继发性甲状旁腺功能亢进症治疗主要是针对原发病治疗，甲状旁腺切除术通常是药物治疗失败后最后的治疗策略。目前 SHPT 药物治疗主要包括三个方面：①饮食限制磷摄入，使用磷酸盐结合剂；②使用维生素 D 及其类似物抑制 PTH 产生；③钙敏感受体调节药激活细胞外钙敏感受体，抑制 PTH 分泌。

（2）甲状旁腺功能亢进症继发高血压的治疗。无论原发性还是继发性甲状旁腺功能亢进症，患者血压均较顽固，一般需要不同作用机制的多种降压药物联合应用，才能有效地控制血压。

6.6 睡眠呼吸疾病继发的高血压

睡眠呼吸疾病是一组以睡眠中呼吸异常为主要表现的疾病，可伴有或不伴有日间呼吸功能障碍。睡眠呼吸疾病主要包括单纯打鼾、睡眠呼吸暂停、睡眠低通气、肺泡低通气、睡眠相关性低氧血症及其他。阻塞性睡眠呼吸暂停低通气综合征（obstructive sleep apnea/hypopnea syndrome，OSAHS）最为常见，并多伴有高血压，而难治性高血压（resistant hypertension，RH）中 OSAHS 是导致血压升高的一个重要原因。

6.6.1 诊断流程

6.6.1.1 OSAHS 的诊断

（1）睡眠监测。①整夜多导睡眠（polysomnography，PSG）监测是诊断 OSAHS 的"金标准"，包括双导联脑电图、双导联眼动图、下颌肌电图、心电图、口鼻呼吸气流、胸腹呼吸运动、血氧饱和度、体位、鼾声及胫前肌电图等。正规监测一般需整夜 ≥ 7 h 的睡眠。②夜间分段 PSG 监测指在同一晚上的前 2 ~ 4 h 进行 PSG 监测，之后进行 ≥ 3 h 的持续气道正压压力调定，其优点是可减少检查和治疗费用。③午后短暂睡眠的 PSG 监测适合白天嗜睡明显的患者，需要保证有 2 ~ 4h 的睡眠时间（包括快动眼和非快动眼睡眠相），因此存在一定的失败率和假阴性结果。④缺少 PSG 监测条件时可以使用便携式睡眠监测仪，包含部分指标如单纯 SpO2、口鼻气流 +SpO2、口鼻气流 + 鼾声 +SpO2+ 胸腹运动等。其优点是便于实施，缺点是诊断有局限性、容易漏诊。

（2）睡眠评估。打鼾程度及白天嗜睡程度问卷。检测红细胞计数、血细胞比容、平均红细胞体积、平均红细胞血红蛋白浓度、动脉血气分析、血液流变学、空腹血脂、血糖、X 线胸片、X 线头影测量（确定上气道阻塞平面）、心电图、心脏超声等。

（3）OSA 的诊断流程，如图 6-4 所示。

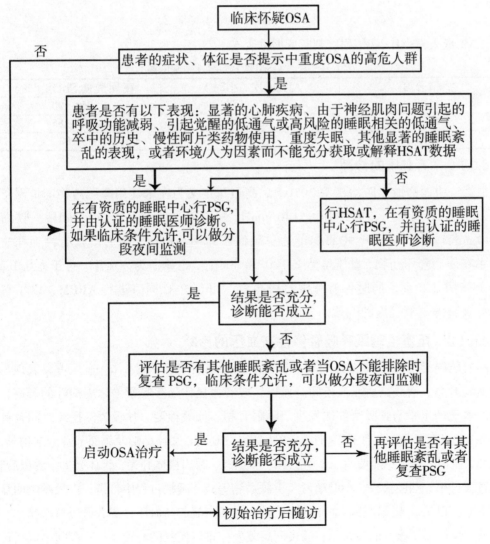

图 6-4　OSA 的诊断流程图

（4）OSAHS 的诊断流程，如图 6-5 所示。

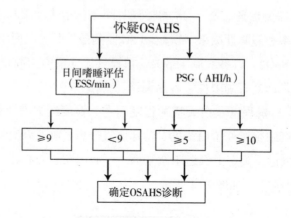

图 6-5　OSAHS 的诊断流程

（5）成人 OSAHS 病情程度判断依据见表 6-1。

表 6-1　成人 OSAHS 病情程度判断依据

病情分度	AHI（次 / 小时）	夜间最低 SpO2（%）
轻度	5 ~ 15	85 ~ 90
中度	15 ~ 30	80 ~ 85
重度	> 30	< 80

6.6.1.2　高血压的诊断

根据《中国高血压防治指南 2010》，高血压定义为在未使用降压药物的情况下，非同日 3 次测量血压，收缩压 ≥ 140 mmHg 和（或）舒张压 ≥ 90 mmHg。收缩压 ≥ 140 mmHg 和舒张压 < 90 mmHg 为单纯性收缩期高血压。患者既往有高血压史，目前正在使用降压药物，血压虽然 < 140/90 mmHg，也诊断为高血压。对于血压升高、血压节律明显紊乱，同时伴有睡眠打鼾患者，可与 PSG 同时进行 ABPM，以了解血压随呼吸暂停缺氧程度的变化。

6.6.1.3　阻塞性睡眠呼吸暂停性高血压的诊断

高血压同时合并有 OSAHS 时可以做出诊断，诊断流程见图 6-6。血压可以表现为持续的血压升高、清晨高血压或夜间高血压，或者血压伴随呼吸暂停呈周期性的升高，或睡眠时血压的水平与呼吸暂停的发生、睡眠时相、低氧程度、呼吸暂停持续时间及针对 OSAHS 的治疗效果有明显的相关性。危险因素：①肥胖；②伴鼻咽及颌面部解剖结构异常，如肥胖、颈粗短、鼻中隔偏曲、鼻甲肥大、鼻息肉、腭扁桃体肿大、舌体肥大、舌根后坠、腭垂过长过粗、咽腔狭窄、小颌畸形及下颌后缩等；③睡眠过程中打鼾，白天嗜睡明显，晨起头痛、口干；④顽固性高血压或隐匿性高血压，晨起高血压，或者血压节律呈"非构形"或"反构形"改变的高血压；⑤夜间反复发作难以控制的心绞痛；⑥夜间难以纠正的心律失常；⑦顽固性充血性心力衰竭；⑧顽固性难治性糖尿病及胰岛素抵抗；⑨不明原因的肺动脉高压；⑩不明原因的夜间憋醒或夜间发作性疾病。

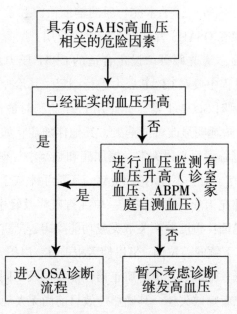

图 6-6　OSAHS 相关的高血压诊断流程

6.6.2　治疗

6.6.2.1　OSAHS 的治疗

（1）改善生活方式治疗。减肥、有氧运动、白天避免过于劳累、戒除烟酒、禁服镇静药，给予睡眠指导，如抬高床头、侧位睡眠等可以改善夜间呼吸暂停的情况。

（2）病因治疗。纠正引起 OSAHS 或使之加重的基础疾病，如应用甲状腺素治疗甲状腺功能减低等。

（3）持续气道正压通气（continuous positive airway pressure，CPAP）。治疗 OSA 可以有效改善睡眠结构，降低呼吸暂停和低通气的次数，有效消除低氧血症和高碳酸血症，提高血氧饱和度，降低交感神经兴奋性，降低患者的收缩压及舒张压，有效地降低血压水平。中、重度 OSA 患者效果更加明显。临床观察发现以 CPAP 治疗 OSAHS 后，多数患者夜间血压下降并恢复为正常的"构形"，日间血压可下降至正常，顽固性高血压患者对治疗的反应较好。OSAHS 患者经 CPAP 治疗后血脂、血糖、血同型半胱氨酸均明显降低，这对降低心脑血管并发症具有显著意义。

无创气道正压通气包括普通及智能型 CPAP 通气和双水平气道正压通气（BiPAP），以 CPAP 最为常用，有 CO_2 潴留明显者、COPD 者建议使用 BiPAP 通气。患者睡眠时佩戴一个与呼吸机相连的鼻面罩，由呼吸机产生的强制气流增加上呼吸道内压力，使上气道始终保持开放。CPAP 的适应证包括以下内容：①中、重度 OSAHS（AHI > 15 / h）；②轻度 OSAHS（AHI5～15/h），但症状明显（如白天嗜睡、认知障碍、抑郁等），合并或并发心脑血管疾病和糖尿病等；③手术前、后的辅助治疗和手术失败者的非手术治疗；④口腔矫正器治疗后仍存在 OSAHS 者。以下情况应慎用：脑脊液鼻漏、肺大疱、气胸、昏迷、严重循环血量不足、青光眼等。设定合适的 CPAP 压力水平是保证疗效的关键，因此在给予 CPAP 治疗过程中要对 CPAP 压力进行调定。其治疗疗效体现在睡眠期鼾声和憋气消退、无间歇性缺氧时 SpO2 正常，如应用 PSG 监测时最佳效果要求 AH1 < 5/h，最低 SpO2 > 90%；白天嗜睡明显改善或消失，其他伴随症状如抑郁症显著好转或消失，相关并发症如高血压、冠心病、心律失常、糖尿病和脑卒中等得到改善。

（4）口腔矫正器治疗。对于不能耐受 CPAP、不能手术或手术效果不佳者可以试用，也可作为 CPAP 治疗的补充治疗。①适应证：单纯打鼾症及轻中度的 OSAHS 患者，特别是有下颌后缩者；②禁忌证：重度颞颌关节炎或功能障碍，严重牙周病、严重牙列缺失者不宜使用。口内矫形器将下颌向前拉伸，借以使舌根前移，以扩大舌根后气道、改善睡眠；③优点：无创伤、价格低；④缺点：由于矫正器性能不同及不同患者的耐受情况不同，效果也不尽相同，对重度患者疗效欠佳。其确切疗效目前尚无大规模临床研究报道。

（5）手术治疗。中、重度 OSAHS 患者可行外科手术治疗，包括腭垂咽成形术及改良术，腭咽成形术，颊成形术及上、下颌骨前移术及颌面部前加舌骨肌切断悬吊术。适应证：仅适合于手术确实可以解除上气道阻塞的患者，仅适合于上气道口咽部阻塞并且 AHI < 20/h 者，肥胖者及 AHI > 20/h 者不适用。某些非肥胖而口咽部阻塞明显的重度 OSAHS 患者，可以应用 CPAP 治疗 1～2 个月在其夜间呼吸暂停及低氧已基本纠正情况下试行腭咽成形术手术治疗。术前和术中严密监测，术后必须定期随访，如手术失败应使用 CPAP 治疗。

6.6.2.2　高血压的治疗

（1）药物治疗。OSAHS 患者的高血压药物治疗是有效的，强效的降压和容量控制可以改善 OSAHS。除降低血压水平以外，改善血压异常的昼夜节律也是降压的目标之一。降压药物的选择以针对 OSAHS 产生高血压机制为主的原则，如抑制高交感神经的激活或使 RAAS 系统活性增强的药物。血管紧张素转换酶抑制药（angiotensin converting enzyme inhibitors，ACEI）能明显降低 OSAHS 患者 24 h 的收缩压和舒张压，纠正患者血压昼夜节律紊乱，对睡眠各阶段均有降压作用。此类药物对 AHI 的影响结论有差异，一些研究证实其可以降低 AHI。西拉普利的研究表明可以降低睡眠时血压而不加重 AHI，但也有研究显示 ACEI 由于增加咳嗽和鼻炎而使得 AHI 指数增加。

推荐使用的药物。RAAS 系统阻断类降压药物（ACEI 和（或）angiotensin receptor antagonists，ARB)研究提示，缬沙坦、氯沙坦与氢氯噻嗪的复合制剂海捷亚能有效地降低夜间高血压（尤其是呼吸暂停后血压的升高），同时减少呼吸睡眠紊乱指数，降低迷走神经和交感神经张力。钙阻滞药（calcium channel blockers，CCB）虽有一定的治疗作用，但对 REM 期的血压无明显降低作用。

不推荐使用的药物。β 受体阻断药可使支气管收缩而增加呼吸道阻力致夜间缺氧更加严重，进一步加重 OSAHS 患者夜间缺氧所致的心动过缓甚至导致心脏停搏；可乐定虽然可以抑制 REM，降低 REM 期的呼吸暂停事件进而减轻夜间低氧血症，但这一类中枢性降压药物可加重睡眠呼吸紊乱，以及其具有的镇静作用可加重 OSAHS。

对于多数 OSAHS 引发的继发性高血压，需要同时应用 CPAP 治疗和药物治疗。给予 CPAP 治疗过程中需密切观察患者的血压变化，对已达到治疗标准的患者应及时减少或停用降压药物，并鼓励患者坚持治疗，增强治疗的依从性。

（2）OSAHS 引起高血压的其他治疗。近年的研究显示对于 OSAHS 继发高血压的患者，个体化治疗方案效果更显著，由于 OSAHS 继发高血压的患者更易患心脑血管疾病、住院率及死亡率更高，阿司匹林等抗血小板药物可显著降低这类心脑血管疾病相关的致死率、致残率，并改善预后。

6.7　医源性及药物继发的高血压

药源性高血压（drug-induced hypertension）也称为医源性高血压，是继发性高血压的病因之一，是指由于药物本身药理和（或）毒理作用或用药方法不当导致的血压升高，致使健康人产生高血压或因联合用药过程中药物之间的相互作用，降低原有降压药物的效果，使血压高的人血压更高，甚至诱发高血压急症。这些药物可能是非处方药、非法药物或处方药，或用于治疗急、慢性疾病的药物。最多见的药物有类固醇、非甾体抗炎药、中枢神经系统药物（酒精、可卡因、安非他酮、西布曲明、止吐药、左旋多巴等），重组人促红细胞生成素、甲状腺激素、雌激素、孕激素、生长激素、抗抑郁药、免疫抑制药、来氟米特、抗血管生成药物、麻黄碱、麻醉药、重金属和毒素、膳食补充剂（人参、天然甘草）等。

6.7.1　药源性高血压的临床诊断

药源性高血压早期症状不易被重视，如不及时控制可能会进展为致命的高血压危象。诊断中询问病史是很关键的，从中获得可能引起药源性高血压的信息，主要包括生活习惯、饮酒和咖啡、西药和中药用药史（激素，甚至是经皮吸收剂型）。既往无高血压的患者出现血压升高，或已有高血压的患者血压显著升高、反跳，甚至出现高血压危象，而血压升高与怀疑药物的使用有时间相关性，停用相关药物后血压恢复正常，再次使用怀疑药物，高血压症状再次出现，且高血压是该药物的已知不良反应，在排除原发性高血压和其他疾病原因后才可诊断为药源性高血压。

临床在使用可能引起药源性高血压的药物时应首先进行风险评估，用药期间密切监测患者的血压变化，尤其是大剂量、长疗程用药时。对高血压患者应慎用这些药物，尤其是3级高血压极高危者，临床医师应避免使用某些药物，以免影响降压疗效和出现高血压危象。在降压治疗疗效不佳时，也应排除上述药物可能产生的不良影响。

临床诊断一般来讲，依据以下几点不难做出药源性高血压的诊断：①血压升至正常值范围 [（120～130）/（80～90）mmHg] 以上；②有头痛、头晕、心悸、失眠、乏力甚至伴有水肿等临床表现；③血压升高和临床症状与所用药物有合理的时间关系；④从该药的药理作用推测有致高血压的可能；⑤国内、外有使用该药或该药与其他药物合用致高血压的报道；⑥撤药后血压恢复至用药前水平，高血压临床症状消失；⑦进行药物激发试验，血压再次升高。当满足以上任意三项或具备⑤、⑦项中任意一项且同时满足其他任意一项时，可以高度怀疑为药源性高血压。

6.7.2　药源性高血压的治疗

一般药源性高血压大多病情较轻，停药后可逆转，偶可出现高血压脑病、脑血管意外和肾功能不全等严重并发症。一旦发生了药源性高血压，最基本的治疗原则为立即停用治病药；根据不同药物所致高血压选用合适的药物进行治疗；如果是由于撤药导致的高血压，则应立即恢复原用抗高血压药物（剂量同前或略高）；对抗高血压药物引起的反常性高血压要仔细查找基础疾病并积极治疗，同时可换用其他抗高血压药物；对有并发症（如脑出血、脑水肿、心力衰竭等）的药源性高血压患者应积极处理并发症。

6.7.3　药源性高血压的预防与监测

预防药源性高血压应该从人与药两个方面入手：

（1）干预不良生活方式，包括增加运动、减轻和控制体重，合理膳食（低钠、高钾、低脂饮食）；戒烟、戒酒或限制饮酒，减轻精神压力、保持心态平衡。

（2）严格控制高危药物的使用品种、给药方式、剂量和疗程。用药前应详细询问并记录患者有无高血压病史及高血压家族史，并同时注意心功能不全、肾功能不全、嗜铬细胞瘤等病史，如存在上述疾病应尽可能避免应用高危药物，可换用同类无此风险的药物治疗。如果必须使用高危药物，应从最小剂量开始逐渐加量，在用药过程中应密切监测血压，必要时合用降压药物（如利尿药、钙通道阻滞药等），并注意患者有无出现相关症状及体征，如头痛、头晕。

（3）合理使用有致药源性高血压倾向的药物，避免两种有致药源性高血压倾向的药物同时用于同一名患者、避免长期大剂量使用有致药源性高血压倾向的药物。

总之，药物在治疗疾病的同时还可能诱发一些疾病的发生，引起药源性疾病。药源性高血压早期症状不易被重视，如不及时控制可能会进展为难治性高血压，甚至引起致命的高血压危象。临床医师应该认识并重视药源性高血压，在使用可能引起药源性高血压的药物时应首先进行风险评估，用药期间密切监测患者的血压变化，尤其是大剂量长疗程用药时。一旦出现相应症状并诊断为药源性高血压，应停用或减少致病药物剂量并给予相应治疗，将药物的不良影响降至最低。

6.8　骨髓增殖性肿瘤继发的高血压

骨髓增殖性肿瘤（myeloproliferative neoplasms，MPNs）是一组造血干细胞的克隆性疾病，因造血干细胞和祖细胞克隆性增殖导致一系或多系血细胞以一种或多种血细胞质、量异常为特点。

6.8.1　诊断流程

MPNs 属少见疾病，继发高血压更是罕见，临床很容易被忽视而漏诊，因此提高对该疾病的认识尤为重要。

6.8.1.1　MPNs 诊断

MPNs 诊断常用实验室检查包括血细胞计数、外周血形态学、骨髓形态学和骨髓活检病理分析，免疫分型，细胞遗传学，基因分析等；血管并发症检查包括血管彩色多普勒超声、心脏彩色多普勒超声、血管造影等。PV、ET、PMF 诊断标准参照表 6-2。

表 6-2　PV、ET、PMF 诊断标准

	PV	ET	PMF
主 要 标 准	男血红蛋白＞16.5g/dl、女血红蛋白＞16.0g/dl，或男红细胞比容＞49%、女红细胞比容＞48%，或红细胞容量（RCM）增多；骨髓活检：按对应年龄，骨髓高度增生，粒系、巨核系、红系显著三系增生（全髓系增生）为主，同时可见多形性成熟巨核细胞；JAK2V617F 基因或 JAK2 外显子 12 突变	血小板计数（PLT）≥450×10⁹/L骨髓活检显示巨核细胞高度增生，胞体大、核过分叶的成熟巨核细胞数量增多，粒系、红系无显著增生或左移，且网状纤维极少轻度（1级）增多；不能满足 BCRABL+ 慢性髓性白血病、真性红细胞增多症（PV）、原发性骨髓纤维化（PMF）、骨髓增生异常综合征和其他髓系肿瘤的 WHO 诊断标准；有 JAK2、CALR 或 MPL 基因突变	有巨核细胞增生和异型巨核细胞，常常伴有 2～3 级网状纤维或胶原纤维化；不能满足 BCR-ABL+ 慢性髓性白血病、真性红细胞增多症（PV）、ET、骨髓增生异常综合征和其他髓系肿瘤的 WHO 诊断标准；有 JAK2、CALR 或 MPL 基因突变，或有其他克隆性标志，或无继发性骨髓纤维化证据

次 要 标 准	血清 EPO 水平低于正常参考值水平	有克隆性标志或无反应性血小板增多的证据	至少存在以下 1 项，连续两次测定确认：贫血（非常见原因）或白细胞增多 ≥ 11×109/L，可触及的脾肿大，血清乳酸脱氢酶水平增高；外周血见幼稚红细胞、幼稚粒细胞
诊 断	要求满足三条主要标准或前两条主要标准与次要标准	满足四条主要标准或前三条主要标准和次要标准	满足所有三条主要标准和至少一条次要标准

6.8.1.2 MPNs 危险分层

根据年龄、既往血栓史、JAK2V617F 突变，PV 分低危（< 60 岁，无血栓史）、高危（> 60 岁、或有血栓史）；ET 分极低危 / 低危（< 60 岁，无血栓史，有 / 或无 JAK2V617F 突变）、中危（> 60 岁，无血栓史及 JAK2V617F 突变）、高危（有血栓史，或 > 60 岁伴有 JAK2V617F 突变）。另外，血小板极度增多时（血小板计数 > 1000×10^9/L），需进行出血风险评估，尤其血小板计数 > 1000×10^9/L 时，过多消耗 vWF，导致获得性的血管性血友病，极易引起出血。

6.8.1.3 MPNs 继发高血压诊断

MPNs 与高血压诊断时间有三种情况：高血压先于 MPNs 诊断、高血压与 MPNs 同时诊断及 MPNs 确诊后诊断。与 MPNs 同时诊断或诊断后发现的高血压一般认为与 MPNs 有关，MPNs 诊断前的高血压是否与 MPNs 有关则需要仔细分析。下列检查有助于分析 MPNs 继发高血压的原因：血管压力测定。血中血管紧张素（AGT）、血管紧张素 I– 转化酶（ACE）、血管紧张素 Ⅱ（Ang Ⅱ）、血管紧张素 Ⅱ 受体（AT2R2，AT2R1）和肾素（REN）、NO 等浓度检测。炎症指标，如 C 反应蛋白 / 红细胞压积 /NO/ 血脂分析 / 同型半胱氨酸等检测。大血管病变及肾血管疾病检查，可进行腹部彩色多普勒超声法、血管造影等技术和尿常规、血肌酐、肾活检、肾超声等检查。

6.8.2 治疗

6.8.2.1 MPNs 治疗原则

MPNs 疾病进展缓慢，PV 和 ET 预后良好，PMF 预后略差。PMF 治疗的主要目标是预防血栓出血并发症，应根据危险分层给予不同治疗。PMF 临床少见，故治疗略。

（1）PV。低危患者采取监测血栓与出血风险、心血管危险因素防治、阿司匹林预防血管并发症（80 ~ 100 mg/d）、放血疗法或红细胞单采术控制红细胞压积（< 45%），高危患者在低危患者治疗措施的基础上加羟基脲或干扰素降细胞治疗。

（2）ET。极低危 / 低危患者采取监测血栓、获得性假性血友病与出血风险，心血管危险因素防治，阿司匹林预防血管并发症（每日 80 ～ 100 mg）或观察。中危患者处理类同低危患者，但必须治疗，不能单纯观察。高危患者上述治疗基础上加羟基脲或干扰素或阿那格雷降细胞治疗。

（3）血小板极度增多。患者最重要、最迫切的治疗措施是降低血小板数以预防和治疗急性出血，推荐首选羟基脲；当伴发严重或危及生命的出血时可以紧急进行血小板单采，迅速降低血小板。血小板计数 > 1500×10^9/L 时，不建议使用阿司匹林抗血小板治疗。

（4）降细胞治疗。高危 ET 和 PV 推荐降细胞治疗，降细胞治疗的首选一线药物是羟基脲，二线药物是干扰素 – γ 和白消安。目前不建议使用芦可替尼或其他JAK2 抑制药治疗，除非有严重和持久瘙痒或明显脾肿大，否则上述药物无效。

6.8.2.2　MPNs 继发高血压的治疗

MPNs 继发高血压的处理，首先排除原发性高血压，然后判断引起高血压的主要机制，根据不同机制给予相应的治疗。

（1）血管阻力增加

放血疗法或红细胞单采术有助于迅速降低 HCT，减轻对血管的压力，控制血压。

（2）ACEl

欧洲移植的最佳实践指南推荐 ACE 抑制药或血管紧张素受体阻断药作为红细胞增多症的一线治疗方法。有研究证实，肾素—血管紧张素系统抑制药（如卡托普利和依那普利）是 MPNs，尤其是 PV 患者最佳的降压药物，控制血压的同时抑制红细胞异常生成，减少降细胞药物的用量，治疗 MPNs 继发高血压安全、有效。

（3）MPNs 相关性主动脉疾病

通常以外科手术治疗为主，根据主动脉病变的不同类型，如主动脉狭窄、主动脉瓣膜病变、主动脉内血栓形成等，结合手术风险，权衡手术获益，综合分析决定手术与否及手术方案。主动脉内血栓形成可行血栓清除术，以缓解靶器官缺血并防治致命血栓栓塞、出血并发症。主动脉狭窄、主动脉瓣膜病变可通过介入或手术或微创，进行瓣膜置换、支架、扩张等治疗。

（4）MPNs 相关性肾病变

①肾血管成形术。对于肾动脉狭窄继发的高血压，推荐支架植入干预治疗，接受血管成形术解除血管狭窄，不仅有助于控制 MPNs 相关肾血管性高血压，同时也可减轻患者的蛋白尿。但对于非肾血管狭窄肾疾病导致的高血压，手术无明显效果，不主张手术治疗。

②MPN 相关肾小球病治疗。羟基脲等药物降低血液黏滞度，改善动脉粥样硬化斑块形成，可在一定程度上降低血压；类固醇激素和 ACEI 类药物等综合治疗，可降低尿蛋白水平、改善氮质血症及高血压；终末期肾病可行血液透析治疗。

（5）降低颅内压

对于 MPNs 伴发脑卒中或颅内窦静脉血栓形成的患者，积极降低颅内压，改善脑部供血、供氧，有助于降低血压。

（6）传统血管危险因素的防治

有研究报道，他汀类降脂药除降低胆固醇外，还具有促细胞凋亡、抗血管生成、抗血栓及抗炎等多种作用；显著抑制 MPNs 恶性细胞增生，与 JAK2 抑制药有协同作用。未来联合应用他汀类药物与 JAK2 抑制药或干扰素/羟基脲等降细胞治疗，在有望控制 MPNs 的同时有效防止血管并发症或高血压的发生。

总之，MPNs 继发高血压的治疗包括 MPNs 原发病、祛除血管狭窄、降低 HCT 等针对高血压诱因、ACEI 类药物降压等多种方案的综合治疗。没有明确诱因的高血压，推荐首选抑制 RAS 通路的降压药物。

参考文献

[1] 毕秀敏.阻塞性睡眠呼吸暂停低通气综合征相关因素研究 [J].中国农村卫生，2017，2（104）：70.

[2] 曹剑.高血压国内外新诊断治疗学 [M].郑州：河南科学技术出版社，2020.

[3] 郭青榜.现代高血压诊疗进展与临床实践（上）[M].长春：吉林科学技术出版社，2016.

[4] 胡大一，徐希平.有效控制"H型"高血压——预防卒中的新思路 [J].中华内科杂志，2008，47（12）：976-977.

[5] 黄蓉.血清中胰岛素抵抗、脂代谢紊乱、Visfatin、RBP4 含量与妊娠期高血压疾病的相关性研究 [D].昆明：昆明医科大学，2019.

[6] 黄振文，张菲斐.高血压 [M].上海：上海交通大学出版社，2010.

[7] 李建平，卢新政，霍勇，等.H 型高血压诊断与治疗专家共识 [J].中国医学前沿杂志（电子版），2016，8（6）：23-28+46.

[8] 李明余.运动训练延缓高血压前期大鼠血压进展与中枢 ACE/ACE2 平衡有关 [D].福州：福建医科大学，2012.

[9] 梁月新.心理护理干预对老年高血压患者焦虑、抑郁的影响 [J].中国老年保健医学，2015，13（1）：133-134.

[10] 吕跃，严苏丽，于秋菊.高血压患者的个性特征测评 [J].中国心理卫生杂志，2000，14（6）：428.

[11] 宋志芳，郑泽琪，吴印生.阻塞性睡眠呼吸暂停对血压、内皮功能及左室质量的影响 [J].高血压杂志，2006，14（3）：185-189.

[12] 孙宁玲，韩建德，赵华，等.A 型行为对原发性高血压患者血浆儿茶酚胺的影响 [J].中国心理卫生杂志，1995，（1）：4-5.

[13] 孙宁玲，秦献辉，李建平，等.依那普利叶酸片固定复方与依那普利和叶酸自由联合在 H 型高血压人群中降低同型半胱氨酸的疗效比较 [J].中国新药杂志，2009，18（7）：1635-1640.

[14] Van Ballooijen AJ，Kestenbaum B，Sachs MC，等.25- 羟维生素 D 和甲状旁腺激素与高血压的相关性 [J].中华高血压杂志，2014（6）：587-588.

[15] 邬甦，聂磊，徐荣，等.老年单纯收缩期高血压患者血清甲状旁腺激素水平及其与血压、大动脉僵硬度的相关性[J].中华高血压杂志，2014（4）：360-364.

[16] 夏雪梅，胡俊锋，黄礼年，等.代谢综合征合并阻塞性睡眠呼吸暂停低通气综合征的相关因素分析及持续气道正压通气的疗效观察[J].中国糖尿病杂志，2015，23（10）：903-907.

[17] 张磊，李会芳，伍文彬，等.大蒜素激活Notch信号靶向诱导sGC转录预防大鼠高血压的机制研究[J].基础研究，2019（5）：24.

[18] 赵仙先，马丽萍.高血压[M].上海：第二军医大学出版社，2016.

[19] 赵晓霖.长期运动训练延缓高血压前期大鼠高血压进展及其中枢机制[D].福州：福建医科大学，2015.

[20] 周敬，鲁沈源，励雯静，等.148例鼾症及阻塞性睡眠呼吸暂停低通气综合征危险因素的分析[J].复旦学报医学版，2010，37（2）：207-210.

[21] 朱志光，梁虹.现代心身疾病治疗学[M].北京：人民军医出版社，2002：234-374.

[22] Alessi MC，Poggi M，Juhan-Vague I. Plasminogen activator inhibitor-1，adipose tissue and insulin resistance. Curr Opin Lipidol.2007，18（3）：240-5.

[23] Backs J，Song K，Bezprozvannaya S，et al.CaM kinase II selectively signals to histone deacetylase 4 during cardiomyocyte hypertrophy[J].The Journal of Clinical Investigation，2006，116（7）：1853-1864.

[24] Baltas G，Karczewski P，Krause G.The cardiac sarcoplasmic reticulum phospholambankinase is a distinct δ -CaM kinase isozyme[J].FEBS Lett，1995，373：71-75.

[25] Botto LD，Yang Q.5,10-methylenetetrahydrofolate reductase gene variants and congenital anomalies:a Hu GE review[J].Am J E pidemio1，2000，151（9）：862-877

[26] Broch M，Vendrell J，Ricart W，et al.Circulating retinol-bindingprotein4，insulin sensitivity，insulin secretion，and insulin disposition index in obese and nonobese subjects[J].Diabetes Care，2007，30（7）：1802-1806.

[27] Chang A C，Fu Y，Garside V C，et al.Notch initiates the endo-thelial-to tmesenchymal transition in the atrioventricular canal throμgh autoerine activation of soluble guanylyl cyclase. DevCell，2011，21（2）：288-300.

[28] Daan B，Ling H，Divakaruni A，et al.Mitochondrial reprogramming induced by CaM II δ mediates hypertrophy decompensation[J].Molecular Medicine，2015，116：28-39.

[29] De Bree A，van Dusseldorp M，Brouwer IA，et al.Folate intake in Europe:recommended，actual and desired intake[J].Eur J Clin Nutr，1997，51（10）：643-660.

[30] Ding Y，Lv J，Mao C，et al.High-salt diet during pregnancy and angiotensin-related cardiac changes[J].Journal of hypertension.2010，28：1290-1297.

[31] Distuti E，Mencrlli A，Santucci L，et al.The methionine connection: Homocysteine and hydrogen sulfide exert opposite efects on hepatic microcirculationin rats[J]. Hepatology 2008，47：659-667.

[32] Duarte JD，Zineh I，Burkley B，et al. Effects of genetic variation in h3k79 methylation regulatory genes on clinical blood pressure and blood pressure response to hydrochlorothiazide[J]. Journal of translational medicine.2012，10：56.

[33] Fedders R，Muenzner M，Weber P，et al.Liver-secreted RBP4 does not impair glucose homeostasis in mice[J].The Journal of biological chemistry，2018，293（39）：15269-15276.

[34] FengY，Xia H，Cai Y，et al.Brain-selective overexpression of human Angiotensin-converting enzyme type 2 attenuates neurogenic hypertension[J].Circ Res，2010，106（2）：373-382.

[35] Freemark M.Regulation of matemal metabolism by pituitary and placental hormones: roles in fetal development and metabolic programming[J].Horm Res，2006，65 Suppl 3：41-49.

[36] Friso S，Pizzolo F，Choi SW，et al. Epigenetic control of 11 beta-hydroxysteroid dehydrogenase 2 gene promoter is related to humanhypertension[J].Atherosclerosis.2008，199：323-327.

[37] Garg MK，Dutta MK，Mahalle N.Adipokines (adiponectin and plasminogen activator inhhibitor-1) in metabolic syndrome. Indian J Endocrinol Metab.2012，16（1）：116-123.

[38] Gras E，Belaidi E，Briangon-Marjollet A，et al.Endothelin-1 mediatesintermit tent hypoxia-induced infl ammatory vascular remodeling thro μ gh HIF-1 act ivation[J].J Appl Physio1(1985)，2016，120（4）：437-443.

[39] Huo Y，Qin X，Wang J，et al.Efficacy of folic acid supplementation in stroke prevention:new insight from a meta-analysis[J].Int J Clin Pract，2012，66（6）：544-551.

[40] Hug C，Lodish H F.Medicine. Visfatin: a new adipokine[J].Science，2005，307（5708）：366-367.

[41] Katan M，Christ-Crain M.The stress ho rmone copeptin:a new prognostic biomarker in acute illness[J]. Swiss Med Wkly，2010，140：w13101.

[42] Kearney PM，Whelton M，Reynolds K，et al.Global burden of hypertension: analysis ofworldwide data[J].Lancet，2005，365（9455）：217-223.

[43] Kizawa T，Nakamura Y，Takahashi S，et al.Pathogenic role of angiotensin Ⅱ and oxidised

LDL in obs tructive sleep apnoea[J].EurRespir J，2009，34（6）：1390-1398.

[44] Laggner H，Hermann M，Esterbauer H，et al.The novel gaseous vasorelaxant hydrogen sulfide inhibits angiotensin-converting enzyme activity of endothelial cells[J].Journal of Hypertension 2007，25：2100-2104.

[45] Li S，Zhu J，Zhang W，et al. Signature microrma expression profile of essential hypertension and its novel link to human cytomegalovirus infection[J]. Circulation.2011，124：175-184.

[46] Li XL，Li QP.Regulation of Clock Genes in mammals from central toperipheral pacemakes[J]. Current Genomics，2004，5：483-488.

[47] Littlejohn NK，Siel RJ，Ke tsawat somkronP，et al.Hypertension in micewith transgenie activation of the brain renin-angiotensin system is vasopressin dependent [J].Am J Physiol Regul Integr Comp Phys iol，2013，304：R818-828.

[48] Lopez-Alemany R，Redondo JM，Nagamine Y，et al. Plasminogen activator inhibitor type-1 inhibits insulin signaling by competing with alphavbeta3 integrin for vitronectin binding.Eur J Biochem.2003，270（5）：814-821.

[49] Ma LJ，Mao SL，Taylor KL，et al.Prevention of obesity and insulin resistance in mice lacking plasminogen activator inhibitor 1.Diabetes.2004，53（2）：336-346.

[50] Maemura K，de la Monte SM，Chin MT，et al.CLIF，a novel cycle-like factor，regulates the circadian oscillation of plasminogen activator inhibitor-1 gene expression[J].J Biol Chem.2000，275（47）：36847-36851.

[51] Mahowald M A，Rey F E.Charactenizing a model human gut micro biota composed of mem bers of its two dominant bacterial phyla[J].PNAS，USA，2009，106（17）：5859-5864.

[52] Malinow MR，Bostom AG，Krauss RM.Homocyst（e）ine，diet，and cardiovascular diseases.A statement for healthcare professional s from the nutrition committee，American Heart Association[J].Circulation，1999，99（1）：178-182.

[53] Miller BH，McDearmon EL，Panda S，et al.Circadian and Clock-controlled regulation of the mouse transcriptome and cell proliferation[J]. Proc Natl Acad Sci USA .2017，104：3342-3347.

[54] Minami Y，Horikawa K，Akiyama M，et al.Restricted feeding induces daily expression of clock genes and Pai-1 mRNA in the heart of Clock mutant mice. FEBS Lett.2002,526(1-3): 115-118.

[55] Morgan SA，Bringolf B，Seidel ER.Visfain exressis is levaed in normal human pregnancy[J]. Peptides，2008，29（8）：1382-1389.

[56] Mu S，Shimosawa T，Ogura S，et al. Epigenetic modulation of the renal beta-adrenergic-

WNK4 pathway in salt–sensitive hypertension[J]. Nature medicine.2011, 17: 573–580.

[57] Ohkura N, Oishi K, Fukushima N, et al.Circadian clock molecules CLOCK and CRYs modulate fibrinolytic activity by regulating the PAI–I gene expression.J Thromb Haemost.2006, 4（11）: 2478–2485.

[58] Oishi K, Ohkura N, Amagai N, et al.Involvement of circadian clock geneClock in diabetes–induced circadian aμgmentation of plasminogen activator inhibitor–1(PAI–1) expression in the mouse heart[J].FEBS Lett.2005;579(17):3555–3559.

[59] Oishi K, Shirai H, Ishida N.Identification of the circadian clock–regulated E–boxelement in the mouse plasminogen activator inhibitor–I gene[J].J Thromb Haemost.2007, 5（2）: 428–431.

[60] Oishi K, Miyazaki K, Uchida D, et al.PERIOD2 is a circadian negative regulator of PAI–I gene expression in mice[J].J Mol Cell Cardiol.2009, 46（4）: 545–552.

[61] Passier R, Zeng H, Frey N, et al.CaM kinase signaling induces cardiac hypertrophy and activates the MEF2 transcription factor in vivo[J].The Journal of Clinical Investigation, 2000, 105（10）: 1395–1406.

[62] Qin X, Li J, Cui Y, et al.MTHFR C677T and MTR A2756G polymorphisms and the homocysteine lowering efficacy of different do ses of folic acid in hypertensive Chinese adults[J].Nutr J, 2012, 11: 2.

[63] RippeC, Zhu B, Krawezyk K K, et al.Hypetension reduces soluble guanylyl cyclase expression in the mouse aorta via the Notch signaling pathway.Sci Rep, 2017, 7（1）: 1334.

[64] Spence JD.Homocysteine–lowering therapy:a role in stroke prevention？ [J].Lancet Neurol, 2007, 6（9）: 830–838.

[65] Wang J, Yin L, Lazar MA.The orphan nuclear receptor Rev–erb alpha regulates circadian expression of plasminogen activator inhibitor type 1[J].J Biol Chem.2006, 281（45）: 33842–33848.

[66] Xu Z, Lan T, Wu W, et al.The effects of ginseNOSide Rb1 on endothelial damage and ghrel expression induced by hyPerthomocysteine[J]. J Vasc Surg, 2011, 53: 156–164.

[67] Yamazato M, Yamazato Y, Sun C, et al.Overexpression of angiotensin converting enzyme 2 in the rostral ventralateral medulla causes long term decrease in blood pressure in the spontaneously hypertensive rats[J].Hypertension, 2007, 49: 926–931.